DAS
GASTRITIS-
HEILUNGSKOCHBUCH

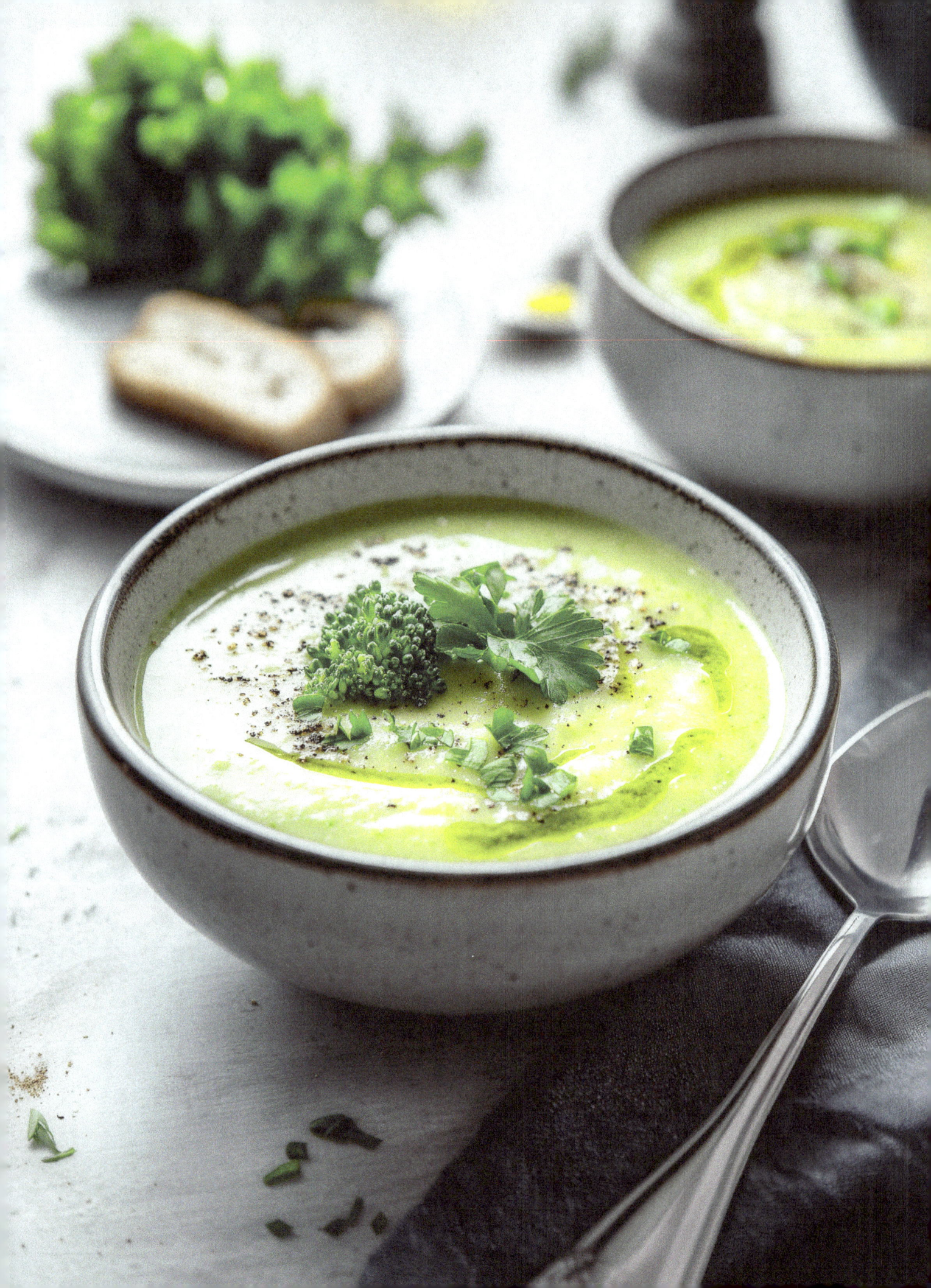

DAS GASTRITIS-HEILUNGSKOCHBUCH

125+ köstliche Rezepte, um Gastritis zu lindern und deinen Magen zu heilen – ohne auf Geschmack zu verzichten

L.G. CAPELLAN

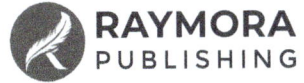

RAYMORA PUBLISHING

Dem widerstandsfähigen Geist
jedes Menschen, der gegen Gastritis
kämpft: Möge dieses Buch dir Trost
und Heilung bringen.

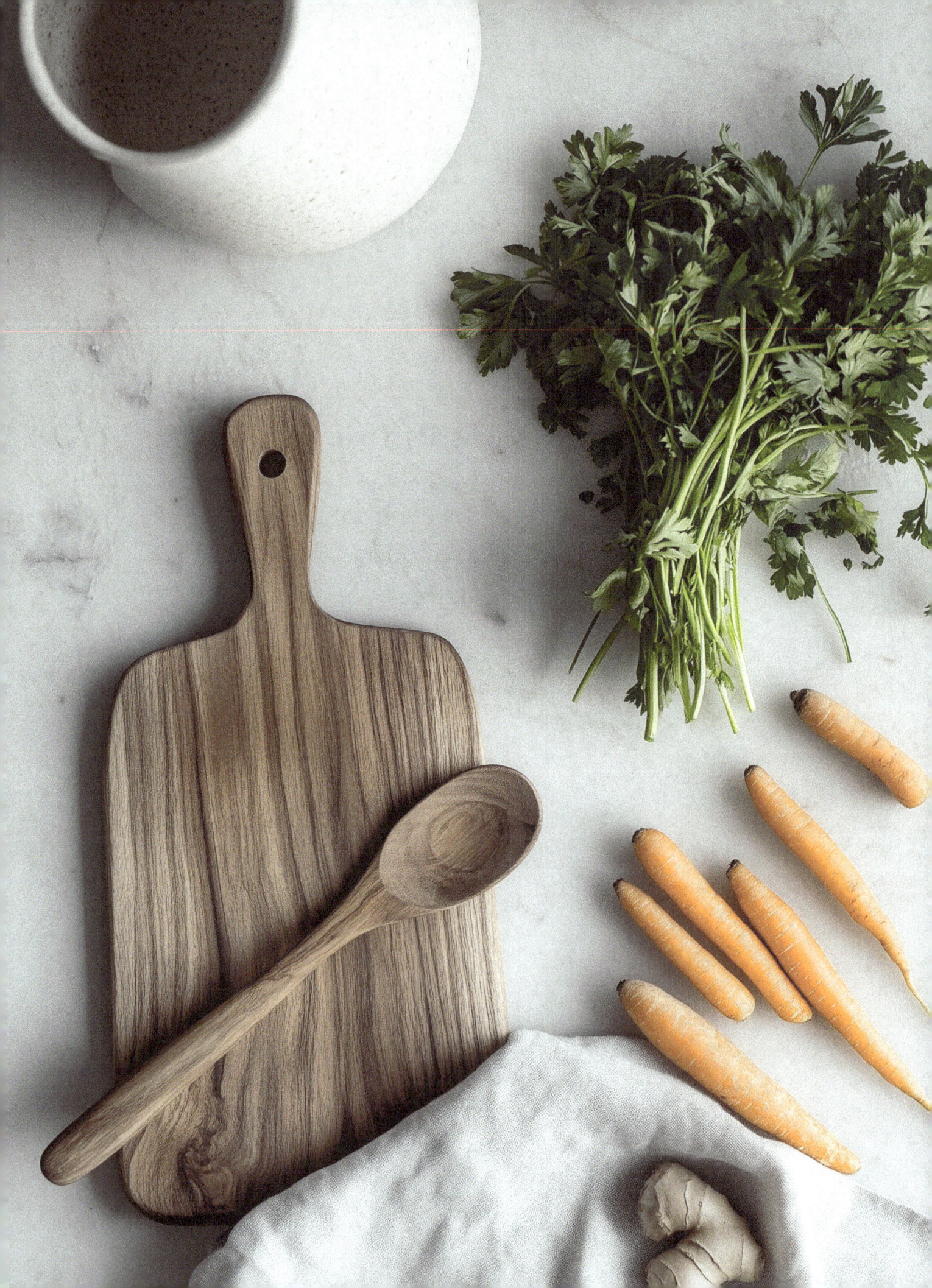

INHALT

EINLEITUNG

Als bei mir zum ersten Mal Gastritis diagnostiziert wurde, erinnere ich mich daran, wie überfordert ich mich fühlte, während ich endlose Listen von Lebensmitteln durchging, die ich vermeiden sollte. Es schien, als wären all meine Lieblingsgerichte plötzlich verboten, und die Freude am Essen verwandelte sich in Angst vor dem Tisch. Meine Küche, die immer ein Ort des Trostes und der Kreativität gewesen war, erschien nun wie ein Minenfeld, wo jede Zutat drohte, Schmerzen zu verursachen.

Ich konnte mich noch lebhaft an die Düfte von angebratenem Knoblauch, das Brutzeln von Zwiebeln in heißem Öl und den tröstlichen Zimtduft aus dem Ofen erinnern: Das waren die Aromen, die früher meine Küche mit Leben erfüllten. Als ich in dieser selben Küche stand, nun umgeben von den Erinnerungen an jene köstlichen Mahlzeiten, verspürte ich ein tiefes Gefühl des Verlusts. Die Zutaten, die meine Küche einst inspiriert hatten, sammelten nun Staub in meinen Regalen.

Jede Mahlzeit wurde zu einer ständigen Erinnerung an die Lebensmittel, die ich meiden musste. Es herrschte eine fast greifbare Stille, während ich eine weitere fade Mahlzeit zubereitete und die lebhaften Geräusche des Bratens vermisste. Alles, was ich hörte, war das sanfte Geräusch eines Messers, das gekochtes Gemüse und geschmackloses Hähnchenfleisch schnitt. Mein Esstisch, der einst von familiärem Geplauder und Gelächter erfüllt war, war nun Zeuge stiller, einsamer Abendessen, bei denen das einzige Geräusch das meiner Gabel und meines Messers auf dem Teller war.

Als aus Wochen Monate wurden, begannen die Ernährungseinschränkungen mehr als nur meine körperliche Gesundheit zu beeinträchtigen; sie fingen an, mein emotionales Wohlbefinden und mein soziales Leben zu belasten. Ich lehnte Einladungen zum Essen mit höflichem, aber schwerem Herzen ab. Mit der Zeit hörten meine Freunde auf zu fragen, und ich fühlte, wie ich in die Isolation abrutschte, mich zunehmend in eine Welt zurückzog, die von meiner Gastritis geprägt war.

An einem besonders düsteren Nachmittag, als ich an meinem Küchentisch vor einer weiteren faden und uninspirierten Mahlzeit saß, erreichte ich meine Grenze. Das matschige Gemüse und die wässrigen Suppen starrten mich an – eine Herausforderung, die ich nicht länger ohne Kampf annehmen wollte. In diesem Moment der Verzweiflung entzündete sich in mir ein rebellischer Gedanke. Warum sollte mich die Gastritis zu einem geschmacklosen Leben verdammen? Gab es wirklich kein Gleichgewicht zwischen Gesundheit und Genuss?

Angetrieben von Verzweiflung und einer tiefen Sehnsucht nach den Aromen, die ich vermisste, beschloss ich, mich erneut in die Welt des Kochens zu wagen, aber mit einem neuen Ansatz. Ich ging jeden Ernährungsratschlag über Gastritis durch, den ich finden konnte, entschlossen zu verstehen, nicht nur was ich nicht essen konnte, sondern auch warum. Mit diesem Wissen bewaffnet begann ich zu experimentieren. Wenn Knoblauch tabu war, könnte dann eine Prise Asafoetida diesen intensiven Geschmack liefern? Wenn Zitrone zu sauer war, könnte dann abgeriebene Zitronenschale einen subtilen Zitrushauch zu meinen Gerichten beisteuern? Ich experimentierte unermüdlich, mischte, würzte und probierte, und verwandelte jede »sichere« Zutat in Teil eines reicheren kulinarischen Erlebnisses.

Nach und nach machte ich aus meiner Küche einen Ort der kulinarischen Abenteuer statt einen Ort der Einschränkungen. Jedes Rezept, das ich meisterte, fühlte sich wie ein Sieg an, und jede Mahlzeit wurde zu einer Feier der Freude, die ich wiedergewonnen hatte. Dieses Kochbuch ist der Höhepunkt dieser Reise. Es ist mehr als nur eine Sammlung von Rezepten; es ist ein Manifest, um deine Küche zurückzuerobern, ein magenfreundliches Gericht nach dem anderen.

Warum dieses Kochbuch?

Nach der Veröffentlichung meines früheren Werks, *Das Gastritis-Heilungsbuch*, das die grundlegende Basis für die Behandlung von Gastritis legte, erkannte ich den Bedarf an einer praktischeren Ressource für die Küche. Dieses Kochbuch erfüllt diesen Bedarf: ein praktischer Begleiter, der die Prinzipien des vorherigen Buches in deine Küche bringt und sie in köstliche, heilende Mahlzeiten verwandelt. Es dient als Brücke vom Verständnis der Gastritis zum aktiven Wohlbefinden mit ihr und bietet Rezepte, die die Ernährungstipps und Ideen des früheren Werks ergänzen.

Während ich medizinisches Wissen mit kulinarischer Kreativität verband, war mein Ziel klar: dich zu befähigen, mit jeder Mahlzeit, die du zubereitest, die Kontrolle über deine Gastritis zu übernehmen. In diesem Kochbuch geht es darum, Ernährungseinschränkungen in Möglichkeiten zur gastronomischen Erkundung zu verwandeln und sicherzustellen, dass du dich niemals benachteiligt fühlst, auch wenn du eine strenge Diät einhältst. Indem es Rezepte anbietet, die Magenreizungen minimieren, ermöglicht es dir auch, sicher mit neuen Geschmacksrichtungen und Gerichten zu experimentieren, deine Ernährungsoptionen zu erweitern und deine Freude am Essen zu verbessern.

Darüber hinaus geht es in diesem Kochbuch um mehr als nur die Kontrolle der Symptome: Es geht darum, dein Leben zu bereichern. Es ist darauf ausgelegt, dir zu helfen, die Freude am Kochen und Essen wiederzuentdecken und die Essenszeit in eine Gelegenheit zum Feiern und zur Verbindung zu verwandeln. Jedes Rezept lädt dich ein, das Vergnügen des kulinarischen Schaffens wiederzuentdecken und verwandelt mögliche Einschränkungen in eine Quelle kontinuierlicher kulinarischer Freude.

Aufbauend auf den Grundlagen meines vorherigen Buches zielt dieses Kochbuch darauf ab, dir die Werkzeuge zu geben, nicht nur um mit deiner Erkrankung umzugehen, sondern auch trotz ihr zu gedeihen. Egal, ob du durch Nahrungsmittelempfindlichkeiten navigierst, nach Abwechslung suchst oder einfach nur köstliche und sichere Mahlzeiten genießen möchtest, dieses Kochbuch führt dich durch jeden Schritt und garantiert einen reicheren und schmackhafteren Ansatz für eine gastritisfreundliche Ernährung.

Über die Rezepte

IN DIESEM BUCH FINDEST DU MEHR ALS 125 MAGENSCHONENDE REZEPTE FÜR JEDE MAHLZEIT DES TAGES.

Diese Rezepte wurden speziell entwickelt, um sich an die verschiedenen Phasen der Gastritis-Behandlung anzupassen, damit du sowohl bei der Suche nach schonender, heilender Nahrung als auch bei der Erhaltung deiner Verdauungsgesundheit während stabilerer Phasen geeignete Optionen hast.

Jedes Gericht wurde sorgfältig zubereitet, um sowohl glutenfrei als auch milchfrei zu sein, was häufigen Nahrungsmittelunverträglichkeiten entgegenkommt und die Eignung für verschiedene Ernährungsbedürfnisse erheblich erweitert.

Um dir die Navigation durch das Kochbuch zu erleichtern und die Rezepte je nach Phase deiner Diät genau zu identifizieren, haben wir intuitive visuelle Indikatoren eingeführt:

- **REZEPTE FÜR DIE HEILUNGSPHASE** Diese sind mit einer grünen Linie ———— unter ihren Namen gekennzeichnet. Die Rezepte dieser Kategorie sind darauf ausgelegt, den Magen zu schonen und den Heilungsprozess zu unterstützen, indem sie Entzündungen minimieren. Sie sind ideal für diejenigen, die aktive Symptome erleben oder sich in den frühen Stadien ihres Behandlungsplans befinden.

- **MAINTENANCE PHASE RECIPES** Diese haben eine gelbe Linie ———— unter ihren Namen. Diese Rezepte sind für Menschen geeignet, die die akute Phase der Gastritis überwunden haben und sich auf die Erhaltung ihrer Gesundheit konzentrieren. Sie sind darauf ausgerichtet, die Magengesundheit weiterhin zu unterstützen, ohne die strengen Einschränkungen, die während der Heilungsphase erforderlich sind.

Diese visuellen Markierungen stellen sicher, dass du schnell und einfach die Rezepte finden kannst, die jederzeit am besten zu deinen Bedürfnissen passen. Von nahrhaften Frühstücken bis hin zu köstlichen Abendessen ist jedes Rezept darauf ausgerichtet, sicher und wohltuend zu sein und gleichzeitig Abwechslung und Genuss in deine Ernährung zu bringen.

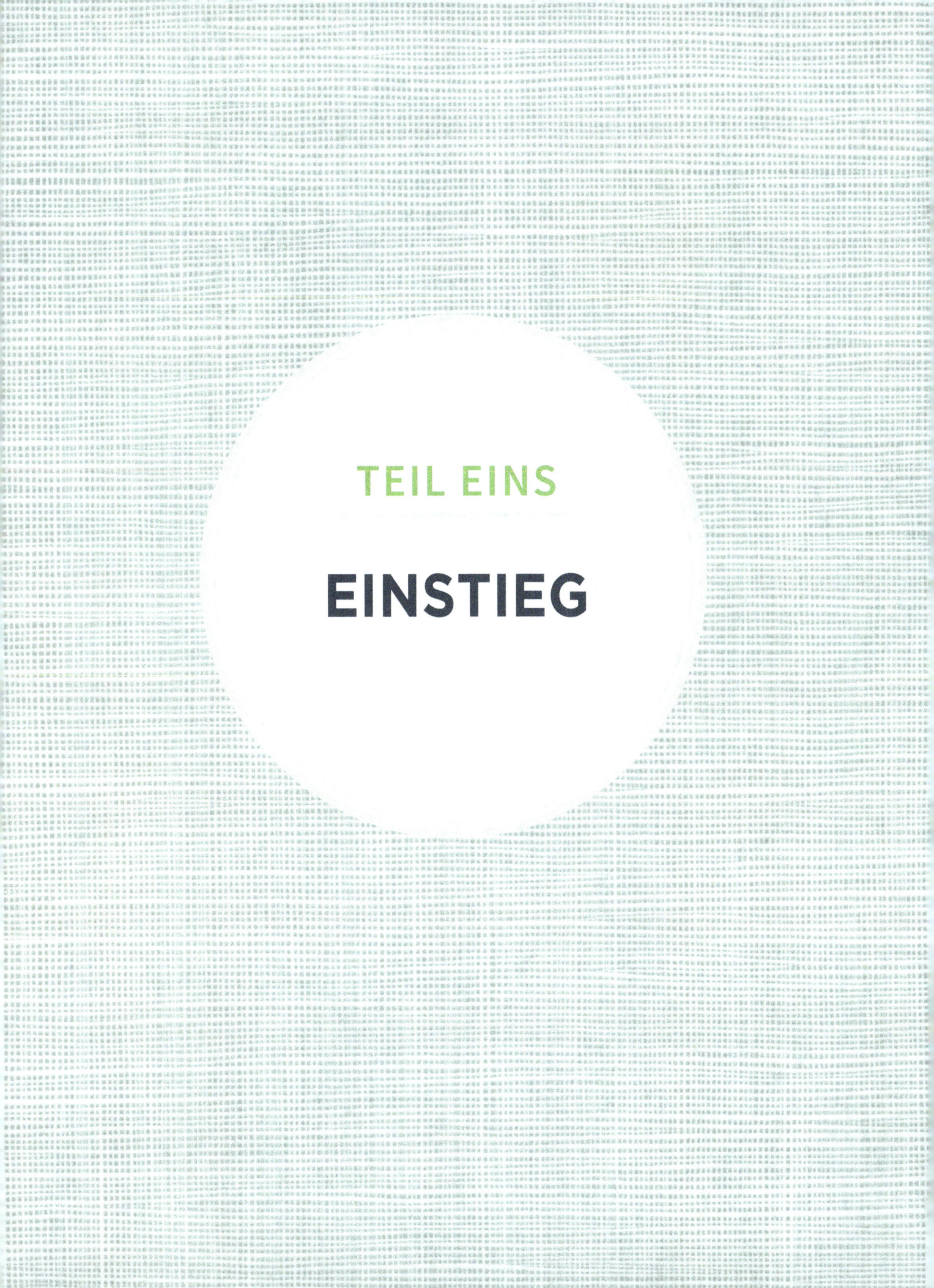

TEIL EINS

EINSTIEG

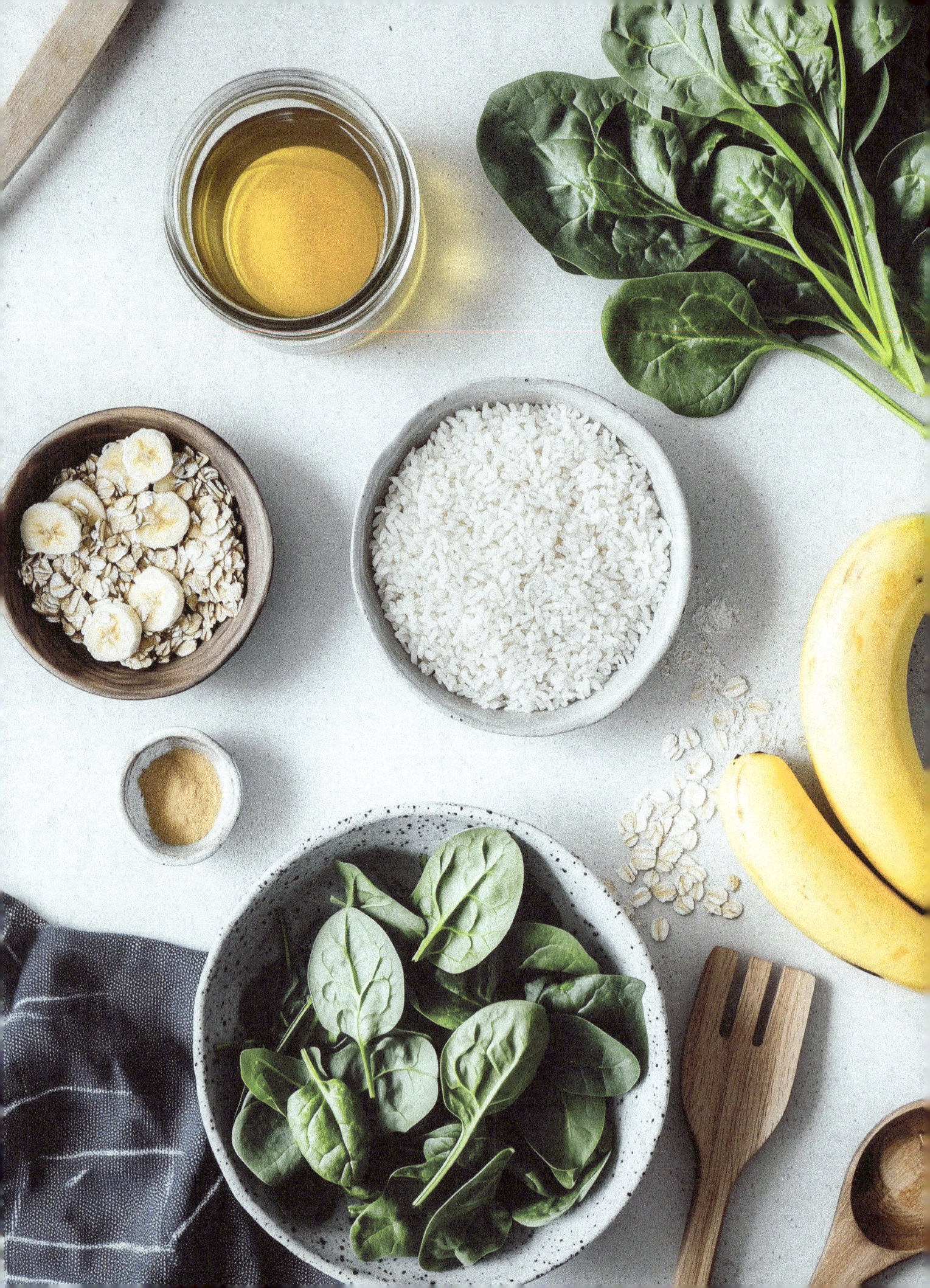

KAPITEL EINS

DIE GRUNDLAGEN EINER GASTRITISFREUNDLICHEN ERNÄHRUNG

Durch die Welt der Ernährung zu navigieren, wenn man an Gastritis leidet, kann sich anfühlen, als würde man durch ein Minenfeld laufen. Jede Mahlzeit, jeder Bissen birgt potenzielle Konsequenzen, die deinen Magen entweder lindern oder verschlimmern können. Deshalb ist ein tiefes Verständnis der Gastritis und ihrer diätetischen Behandlung nicht nur nützlich, sondern unerlässlich.

Gastritis, eine Entzündung der Magenschleimhaut, kann durch verschiedene Faktoren ausgelöst werden, darunter bestimmte Medikamente, Infektion mit H. pylori, Alkohol, Stress und unregelmäßige Essgewohnheiten. Während die Behandlung der Hauptursache entscheidend für die Kontrolle der Erkrankung ist, ist eine angemessene Ernährung bei Gastritis ebenso wichtig für eine wirksame Behandlung.

Die Ernährung bei Gastritis betont die Vermeidung von Nahrungsmitteln, die bekanntermaßen Symptome auslösen oder Magenbeschwerden verursachen, wie scharfes Essen, saure, frittierte, fettige, verarbeitete Lebensmittel und Fast Food, zusammen mit Alkohol, Limonaden und Koffein. Im Gegensatz dazu sollte eine magenfreundliche Ernährung säurearme, schonende und entzündungshemmende Lebensmittel priorisieren. Hier ist der Grund dafür:

- **SÄUREARM** Das Hauptziel einer säurearmen Ernährung ist es, die Aktivierung von Pepsinogen zu Pepsin – einem Verdauungsenzym, das die Magenreizung verstärken kann, wenn es durch säurehaltige Lebensmittel wie Tomaten, Zitrusfrüchte und Dressings auf Essigbasis aktiviert wird – zu minimieren. Bei Menschen mit entzündetem Magengewebe kann dies zu verstärkten Beschwerden führen und die Heilungszeit verlängern. Durch die Reduzierung der Aufnahme von säurehaltigen Lebensmitteln hilft eine säurearme Ernährung dabei, eine Umgebung zu schaffen, die die Heilung fördert und die Aktivierung von Pepsin hemmt.

- **SCHONEND** Eine schonende Ernährung ist wichtig, um eine einfachere Verdauung zu ermöglichen, was besonders für Menschen mit Gastritis vorteilhaft ist. Dazu gehören Lebensmittel, die weich, nicht stark gewürzt und fettarm sind, wie gekochte Kartoffeln, gedämpftes Gemüse und magere Fleischsorten wie Hühnchen- oder Putenbrust. Der Hauptzweck ist, die Belastung des Verdauungssystems zu reduzieren und dem Magen zu erlauben, ohne den zusätzlichen Stress des Abbaus komplexer oder scharfer Speisen zu heilen, die Reizungen verursachen können.

- **ANTI-INFLAMMATORY** Die Vorteile des Verzehrs von entzündungshemmenden Lebensmitteln sind vielfältig. Sie helfen nicht nur, die unmittelbare Entzündung zu reduzieren, die typisch für Gastritis ist, sondern stärken auch die allgemeine Gesundheit und Widerstandsfähigkeit des Verdauungssystems. Deshalb ist es entscheidend, antioxidantienreiche Früchte und Gemüse in eine gastritisgeeignete Ernährung einzubauen, da sie den Magen-Darm-Trakt beruhigen und die natürlichen Heilungsprozesse des Körpers unterstützen.

In den folgenden Abschnitten werden wir uns ausführlicher mit diesen Ernährungsprinzipien befassen. Du wirst entdecken, welche Lebensmittel deinen Heilungsprozess unterstützen, und verstehen, warum bestimmte gängige Lebensmittel für Menschen mit Gastritis schädlich sein können. Mit diesem Wissen gewappnet wirst du besser in der Lage sein, deinen Zustand effektiv zu managen, was zu einem gesünderen Verdauungssystem und einem komfortableren Lebensstil führt.

Die verschiedenen Phasen der Gastritis-Diät

Das Management von Gastritis durch Ernährung umfasst verschiedene Phasen, jede angepasst, um die spezifischen Bedürfnisse im Heilungsprozess und die langfristige Kontrolle des Zustands anzugehen. Es gibt zwei Hauptphasen: die Heilungsphase und die Erhaltungsphase. Das Verständnis dieser Phasen ist entscheidend, um effektiv durch deine Ernährungsentscheidungen zu navigieren, was die Genesung erleichtert und hilft, langfristig die Magen-Darm-Gesundheit zu erhalten.

HEILUNGSPHASE

Die Heilungsphase ist kritisch für diejenigen, bei denen kürzlich Gastritis diagnostiziert wurde oder die schwere Symptome erleben. Diese anfängliche Etappe konzentriert sich darauf, die Magenschleimhaut zu beruhigen, Entzündungen zu reduzieren und ein heilungsförderndes Umfeld zu schaffen. Es ist ein Zeitpunkt für sorgfältiges Ernährungsmanagement und Änderungen des Lebensstils, um deinem Körper die Unterstützung zu geben, die er zur Genesung benötigt.

- **ERNÄHRUNGSANSATZ** Integriere Lebensmittel, die besonders magenfreundlich sind, um deine Heilung während der kritischen Anfangsphase der Gastritis zu unterstützen. Dies umfasst eine Auswahl an milden, leicht verdaulichen und säurearmen Lebensmitteln, die die Magenschleimhaut nicht reizen werden.

- **VERMEIDEN** Vermeide strikt Reizstoffe wie Alkohol, Koffein, scharfe Speisen, reizende Gemüsesorten und saure Früchte (besonders bei leerem Magen). Darüber hinaus ist es ratsam, Milchprodukte und fettige Lebensmittel zu meiden, da diese die Symptome verschlimmern können.

- **ZIEL** Das Ziel während dieser Phase ist es, die Magenreizung und -entzündung zu minimieren, um der Magenschleimhaut eine schnellere Erholung zu ermöglichen. Dies kann eine stark eingeschränkte Diät erfordern, abhängig von der Schwere der Symptome und den individuellen Reaktionen auf verschiedene Lebensmittel.

ERHALTUNGSPHASE

Nach der erfolgreichen Kontrolle der Anfangssymptome der Gastritis spielt die Erhaltungsphase eine entscheidende Rolle bei der langfristigen Beherrschung des Zustands und der Prävention seines Wiederauftretens. Diese Phase markiert einen Übergang von einer strengen Ernährungskontrolle zu einem ausgewogeneren Ansatz, bei dem das Ziel eine nachhaltige Magengesundheit ist.

- **ERNÄHRUNGSANSATZ** Führe schrittweise eine breitere Palette von Lebensmitteln wieder ein, während du die Reaktion deines Körpers beobachtest. Diese Phase betont weiterhin Lebensmittel, die die Verdauungsgesundheit fördern, erlaubt aber mehr Flexibilität. Du kannst langsam beginnen, mehr ballaststoffreiches Gemüse, Früchte mit einem pH-Wert unter 5 und möglicherweise kleine Mengen von Lebensmitteln einzubeziehen, die während der Heilungsphase verboten waren.

- **ZIEL** Das Ziel ist es, eine Ernährung beizubehalten, die die kontinuierliche Magengesundheit unterstützt und die Verschlimmerung von Gastritis-Symptomen verhindert. Dies beinhaltet einen personalisierten Ansatz, indem Ernährungsentscheidungen basierend auf dem kontinuierlichen Feedback deines Körpers angepasst werden. Es geht darum, ein Gleichgewicht zu finden, das es dir ermöglicht, eine abwechslungsreiche Ernährung zu genießen, während deine Gastritis unter Kontrolle bleibt.

Durch das strategische Navigieren durch diese beiden Phasen kannst du deinen Zustand effektiv managen, Symptome während der Ausbrüche reduzieren und deine Verdauungsgesundheit langfristig erhalten. Regelmäßige Konsultationen mit einem Gesundheitsexperten oder Ernährungsberater werden empfohlen, um die Ernährung entsprechend anzupassen und sicherzustellen, dass die Ernährungsbedürfnisse während jeder Phase erfüllt werden.

Auslösende Lebensmittel zum Eliminieren und Vermeiden

Wenn es um die Behandlung von Gastritis durch Ernährung geht, gibt es ein breites Spektrum an Lebensmitteln, die du vermeiden und eliminieren solltest. Es ist jedoch entscheidend zu erkennen, dass Gastritis Menschen unterschiedlich betrifft, was bedeutet, dass das, was bei einer Person Symptome auslöst, für eine andere möglicherweise verträglich ist. Daher ist es wichtig, Lebensmittel in verschiedene Gruppen zu kategorisieren: solche, die du eliminieren solltest, und solche, deren Vermeidung empfohlen wird.

LEBENSMITTEL, DIE DU ELIMINIEREN SOLLTEST

Diese Kategorie umfasst Lebensmittel, die generell ein hohes Potenzial haben, den Magen zu reizen und die Symptome der Gastritis zu verschlimmern, unabhängig vom Individuum. Diese Lebensmittel schädigen die Magenschleimhaut direkt oder indirekt, indem sie die Säureproduktion erhöhen oder Reizungen verursachen. Hier ist eine Liste von Lebensmitteln, die du aus deiner Ernährung streichen solltest:

- **ALKOHOL**   Alle Arten von alkoholischen Getränken, einschließlich Bier, Wein und Spirituosen, können die Magenschleimhaut reizen und entzünden. Alkohol kann die schützende Schleimschicht des Magens schwächen, wodurch das empfindliche Gewebe anfälliger für Säure wird. Bier und Wein haben den zusätzlichen Effekt, die Produktion von Magensäure zu steigern, was das Risiko von Reizungen erhöht und zu schwereren Gastritis-Symptomen führt.[1]

- **KAFFEE UND ANDERE KOFFEINHALTIGE GETRÄNKE**   Koffein ist ein starkes Stimulans, das einen Anstieg der Magensäuresekretion verursachen kann. Der regelmäßige Konsum von Kaffee, Tee und anderen koffeinhaltigen Getränken kann zu Magenbeschwerden beitragen, indem er die Säureproduktion intensiviert und so den Zustand derjenigen verschlimmert, die an Gastritis leiden.[2]

- **SCHARFE UND REIZENDE LEBENSMITTEL**   Zutaten wie scharfe Paprika, Chili, schwarzer oder roter Pfeffer, scharfe Sauce, Zwiebeln und Knoblauch sind dafür bekannt, die Magenschleimhaut zu reizen. Diese Lebensmittel können ein brennendes Gefühl verursachen und Entzündungen in einem bereits empfindlichen Magen auslösen. Würzmittel wie Ketchup, Mayonnaise und Senf gehören auch in diese Kategorie, da sie oft Essig und Gewürze enthalten, die Symptome auslösen können.

- **STARK SÄUREHALTIGE LEBENSMITTEL**   Dazu gehören Zitrusfrüchte, Tomaten und fermentierte Lebensmittel wie Sauerkraut und Essiggurkens, die alle für ihre hohe Säurehaltigkeit bekannt sind. Diese Lebensmittel können Pepsin aktivieren, ein Enzym im Magen, das in aktivem Zustand zum Abbau der Magenschleimhaut beitragen und Entzündungen und Schmerzen verschlimmern kann. (Später werden wir besprechen, wie man einige säurehaltige Früchte sicher konsumieren kann).

- **LIMONADEN UND KOHLENSÄUREHALTIGE GETRÄNKE** Die Kohlensäure in Limonaden und anderen kohlensäurehaltigen Getränken führt Kohlensäure in den Magen ein. Darüber hinaus enthalten diese Getränke oft andere Säuerungsmittel wie Zitronensäure und Phosphorsäure, die Pepsin weiter aktivieren und die Magenschleimhaut reizen können, was zu einer Verschlimmerung der Gastritis-Symptome führt.

- **ESSIG** Essig, sei es Apfel-, Balsamico- oder Rotweinessig, ist hochgradig sauer. Sein Konsum kann die Aktivität von Pepsin deutlich erhöhen, was wiederum die Entzündung der Magenschleimhaut verschlimmern und die Gastritis-Symptome verstärken kann.

- **SCHOKOLADE** Schokolade enthält eine Substanz namens Methylxanthin, die den unteren Speiseröhrenschließmuskel (LES) entspannt. Diese Entspannung kann es der Magensäure ermöglichen, in die Speiseröhre zu gelangen und Säurereflux zu verursachen. Darüber hinaus regt Methylxanthin den Magen an, mehr Säure zu produzieren, eine doppelte Bedrohung für Menschen mit Gastritis.[3]

Diese Lebensmittel aus deiner Ernährung zu eliminieren, kann ein entscheidender Schritt sein, um Gastritis zu managen und Ausbrüche zu reduzieren. Obwohl es restriktiv erscheinen mag, ist es notwendig, diese Art von Lebensmitteln zu vermeiden, um den Heilungsprozess deines Magens einzuleiten. Außerdem kannst du mit den richtigen Strategien und Ersatzmöglichkeiten immer noch eine abwechslungsreiche und befriedigende Ernährung genießen, ohne die Lebensmittel, die deine Symptome auslösen.

LEBENSMITTEL, DEREN VERMEIDUNG EMPFOHLEN WIRD

Diese Kategorie umfasst Lebensmittel, die möglicherweise nicht jeden betreffen, der an Gastritis leidet, aber die bekanntermaßen gastrointestinale Beschwerden verursachen können. Daher ist es besser, sie zu begrenzen oder während der anfänglichen Phase der Gastritis-Behandlung vollständig zu vermeiden. Zu diesen Lebensmitteln gehören:

- **MILCHPRODUKTE** Obwohl einige Menschen fettarme Milchoptionen wie Magerjoghurt, fettarme Milch und bestimmte fettarme Käsesorten vertragen könnten, enthalten die meisten Milchprodukte Beta-Casein A1, ein Protein, das laut neueren Studien gastrointestinale Symptome verschlimmern und zur Darmentzündung beitragen kann.[4]

- **GLUTENHALTIGE LEBENSMITTEL** Gluten, ein Protein, das in Weizen, Gerste und Roggen vorkommt, kann entzündliche Reaktionen auslösen und zu Verdauungsbeschwerden und einer Verschlimmerung gastrointestinaler Symptome bei manchen Menschen beitragen. Häufige Glutenquellen sind Brot, Pasta, Müsli und Backwaren.[5]

- **VOLLKORNPRODUKTE, BOHNEN UND HÜLSENFRÜCHTE** Obwohl diese Lebensmittel reich an Ballaststoffen und essenziellen Nährstoffen sind, können sie für Menschen mit Gastritis eine Herausforderung darstellen. Ihr hoher Ballaststoffgehalt kann zu einer erhöhten Gasproduktion, Blähungen und Magenbeschwerden führen.

- **FRITTIERTE UND FETTIGE LEBENSMITTEL** Aufgrund ihres hohen Fettgehalts neigen diese Lebensmittel dazu, die Magenentleerung zu verlangsamen, was die Wahrscheinlichkeit von Säurereflux und Magenreizungen erhöhen kann. Es ist ratsam, Lebensmittel wie Brathähnchen, Pommes frites und andere fettige und ungesunde Nahrungsmittel zu vermeiden.

- **VERARBEITETE LEBENSMITTEL** Oft reich an Zusatzstoffen und arm an Nährwert, können verarbeitete Lebensmittel Entzündungen auslösen und Verdauungssymptome verschlimmern. Die Vermeidung von Produkten wie Dosensuppen, Tiefkühlgerichten und verarbeiteten Snacks kann dazu beitragen, diese negativen Auswirkungen zu reduzieren.

Die Vermeidung dieser häufig problematischen Lebensmittel während der Anfangsphase der Gastritis-Behandlung kann wesentlich zur Linderung der Symptome beitragen und die Heilung fördern. Mit fortschreitender Heilung können einige dieser Lebensmittel in Maßen wieder eingeführt werden, aber ein vorsichtiger Ansatz zu Beginn hilft, die Grundlage für eine langfristige Verdauungsgesundheit zu legen.

Magenfreundliche Lebensmittel zum Verzehr

Die richtigen Lebensmittel in deine Ernährung einzubauen ist entscheidend, um Gastritis zu behandeln und den Heilungsprozess zu unterstützen. Wenn du dich auf Optionen konzentrierst, die schonend für den Magen sind, kannst du dazu beitragen, Entzündungen zu reduzieren und deinen Weg zur Genesung zu fördern. Hier sind einige Lebensmittel zum Einschließen:

- **SÄUREARME FRÜCHTE** Dazu gehören Bananen, Papaya, Melonen, Wassermelone, Drachenfrucht, Bosc- und asiatische Birnen sowie Medjool- und Deglet-Datteln, die weniger sauer und reich an Antioxidantien sind. Saure Früchte wie Beeren, Mangos, Pfirsiche und Äpfel werden im Allgemeinen nicht empfohlen, besonders bei leerem Magen. Ihre Säure kann jedoch in Smoothies neutralisiert werden, die mit pflanzlichen Milchalternativen wie Mandel- oder Kokosmilch zubereitet werden.

- **GEKOCHTES GEMÜSE** ie meisten Gemüsesorten sind geeignet, mit Ausnahme von Tomaten, Knoblauch und Zwiebeln. Koche Gemüse immer, um es magenschonender zu machen, und vermeide zunächst rohes Gemüse, da es für die Magenschleimhaut belastend und schwerer zu verdauen sein kann.

- **MAGERE PROTEINE** Haut- und fettfreie Hühnchen- oder Putenbrust, weißer Fisch, Eiweiß und Tofu sind ausgezeichnete Quellen für wichtige Nährstoffe und Aminosäuren, während sie fettarm sind, was hilft, die Verschlimmerung von Gastritis-Symptomen zu verhindern. Je nach deiner Verträglichkeit könntest du auch kleine Mengen leicht fetthaltiger Optionen wie Lachs oder Eigelb einbeziehen, solange sie schonend zubereitet sind.

- **SCHONENDE GETREIDE** Schnellkoch- oder Instant-Haferflocken und weißer Reis sind unter den Getreidesorten zu bevorzugen, da sie weniger Ballaststoffe enthalten, was sie leichter verdaulich macht. Diese Optionen reizen den Magen mit geringerer Wahrscheinlichkeit und können eine beruhigende und leicht verdauliche Kohlenhydratquelle bieten.

- **KNOLLENFRÜCHTE** Kartoffeln, Süßkartoffeln, Yamswurzeln, Maniok und Taro sind energiereich und haben generell eine geringere Wahrscheinlichkeit, Magenreizungen zu verursachen, wenn sie ohne zugesetztes Fett gekocht werden. Diese Knollenfrüchte sind magenschonend und können eine wohltuende Ergänzung zu deiner Ernährung sein, da sie wesentliche Nährstoffe liefern, ohne die Gastritis-Symptome zu verschlimmern.

- **GESUNDE FETTE** Olivenöl, Kokosöl und Avocadoöl sind ausgezeichnete Quellen für gesunde Fette. Sie eignen sich auch ideal zum Kochen, besonders Kokos- und Avocadoöl, die bei hohen Temperaturen stabil sind. Aufgrund ihres Fettgehalts sollten sie jedoch mit Maß und in kleinen Mengen verwendet werden.

- **GEWÜRZE** Gastritisfreundliche Gewürze wie Oregano, Rosmarin, Thymian, Petersilie, Koriander, Basilikum, Ingwer, Kurkuma, Kreuzkümmel und flüssige Aminosäuren oder Kokosaminosäuren können den Geschmack verbessern, ohne den Magen zu reizen. Diese Optionen bieten eine Möglichkeit, deinen Mahlzeiten Geschmack zu verleihen und gleichzeitig deinen Magen zu schonen.

- **NATÜRLICHE SÜSSUNGSMITTEL** Wähle reinen Ahornsirup, Mönchsfrucht und Stevia als gesündere Alternativen zu raffiniertem Zucker. Diese Süßungsmittel sorgen für eine Süße, ohne dein Verdauungssystem negativ zu beeinflussen, und helfen, eine magenfreundliche Ernährung aufrechtzuerhalten. Auch Honig kann verwendet werden, muss aber aufgrund seines natürlich niedrigen pH-Werts von etwa 4 angemessen neutralisiert werden.

Die Einbeziehung dieser magenfreundlichen Lebensmittel in deine Ernährung kann helfen, Symptome zu managen und die Heilung der Magenschleimhaut zu fördern. Es ist wichtig zu beobachten, wie dein Körper auf verschiedene Lebensmittel reagiert, und deine Ernährung entsprechend anzupassen. Mit sorgfältiger Planung und Überlegung kannst du eine abwechslungsreiche und nahrhafte Ernährung genießen, die deine Verdauungsgesundheit unterstützt.

Tipps zur Zubereitung und zum Kochen deiner Lebensmittel

Die Ernährung bei Gastritis dreht sich nicht nur darum, was du isst, sondern auch darum, wie du es zubereitest. Die richtigen Methoden zur Lebensmittelzubereitung und zum Kochen sind wichtig, um die Verschlimmerung des Zustands zu vermeiden. Befolge diese Schlüsseltipps, um Mahlzeiten zuzubereiten, die die Verdauung fördern und Magenbeschwerden lindern.

- **OBST UND GEMÜSE SCHÄLEN UND ENTKERNEN** Das Entfernen der Schalen und Kerne von Obst und bestimmtem Gemüse kann die Verdauung unterstützen, was besonders während akuter Gastritis-Episoden von Vorteil ist. Schalen sind oft reich an Ballaststoffen, was für einen gereizten Magen belastend sein kann. Zudem kann das Schälen Rückstände von Pestiziden oder Wachsen entfernen und so die Sicherheit und Verdaulichkeit verbessern.

- **PÜRIEREN UND BREI HERSTELLEN** Das Umwandeln von hartem oder ballaststoffreichem Gemüse und Obst in Smoothies oder Suppen kann Nährstoffe zugänglicher machen und Magenreizungen verringern. Entscheide dich für leicht verdauliche Optionen wie Kartoffel-, Süßkartoffel-, Maniok- oder Karottenpüree, und verwende pflanzliche Milchalternativen, um glatte Mischungen zu erstellen, die die Magengesundheit unterstützen, ohne Symptome auszulösen.

- **MARINIEREN** Weiche Fleisch durch Marinieren in milden, nicht sauren Lösungen auf. Vermeide saure Komponenten wie Essig oder Zitrusfrüchte, die Gastritis verschlimmern können. Wähle stattdessen milde Brühen oder Öle wie Olivenöl, um die Fleischfasern aufzuweichen, ohne Säure hinzuzufügen.

- **SCHONENDE KOCHMETHODEN VERWENDEN** Wende Kochtechniken an, die magenfreundlich sind, wie Dämpfen, Kochen, Pochieren, Schmoren und Sautieren mit minimaler Ölmenge. Diese Methoden helfen, den Nährwert der Lebensmittel zu erhalten und minimieren gleichzeitig das Risiko von Reizungen. Obwohl Backen, Grillen und Luftfrittieren im Allgemeinen geeignet sind, stelle sicher, dass die Lebensmittel weich bleiben und nicht zu knusprig werden, um Reizungen der

Magenschleimhaut zu vermeiden. Vermeide Hochhitzemethoden wie Frittieren oder Grillen bei hoher Temperatur, die schädliche Verbindungen erzeugen und dazu führen können, dass Lebensmittel zu hart werden.

- **KOCHZEIT KONTROLLIEREN** Die Ausbalancierung der Garzeit ist entscheidend, um sicherzustellen, dass die Speisen weich genug sind, um leicht verdaulich zu sein, und gleichzeitig ihren Nährwert behalten. Gut gekochte Lebensmittel unterstützen die Verdauungsgesundheit und tragen zur Heilung der Magenschleimhaut bei. Passe die Garzeiten je nach Lebensmitteltyp und Zubereitungsmethode an, um sowohl die Verdaulichkeit als auch die Nährstoffaufnahme zu optimieren.

Die Art der Zubereitung hat großen Einfluss auf die Linderung von Gastritisbeschwerden. Durch sanfte Methoden und gezielte Anpassungen kannst du Reizungen vermeiden und deinem Magen die Ruhe geben, die er zur Heilung braucht. Bewusstes Kochen ist ein wichtiger Schritt auf deinem Weg zur Besserung.

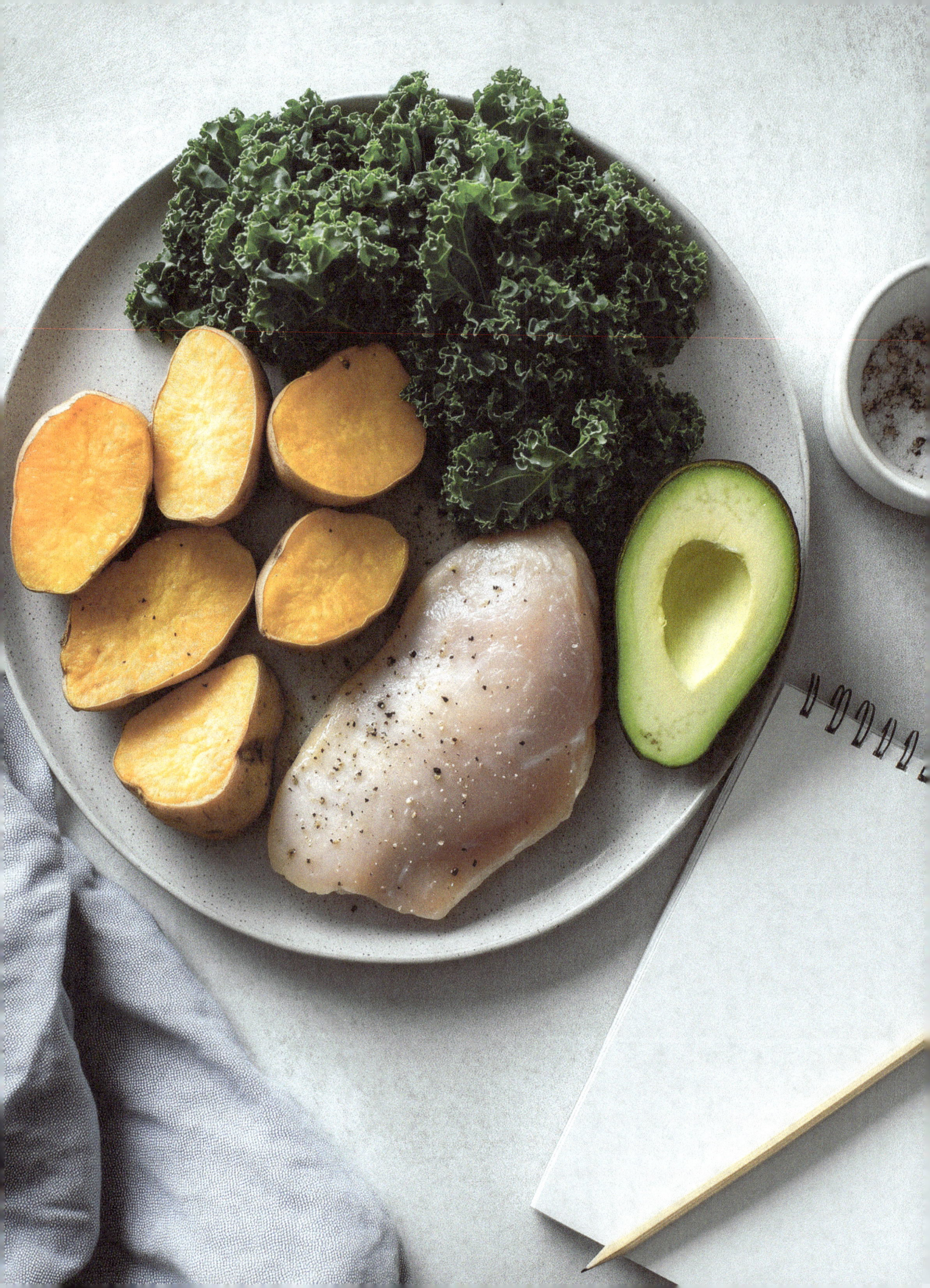

KAPITEL ZWEI

MENÜPLANUNG UND VORBEREITUNG VON MAHLZEITEN

Eine Reise zur Kontrolle der Gastritis durch Ernährung zu beginnen, bedeutet nicht nur, bestimmte Lebensmittel zu vermeiden, sondern einen Lebensstil anzunehmen, der deine Verdauungsgesundheit bei jeder Mahlzeit unterstützt. Die personalisierte Mahlzeitenplanung ist ein Eckpfeiler dieses Ansatzes, angepasst an deine individuellen Ernährungsbedürfnisse und Vorlieben. Durch die Anpassung deiner Ernährung kannst du Symptome wirksam lindern, die Heilung fördern und langfristig die Magen-Darm-Gesundheit erhalten.

In diesem Kapitel tauchen wir in die praktischen Aspekte der Erstellung deines eigenen Mahlzeitenplans mit den in diesem Buch bereitgestellten Rezepten ein. Diese Rezepte sind nicht nur für Gastritis geeignet, sondern auch vielseitig und anpassbar gestaltet, um dir die Zubereitung köstlicher und beruhigender Mahlzeiten jeden Tag zu erleichtern. Durch die Integration dieser Rezepte in deine Mahlzeitenplanung vereinfachst du den Prozess und stellst sicher, dass die Verwaltung deiner Ernährung sowohl angenehm als auch nachhaltig wird.

Im weiteren Verlauf lernst du, wie du die Kraft dieser Rezepte nutzen kannst, um einen Mahlzeitenplan zu erstellen, der nicht nur deine Ernährungsbedürfnisse erfüllt, sondern auch perfekt in deinen Tagesablauf passt. Von den Grundlagen der Mahlzeitenplanung bis hin zur Umsetzung fortgeschrittener Zubereitungsstrategien bietet dir dieses Kapitel alle Werkzeuge, die du brauchst, um deine Gastritis durch ein durchdachtes und effektives Ernährungsmanagement zu kontrollieren.

Einen individuellen Ernährungsplan erstellen

Sich auf die Erstellung eines personalisierten Mahlzeitenplans einzulassen, befähigt dich, die Kontrolle über das Management deiner Gastritis durch Ernährung zu übernehmen. Dieser

Prozess beinhaltet die Identifizierung von Lebensmitteln, die deinen Zustand lindern oder verschlimmern, und ermöglicht dir, Mahlzeiten zusammenzustellen, die nicht nur nahrhaft, sondern auch beruhigend sind.

BEWERTUNG DER ERNÄHRUNGSBEDÜRFNISSE

Der erste Schritt zur Personalisierung deines Mahlzeitenplans umfasst eine genaue Beobachtung, wie dein Körper auf verschiedene Lebensmittel reagiert. Beginne damit, ein detailliertes Ernährungstagebuch zu führen, um deine tägliche Nahrungsaufnahme zu dokumentieren und eventuell auftretende Gastritis-Symptome zu notieren. Dieses Protokoll hilft dir, Muster zu erkennen und bestimmte Lebensmittel zu identifizieren, die deine Symptome auslösen, und gibt dir eine klare Richtung für Anpassungen deiner Ernährung.

Es ist auch wichtig zu beachten, dass ein effektives Gastritis-Management über die Vermeidung von Auslösern hinausgeht; es umfasst die Optimierung deiner Nährstoffaufnahme, um den Heilungsprozess zu unterstützen und Entzündungen zu reduzieren. Besprich dich mit einem Gesundheitsexperten oder Ernährungsberater, um ein umfassendes Verständnis deiner Ernährungsbedürfnisse zu erhalten. Dazu gehört die Bestimmung des richtigen Gleichgewichts von Makronährstoffen (Proteine, Fette und Kohlenhydrate) und die Sicherstellung einer ausreichenden Aufnahme von essentiellen Vitaminen und Mineralstoffen, die die Genesung und Gesundheit fördern.

EINRICHTEN DEINER MAHLZEITENPLAN-VORLAGE

Eine gut strukturierte Mahlzeitenplan-Vorlage ist entscheidend für die Organisation deiner Mahlzeiten. Diese Vorlage sollte Abschnitte für jeden Wochentag mit Platz für Frühstück, Mittagessen, Abendessen und Snacks enthalten. Hier ist eine einfache Aufschlüsselung, wie deine Vorlage aussehen könnte:

MONTAG
Frühstück
Vormittagssnack
Mittagessen
Nachmittagssnack
Abendessen

Führe dieses Format für die gesamte Woche fort und stelle sicher, dass du genügend Platz hast, um spezifische Mahlzeiten und ihre Zutaten zu notieren. Dieses Organisationswerkzeug hilft dir nicht nur dabei, deine wöchentliche Nahrungsaufnahme zu visualisieren, sondern unterstützt dich auch beim Einkaufen und der Planung der Zubereitung.

AUSWAHL DER REZEPTE

Sobald deine Mahlzeitenplan-Vorlage bereit ist, besteht der nächste entscheidende Schritt darin, die richtigen Rezepte auszuwählen, um sie zu füllen. Diese Aufgabe geht nicht nur darum, Mahlzeiten zu wählen, die dir schmecken; es geht darum, weise basierend auf deinen einzigartigen Ernährungsbedürfnissen und der Art und Weise, wie bestimmte Lebensmittel deine Gastritis beeinflussen, zu wählen. Hier erfährst du, wie du sicherstellst, dass deine Rezeptauswahl sowohl strategisch als auch förderlich für deine Gesundheitsziele ist:

1. **ANALYSIERE ERNÄHRUNGSAUSLÖSER** Beginne mit der Überprüfung der Ernährungsauslöser und Empfindlichkeiten, die du in deiner ersten Bewertung identifiziert hast. Jede Rezeptauswahl sollte durch dieses Objektiv geprüft werden, um sicherzustellen, dass sie keine Zutaten enthält, die bekanntermaßen deine Symptome verschlimmern. Wenn beispielsweise Brokkoli oder Bananen deine Gastritis auslösen, solltest du Rezepte vermeiden, die diese als Hauptzutaten verwenden.

2. **BEWERTE DEN NÄHRWERTGEHALT** Konzentriere dich auf Rezepte, die nicht nur Auslöser vermeiden, sondern auch zu deinem allgemeinen Nährstoffbedarf beitragen. Die Rezepte sollten mit angemessenen Proteinen, gesunden Fetten und Kohlenhydraten ausgewogen sein, um die Heilungs- und Energiebedürfnisse deines Körpers zu unterstützen.

3. **STELLE EINE VIELFÄLTIGE SAMMLUNG ZUSAMMEN** Um Ernährungsmonotonie zu vermeiden und eine breite Palette von Nährstoffen sicherzustellen, stelle eine vielfältige Sammlung von Rezepten zusammen. Beziehe verschiedene Küchen und Kochmethoden ein, die zu deinen Ernährungsrichtlinien passen, erweitere deinen Gaumen und halte die Mahlzeiten interessant und angenehm.

Durch die sorgfältige Auswahl von Rezepten nach diesen Kriterien kannst du deinen Mahlzeitenplan mit Gerichten füllen, die nicht nur deine Geschmacksknospen befriedigen, sondern auch deinen Körper nähren und heilen. Dieser strategische Ansatz stellt sicher, dass jede Mahlzeit positiv zum Management deiner Gastritis beiträgt und den Weg für angenehmere und genussvollere gastronomische Erfahrungen ebnet.

EINBAU IN MAHLZEITENPLÄNE

Mit deiner ausgewählten Rezeptliste bereit, ist der nächste Schritt, sie strategisch in deinen Mahlzeitenplan zu integrieren. Dieser Prozess ist entscheidend, um sicherzustellen, dass deine Ernährung deinen Nährstoffbedürfnissen entspricht, zu deinem Lebensstil passt und die Herausforderungen bei der effektiven Bewältigung von Gastritis angeht.

- **BALANCIERE DEINE NÄHRSTOFFE** Verteile die Rezepte über die Woche, um sicherzustellen, dass jeder Tag eine ausgewogene Mischung aus Makronährstoffen – Proteine, Kohlenhydrate und Fette – zusammen mit essentiellen Vitaminen und Mineralstoffen enthält. Dieses Gleichgewicht unterstützt optimale Energieniveaus und allgemeine Gesundheit, was für die Bewältigung von Gastritis-Symptomen entscheidend ist.

- **BERÜCKSICHTIGE DIE MAHLZEITENZEITEN** Passe die Essenszeiten an die natürlichen Rhythmen deines Körpers und deinen täglichen Zeitplan an. Regelmäßiges Essen hilft, die Magensäurespiegel zu regulieren und Beschwerden zu vermeiden, die mit unregelmäßigen Essgewohnheiten verbunden sind.

- **DIVERSIFIZIERE DEINE MAHLZEITEN** Sorge für Abwechslung in deinen Mahlzeiten, um Monotonie zu vermeiden und ein breites Spektrum an Nährstoffen zu bieten. Die Einbeziehung verschiedener Texturen, Geschmacksrichtungen und Zutaten macht Mahlzeiten angenehmer und kann die Verdauung und Gesundheit positiv beeinflussen.

- **BEREITE IM VORAUS VOR** Bereite Zutaten oder ganze Mahlzeiten im Voraus vor, um die Effizienz zu verbessern und die Einhaltung deiner Diät zu fördern. Dies kann das Schneiden von Gemüse, Marinieren von Proteinen oder die Zubereitung von Gerichten wie Eintöpfen und Aufläufen, die sich gut aufbewahren lassen, umfassen.

- **BEWAHRE FLEXIBILITÄT** Erlaube Flexibilität in deinem Mahlzeitenplan für Anpassungen basierend auf Ernährungsreaktionen oder Änderungen in deiner Routine. Diese Anpassungsfähigkeit stellt sicher, dass dein Mahlzeitenplan praktisch bleibt und auf deine täglichen Bedürfnisse reagiert.

Durch die Integration dieser Strategien in deinen Mahlzeitenplan schaffst du eine Ernährung, die nicht nur ernährungsphysiologisch ausgewogen ist, sondern auch für ein effektives Gastritis-Management angepasst ist. Dieser Ansatz hilft bei der Symptomkontrolle und verbessert deine Ernährungserfahrung, macht sie nachhaltig und langfristig vorteilhaft.

ANPASSUNG FÜR VERTRÄGLICHKEIT UND GESCHMACK

Der letzte Schritt bei der Erstellung deines personalisierten Mahlzeitenplans ist die Anpassung der ausgewählten Rezepte an deine einzigartigen Nahrungsverträglichkeiten und Geschmacksvorlieben. Diese Personalisierung ist der Schlüssel, um sicherzustellen, dass dein Mahlzeitenplan nicht nur deine Gesundheit unterstützt, sondern auch angenehm und langfristig nachhaltig ist.

1. **IDENTIFIKATION VON ERSATZSTOFFEN** Beginne damit, alle Zutaten in deinen ausgewählten Rezepten zu identifizieren, die du aufgrund von Unverträglichkeiten,

Allergien oder persönlicher Abneigung vermeiden musst. Für jede davon finde geeignete Ersatzstoffe, die den Geschmack oder den Nährwert des Gerichts nicht beeinträchtigen. Wenn du beispielsweise empfindlich auf Lauch reagierst, erwäge die Verwendung von Asafötida oder aromatischen Kräutern wie Basilikum oder Oregano.

2. **GESCHMACKSANPASSUNG** Passe die Rezepte an deine Geschmacksvorlieben an. Wenn du mildere Gerichte bevorzugst, reduziere die Verwendung von Gewürzen oder wähle Kräuter, die zum Geschmack beitragen, ohne Schärfe hinzuzufügen. Wenn du hingegen würzige Gerichte magst, aber bestimmte Reizstoffe vermeiden musst, experimentiere mit für Gastritis geeigneten Gewürzen und Kräutern, die den Geschmack verbessern können, ohne Beschwerden zu verursachen.

3. **KOCHMETHODEN MODIFIZIEREN** Einige Rezepte erfordern möglicherweise Anpassungen der Kochmethoden, um sie für deinen Zustand besser geeignet zu machen. Wenn ein Rezept beispielsweise Grillen erfordert, könntest du es zum Backen oder Dämpfen anpassen, um es leichter und magenfreundlicher zu gestalten.

4. **PORTIONSGRÖSSEN** Passe die Portionsgrößen an deine Verdauungskomfort an. Die meisten Menschen mit Gastritis finden es einfacher, kleinere und häufigere Mahlzeiten statt größerer Mahlzeiten zu bewältigen, die das Verdauungssystem überfordern und Symptome verschlimmern können.

5. **ESSENSKOMBINATIONEN** Berücksichtige die Wechselwirkungen zwischen den verschiedenen Komponenten jeder Mahlzeit. Bestimmte Lebensmittelkombinationen, wie eine große Menge Kohlenhydrate zusammen mit einer proteinreichen Mahlzeit, können schwerer zu verdauen oder zu schwer sein. Passe deinen Mahlzeitenplan an, um Kombinationen einzubeziehen, die harmonisch sind und eine leichtere Verdauung fördern. Dieses sorgfältige Pairing kann dazu beitragen, Gastritis-Symptome effektiver zu bewältigen, indem der Verdauungsstress reduziert wird.

6. **EXPERIMENTIEREN UND FEEDBACK** Der Prozess der Rezeptanpassung ist oft iterativ. Wenn du verschiedene Ersatzstoffe und Modifikationen ausprobierst, achte genau darauf, wie du dich danach fühlst. Nutze dieses Feedback, um weitere Anpassungen vorzunehmen und verfeinere allmählich jedes Rezept, damit es perfekt zu deinen Ernährungsbedürfnissen und Vorlieben passt.

Wenn du dir die Zeit nimmst, Rezepte für Verträglichkeit und Geschmack anzupassen, schaffst du einen Mahlzeitenplan, der nicht nur effektiv bei der Bewältigung deiner Gastritis ist, sondern auch angenehm zu befolgen ist. Dieser personalisierte Ansatz fördert die Einhaltung von Ernährungsumstellungen und erleichtert die Aufrechterhaltung dieser gesunden Gewohnheiten im Laufe der Zeit.

Tipps und Empfehlungen für die Essensvorbereitung

Effiziente Essenszubereitung ist der Schlüssel zur erfolgreichen Bewältigung von Gastritis durch Ernährung. Dieser Abschnitt bietet praktische Tipps und Empfehlungen, um den Kochprozess zu rationalisieren und sicherzustellen, dass deine Gastritis-freundlichen Mahlzeiten nicht nur einfach zuzubereiten sind, sondern auch zu deinem Lebensstil passen. Wir werden Batch-Kochen, effektive Aufbewahrungslösungen und zeitsparende Küchenutensilien behandeln.

BATCH-KOCHEN UND LAGERUNG

Diese Methode beinhaltet die Zubereitung großer Mengen von Lebensmitteln auf einmal, die über die Woche hinweg gelagert und verwendet werden können. Sie ist besonders vorteilhaft für diejenigen mit vollen Terminkalendern oder für jeden, der ständigen Zugang zu geeigneten Mahlzeiten benötigt. Die richtige Lagerung ist auch entscheidend, um die Frische und den Nährwert deiner gekochten Mahlzeiten zu erhalten. Hier ist, wie man das effektiv handhabt:

- **PLANE DEINE SITZUNGEN** Identifiziere Rezepte aus dem Buch, die für Batch-Kochen geeignet sind – wie Suppen oder Reisgerichte – und reserviere ein paar Stunden zum Kochen.

- **EFFIZIENTE VERWENDUNG VON ZUTATEN** Optimiere die Verwendung deiner Zutaten, indem du mehrere Gerichte zubereitest, die ähnliche Zutaten teilen, wodurch Abfall reduziert und Geld gespart wird.

- **KOCHPROZESS** Verwende große Töpfe, Slow Cooker oder Schnellkochtöpfe, um größere Mengen effizienter zu handhaben und gleichmäßiges Garen zu gewährleisten.

- **ABKÜHLUNG** Lasse das Essen vollständig abkühlen, bevor du es lagerst, um Bakterienwachstum zu verhindern und die Lebensmittelsicherheit zu gewährleisten.

- **PORTIONIERUNG** Teile Mahlzeiten in portionsgroße Behälter auf. Dies erleichtert nicht nur die Handhabung der Mahlzeitengrößen, sondern vereinfacht auch das Aufwärmen.

- **ETIKETTIERUNG** Beschrifte deine Behälter mit dem Inhalt und dem Datum, an dem sie gekocht wurden, um bei der Bestandsrotation zu helfen und sicherzustellen, dass ältere Mahlzeiten zuerst verwendet werden.

- **EINFRIEREN** Die meisten Batch-gekochten Mahlzeiten sind zum Einfrieren geeignet. Bewahre sie in luftdichten Behältern oder Gefrierbeuteln auf, um Gefrierbrand zu verhindern und ihre Haltbarkeit zu verlängern.

KÜHLUNG Passe die Temperatureinstellung deines Kühlschranks an, um optimale Frische zu gewährleisten. Halte gekochte und rohe Zutaten getrennt, um Kreuzkontamination zu vermeiden.

- **TROCKENE LAGERUNG** Investiere in hochwertige, luftdichte Behälter für trockene Zutaten wie Körner, Kräuter und Gewürze. Bewahre sie an einem kühlen, trockenen Ort auf, um ihre Haltbarkeit zu verlängern und den Geschmack zu erhalten.

- **RAUMNUTZUNG** Verwende Organisationswerkzeuge wie Regalorganisatoren, Drehteller und transparente Aufbewahrungsbehälter, um das Sehen und schnelle Zugreifen auf das, was du brauchst, zu erleichtern.

ZEITSPARENDE KÜCHENUTENSILIEN

Integriere Utensilien, die Zeit sparen und den Kochprozess vereinfachen können:

- **KÜCHENMASCHINEN** Hacken, schneiden oder reiben schnell Gemüse, was besonders nützlich ist, wenn du große Mengen an Essen zubereitest.

- **SLOW COOKER UND SCHNELLKOCHTÖPFE** Diese sind ideal zum Zubereiten von Eintöpfen, Suppen und zartem Fleisch mit minimaler aktiver Kochzeit, so dass du sie einstellen und dich dann auf andere Aufgaben konzentrieren kannst.

- **REISKOCHER** Perfekt zum Kochen von Getreide ohne die Notwendigkeit, die Küche zu überwachen, liefern sie jedes Mal konsistente Ergebnisse.

- **MIXER** Wesentlich für die Herstellung von Smoothies oder zum Pürieren von Suppen, die magenschonend für Menschen mit Gastritis sind.

Durch die Nutzung dieser Tipps zur Essensvorbereitung, Lagerlösungen und zeitsparenden Utensilien kannst du die Bewältigung deiner Gastritis durch Ernährung praktischer und weniger zeitaufwendig gestalten, so dass du dich mehr auf das Genießen deiner Mahlzeiten und weniger auf die Zubereitung konzentrieren kannst.

Die Küche vorbereiten

Eine gut organisierte Küche, ausgestattet mit den richtigen Werkzeugen und Zutaten, ist der Schlüssel, um die Essensvorbereitung für das Gastritis-Management effizient und stressfrei zu gestalten. Dieser Abschnitt bietet Anleitung, wie du deine Küche einrichtest, um deine Ernährungsbedürfnisse effektiv zu unterstützen, mit Fokus auf wesentliche Werkzeuge, Grundnahrungsmittel und Organisationsstrategien.

WESENTLICHE WERKZEUGE

Die richtigen Werkzeuge zur Hand zu haben, kann die Zubereitung von gastritisfreundlichen Mahlzeiten erheblich vereinfachen. Hier sind einige wesentliche Küchenwerkzeuge, die helfen können:

- **MESSER** Ein guter Satz scharfer Messer ist entscheidend für die effiziente Lebensmittelzubereitung. Dazu gehören ein Kochmesser, ein Schälmesser und ein Sägemesser für verschiedene Arten von Schneidaufgaben.

- **SCHNEIDBRETTER** Habe mehrere Schneidbretter, um Kreuzkontamination zwischen rohen und gekochten Lebensmitteln zu vermeiden.

- **RÜHRSCHÜSSELN** Ein Satz von Rührschüsseln in verschiedenen Größen ist nützlich für die Vorbereitung von Zutaten und zum Mischen.

- **MESSBECHER UND -LÖFFEL** Präzise Messwerkzeuge stellen sicher, dass Rezepte genau befolgt werden, was besonders wichtig ist, um die Ausgewogenheit der Zutaten in gastritisfreundlichen Rezepten zu erhalten.

- **TÖPFE UND PFANNEN** Investiere in eine Antihaftpfanne, einen großen Topf für Suppen und Eintöpfe und einen mittelgroßen Kochtopf. Erwäge Materialien wie Edelstahl oder Keramik, die langlebig und leicht zu reinigen sind.

GRUNDNAHRUNGSMITTEL

Deine Vorratskammer mit bestimmten Grundnahrungsmitteln zu bestücken, kann dir helfen, Mahlzeiten schnell zuzubereiten, ohne ständig frische Lebensmittel zu benötigen. Hier sind einige wesentliche Vorratskammer-Grundlagen für diejenigen, die Gastritis bewältigen:

- **GETREIDE** Weißer Reis und schnellkochender Haferbrei sind vielseitig und magenschonend.

- **KRÄUTER UND GEWÜRZE** Halte eine Auswahl an gastritisfreundlichen Optionen wie Oregano, Thymian, Rosmarin, Basilikum, Ingwer und Kurkuma bereit, um Geschmack hinzuzufügen, ohne Reizungen zu verursachen.

- **BRÜHEN UND FONDS** Wähle natriumarme Gemüse- oder Hühnerbrühen, die reizende Zutaten wie Zwiebeln und Knoblauch ausschließen. Diese können die Basis für viele Suppen und beruhigende Gerichte bilden und Geschmack ohne Verschlimmerung liefern.

- **GESUNDE ÖLE** Wie Olivenöl oder Avocadoöl, die ausgezeichnet zum Kochen und für Dressings sind.

- **NICHT-MILCHALTERNATIVEN** Mandel-, Kokos- oder Hafermilch können beim Kochen und Backen verwendet oder pur genossen werden.

ORGANISATION DEINES RAUMES

Eine organisierte Küche kann deinen Kochprozess rationalisieren und ihn schneller und angenehmer machen. So organisierst du deinen Raum effektiv:

- **ZONENORGANISATION** Teile deine Küche in funktionale Zonen ein. Bewahre all deine Backzutaten zusammen auf und platziere Kochgewürze in der Nähe des Herdes oder an einem leicht zugänglichen Ort.

- **VERWENDE DURCHSICHTIGE BEHÄLTER** Lagere Zutaten in luftdichten, durchsichtigen Behältern, um sie frisch zu halten und um auf einen Blick zu sehen, was du hast.

- **MAXIMIERE VERTIKALEN RAUM** Verwende Regalerhöhungen und hängende Regale, um vertikalen Stauraum in Schränken zu maximieren.

- **HÄUFIG VERWENDETE ARTIKEL** Halte häufig verwendete Artikel in Reichweite. Das könnte bedeuten, Öle, Salze und häufig verwendete Gewürze auf einem Regal über deinem Kochbereich zu haben.

- **BESCHRIFTE ALLES** Beschrifte Regale und Behälter, um das Auffinden des Benötigten zu erleichtern, ohne in jedem Schrank suchen zu müssen.

Indem du deine Küche mit den richtigen Werkzeugen, Grundnahrungsmitteln und Organisationssystemen einrichtest, kannst du den Prozess der Zubereitung von gastritisfreundlichen Mahlzeiten so effizient und stressfrei wie möglich gestalten, was dir mehr Zeit zum Genießen deiner Mahlzeiten und weniger Zeit zur Sorge um die Zubereitung gibt.

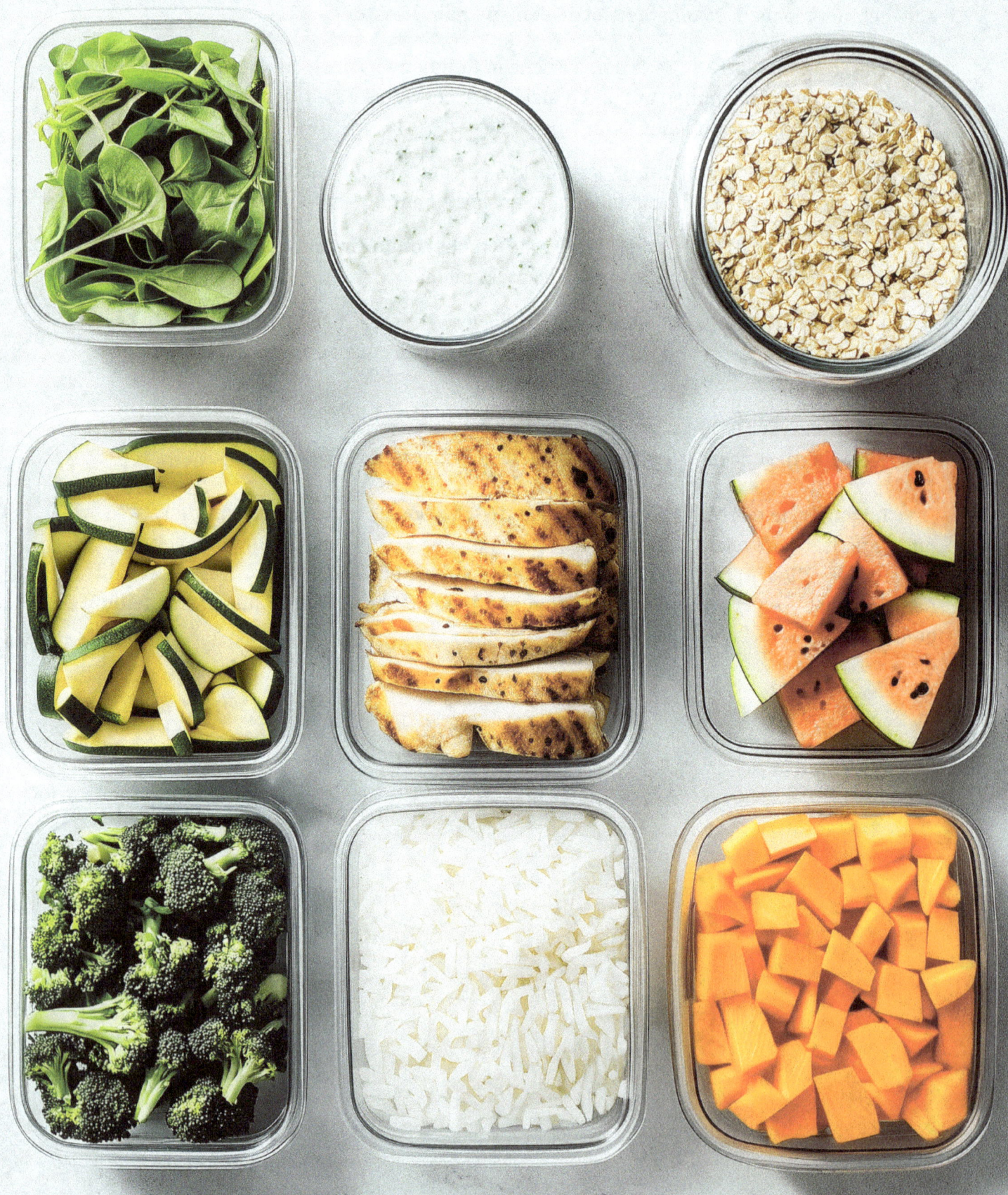

KAPITEL DREI

SPEISEPLÄNE FÜR HEILUNGS- UND ERHALTUNGSPHASEN

Wenn du dich jemals vom Prozess der Erstellung eines Mahlzeitenplans überfordert gefühlt hast – besonders einem, der sich auf die Bewältigung eines spezifischen Gesundheitsproblems wie Gastritis konzentriert – bist du nicht allein. Als jemand, der durch die unruhigen Gewässer der Gastritis navigiert hat, verstehe ich die Herausforderungen, einen gesundheitsorientierten Mahlzeitenplan von Grund auf neu zu erstellen. Aber keine Sorge: Ich habe dieses Kapitel so konzipiert, dass es dein Kompass sein wird und dich durch die Heilungs- und Erhaltungsphasen der Gastritis mit Mahlzeitenplänen führt, die sowohl nahrhaft als auch heilend sind.

Es ist wichtig zu beachten, dass die hier bereitgestellten Mahlzeitenpläne für die Heilungs- und Erhaltungsphasen keine Universallösungen sind. Fühle dich frei, sie als Ausgangspunkte zu nutzen, um dich zu inspirieren und Pläne zu erstellen, die an die spezifischen Phasen deiner Gastritis-Diät angepasst sind, und sie so anzupassen, dass sie deinen einzigartigen Gesundheitsbedürfnissen und Verträglichkeiten besser entsprechen.

Während du vom Mahlzeitenplan der Heilungsphase zum Erhaltungsplan übergehst, denke daran, dass jeder Schritt von deinen Symptomen und deiner Verträglichkeit geleitet sein sollte. Die Überwachung, wie dein Körper reagiert, während du neue Lebensmittel einführst und deine Ernährung anpasst, ist entscheidend. Dieser sorgfältige Ansatz wird dir helfen, potenzielle Auslöser zu identifizieren und deine Ernährung anzupassen, um die besten Ergebnisse für deine Gesundheit zu gewährleisten.

Speiseplan für die Heilungsphase

TAG 1	
Frühstück	Kürbispfannkuchen (S. 50)
Vormittagssnack	Bananen-Avocado-Smoothie (S. 68)

Mittagessen	Puten-Stroganoff mit Geröstetem Brokkoli (S. 82, 120)
Nachmittagssnack	Gebackene Zucchini-Pommes (S. 130)
Abendessen	Lachsfrikadellen mit Blumenkohlpüree (S. 80, 126)

TAG 2

Frühstück	Französischer Toast (S. 60)
Vormittagssnack	Birnen-Ingwer-Smoothie (S. 159)
Mittagessen	Süßkartoffel-Hähnchen-Nuggets (S. 76)
Nachmittagssnack	Knusprige Karottenchips (S. 140)
Abendessen	Kürbis-Suppe (S. 98)

TAG 3

Frühstück	Süßkartoffelpfannkuchen (S. 56)
Vormittagssnack	Melonen-Smoothie (S. 155)
Mittagessen	Brokkoli-Kartoffel-Suppe (S. 95)
Nachmittagssnack	Kürbis-Donuts (S. 143)
Abendessen	Hähnchen mit Mandelkruste (S. 79)

TAG 4

Frühstück	Spinatquiche ohne Teigboden (S. 66)
Vormittagssnack	Jasmin-Milchtee (S. 163)
Mittagessen	Hähnchen-Ramen-Schüssel (S. 198)
Nachmittagssnack	Brokkoli-Kroketten (S. 131)
Abendessen	Garnelen-Pasta mit Kräutern (S. 77)

TAG 5

Frühstück	Zucchinibrot (S. 67)
Vormittagssnack	Zichorien-Latte (S. 160)
Mittagessen	Koreanische Reisschüssel (S. 106)
Nachmittagssnack	Gebackene Maniok-Pommes (S. 147)
Abendessen	Gefüllte Kohlrouladen (S. 97)

TAG 6	
Frühstück	Eingeweichter Hafer (S. 51)
Vormittagssnack	Papaya-Aloe-Vera-Smoothie (S. 162)
Mittagessen	Gegrillte Garnelenspieße mit Blumenkohlpüree (S. 109, 126)
Nachmittagssnack	Süßkartoffel-Brownies (S. 145)
Abendessen	Cremige Makkaroni (S. 100)

TAG 7	
Frühstück	Kürbiswaffeln (S. 53)
Vormittagssnack	Bananen-Mango-Smoothie (S. 152)
Mittagessen	Hähnchen-Grünkohl-Suppe (S. 107)
Nachmittagssnack	Ingwerplätzchen (S. 141)
Abendessen	Butternusskürbis-Pasta (S. 110)

EINKAUFSLISTE FÜR DEN MAHLZEITENPLAN DER HEILUNGSPHASE

GEFLÜGEL UND EIER

☐ 4 Hähnchenbrust-Filets ohne Haut und Knochen (etwa 680 g)
☐ 1.134 g mageres Putenbrustfleisch (gehackt)
☐ 450 g Hähnchenbrustfleisch (gehackt)
☐ 23 große Eier

FISCH UND MEERESFRÜCHTE

☐ 1 Dose (420 g) Lachs
☐ 900 g große Garnelen

OBST UND GEMÜSE

☐ 1 großer Kürbis (zum Pürieren) oder 2 Dosen (je 425 g) Kürbispüree
☐ 2 große Süßkartoffeln
☐ 2 mittelgroße Butternusskürbisse (etwa 1.134 g)

☐ 12 mittelgroße Karotten
☐ 4 Stangen Staudensellerie
☐ 2 große Lauchstangen
☐ 2 mittelgroße Brokkoliköpfe (etwa 750 g)
☐ 5 mittelgroße Kartoffeln
☐ 2 mittelgroße Blumenkohlköpfe (etwa 600 g)
☐ 5 mittelgroße Zucchini
☐ 450 g Champignons (weiße oder braune)
☐ 1 großes Bund Spinat (etwa 7 Tassen)
☐ 1 kleines Bund Grünkohl
☐ 1 kleines Bund Petersilie
☐ 1 kleines Bund frisches Basilikum
☐ 1 kleine Goldrote Bete
☐ 1 kleiner Weißkohl
☐ 2 Zitronen (für die Schale)
☐ 1 Limette (optional, für die Schale)
☐ 1 kleines Bund frischer Koriander
☐ 1 kleines Bund frischer Thymian

- ☐ 1 Stück frische Ingwerwurzel
- ☐ 2 reife Avocados
- ☐ 2 mittelgroße Bananen
- ☐ 1 kleine Melone
- ☐ 2 reife Boskop-Birnen
- ☐ 1 kleine Papaya
- ☐ 1 große Mango
- ☐ 1 Tasse Blaubeeren, Erdbeeren oder gemischte Beeren

NÜSSE, SAMEN UND GETREIDE

- ☐ 1 Packung (620 g) glutenfreies Universalmehl
- ☐ 1 Packung glutenfreie Engelshaar-Pasta
- ☐ 1 Packung glutenfreie Makkaroni
- ☐ 1 Packung glutenfreie Pasta (Penne, Rotini oder Fusilli)
- ☐ 1 kleine Packung glutenfreie Semmelbrösel
- ☐ 1 kleine Packung Schnellkoch- oder Instanthafer
- ☐ 1 Packung Reisnudeln
- ☐ 1 mittelgroße Packung weißer Reis
- ☐ 1 Laib glutenfreies Brot
- ☐ 1 kleine Packung Tapioka-Perlen (Boba)
- ☐ 1 Packung (450 g) Mandelmehl
- ☐ 1 Packung (225 g) Kokosmehl
- ☐ 1 kleines Glas Nusscreme nach Wahl
- ☐ 1 Packung (225 g) Walnüsse
- ☐ 1 kleine Packung Nährhefe

OTHERS

- ☐ 3,78 Liter ungesüßte Mandelmilch
- ☐ 1 Liter ungesüßte Kokosmilch
- ☐ 1 Dose (400 ml) leichte Kokosmilch

HALTBARE PRODUKTE

- ☐ Ahornsirup oder Honig
- ☐ Pfeilwurz- oder Kartoffelstärke
- ☐ Backpulver

- ☐ Natron
- ☐ Flüssige Aminosäuren oder Kokos-Aminosäuren
- ☐ Geschmacksneutrale Gelatine
- ☐ Zichorienwurzelpulver
- ☐ Johannisbrotkernmehl
- ☐ Xanthan (falls nicht im glutenfreien Mehl enthalten)
- ☐ Olivenöl
- ☐ Kokosöl
- ☐ Sesamöl
- ☐ Avocadoöl (oder geruchloses Kokosöl)
- ☐ Meer- oder Himalayasalz
- ☐ Asafoetida (optional)
- ☐ Gemahlener Kreuzkümmel
- ☐ Getrockneter Oregano
- ☐ Gemahlener Ingwer
- ☐ Gemahlener Kurkuma
- ☐ Getrockneter Thymian
- ☐ Getrockneter Rosmarin
- ☐ Getrocknete Petersilie
- ☐ Getrockneter Dill
- ☐ Getrocknetes Basilikum
- ☐ Vanilleextrakt

VORBEREITUNG DER MAHLZEITEN FÜR DEN HEILUNGSPHASENPLAN

ALLGEMEINE VORBEREITUNGSTIPPS:

- **Plane im Voraus:** Reserviere Zeit am Wochenende, um die kommende Woche vorzubereiten. Erwäge, größere Mengen bestimmter Gerichte zu kochen, um während der Woche Zeit zu sparen.
- **Aufbewahrung:** Verwende durchsichtige luftdichte Behälter für zubereitete Mahlzeiten und Zutaten. Beschrifte die Behälter mit Namen und Datum zur einfachen Identifizierung.
- **Batch-Kochen:** Bereite größere Portionen vielseitiger Zutaten vor (wie Getreide, Proteine und Gemüse), die in verschiedenen Mahlzeiten verwendet werden können.
- **Schneiden und Hacken:** Schneide Gemüse und Obst im Voraus und bewahre sie in luftdichten Behältern im Kühlschrank auf, um sie frisch zu halten.

SPEZIFISCHE TÄGLICHE VORBEREITUNGSTIPPS:

Tag 1:

- **Kürbispfannkuchen:** Reserviere Zeit am Wochenende, um die kommende Woche vorzubereiten. Erwäge, größere Mengen bestimmter Gerichte zu kochen, um während der Woche Zeit zu sparen.
- **Bananen-Avocado-Smoothie:** Verwende durchsichtige luftdichte Behälter für zubereitete Mahlzeiten und Zutaten. Beschrifte die Behälter mit Namen und Datum zur einfachen Identifizierung.
- **Puten-Stroganoff:** Bereite größere Portionen vielseitiger Zutaten vor (wie Getreide, Proteine und Gemüse), die in verschiedenen Mahlzeiten verwendet werden können.
- **Gebackene Zucchini-Pommes:** Schneide Gemüse und Obst im Voraus und bewahre sie in luftdichten Behältern im Kühlschrank auf, um sie frisch zu halten.
- **Lachsfrikadellen:** Bereite die Lachsfrikadellen im Voraus zu und koche sie; wärme sie vor dem Abendessen wieder auf.

Tag 2:

- **Französischer Toast:** Bereite die Brotscheiben am Vorabend vor; tauche sie am Morgen in die Eimischung.
- **Birnen-Ingwer-Smoothie:** Mixe die frischen Zutaten am Morgen.
- **Süßkartoffel-Hähnchen-Nuggets:** Koche in größerer Menge und friere Extras für später ein.
- **Knusprige Karottenchips:** Backe im Voraus und bewahre in einem luftdichten Behälter auf.
- **Kürbis-Suppe:** Bereite eine große Menge vor und kühle oder friere Reste ein.

Tag 3:

- **Süßkartoffelpfannkuchen:** Bereite den Teig am Vorabend vor; koche frisch am Morgen.
- **Melonen-Smoothie:** Mixe die frischen Zutaten am Morgen.
- **Brokkoli-Kartoffel-Suppe** Mache eine große Menge und wärme sie zum Mittagessen auf.
- **Kürbis-Donuts:** Backe im Voraus; bewahre in einem Behälter auf, um die Frische zu erhalten.
- **Hähnchen mit Mandelkruste:** Bereite das Hähnchen und die Mandelkruste vor, backe es, wenn du zum Essen bereit bist.

Tag 4:

- **Spinatquiche ohne Teigboden:** Im Voraus backen; im Kühlschrank aufbewahren und Portionen nach Bedarf aufwärmen.
- **Jasmin-Milchtee:** Im Voraus zubereiten und kühlen; kalt servieren.
- **Hühnchen-Ramen-Schüssel:** Brühe und Zutaten im Voraus vorbereiten; frische Nudeln vor dem Servieren kochen.
- **Brokkoli-Kroketten:** Backen und in einem luftdichten Behälter aufbewahren für einen schnellen Snack.
- **Garnelen-Pasta mit Kräutern:** Garnelen und frische Pasta kochen; Kräuter erst kurz vor dem Servieren untermischen.

Tag 5:

- **Zucchinibrot:** Im Voraus backen und für schnelle Frühstücke aufbewahren.
- **Zichorien-Latte:** Jeden Morgen frisch zubereiten für den besten Geschmack.
- **Koreanische Reisschüssel:** Reis und Zutaten im Voraus vorbereiten; zur Mittagszeit frisch zusammenstellen.
- **Gebackene Maniok-Pommes:** In größeren Mengen backen und aufbewahren; vor dem Essen aufwärmen.
- **Gefüllte Kohlrouladen:** Im Voraus zubereiten und kochen; zum Abendessen aufwärmen.

Tag 6:

- **Eingeweichter Hafer:** Die Gläser am Vorabend vorbereiten für einfache Frühstücke.
- **Papaya-Aloe-Vera-Smoothie:** Morgens frisch mixen.
- **Gegrillte Garnelenspieße:** Garnelen im Voraus vorbereiten und marinieren; erst kurz vor dem Servieren grillen.
- **Süßkartoffel-Brownies:** Im Voraus backen und für Snacks aufbewahren.
- **Cremige Makkaroni:** Frische Pasta und Sauce für das Abendessen kochen.

Tag 7:

- **Kürbis-Waffeln:** Den Teig am Vorabend zubereiten; morgens frisch backen.
- **Bananen-Mango-Smoothie:** Morgens frisch mixen.
- **Hühnchen-Grünkohl-Suppe:** Eine große Menge zubereiten; zum Mittagessen aufwärmen.
- **Ingwerplätzchen:** Im Voraus backen für einen süßen Nachmittagssnack.
- **Butternusskürbis-Pasta:** Cook fresh sauce and pasta for dinner.

Zusätzliche Tipps:

- **Einfrieren:** Erwäge, Gerichte wie Suppen und Eintöpfe einzufrieren für längere Haltbarkeit und mehr Komfort.
- **Aufwärmen:** Verwende Herd oder Mikrowelle zum Aufwärmen der Mahlzeiten, füge etwas Wasser hinzu, um die Feuchtigkeit zu erhalten.
- **Kombinieren:** Tausche Mahlzeiten und Snacks zwischen den Tagen je nach deinen Vorlieben.

Speiseplan für die Erhaltungsphase

TAG 1	
Frühstück	Quinoa-Brei (S. 54)
Vormittagssnack	Dattel-Energiebällchen (S. 146)
Mittagessen	Hähnchen-Bohnen-Pfanne (S. 78)
Nachmittagssnack	Wassermelonen-Gurken-Saft (S. 154)
Abendessen	Gebackenes Falafel mit Rahmspinat (S. 102, 125)

TAG 2	
Frühstück	Mango-Chia-Pudding (S. 59)
Vormittagssnack	Kürbisbrot (S. 132)
Mittagessen	Puten-Kürbis-Auflauf (S. 84)
Nachmittagssnack	Gebackene Maniok-Pommes (S. 147)
Abendessen	Fisch-Tacos (S. 105)

TAG 3	
Frühstück	Buchweizenbrei (S. 64)
Vormittagssnack	Dattel-Energiebällchen (S. 146)

Mittagessen	Knuspriger Tempeh mit Sesam (S. 87)
Nachmittagssnack	Cremiges Johannisbrot-Mousse (S. 142)
Abendessen	Butternusskürbis-Pasta (S. 110)

TAG 4	
Frühstück	Heidelbeer-Chia-Pudding (S. 69)
Vormittagssnack	Kürbismuffins (S. 139)
Mittagessen	Miso-Suppe (S. 99)
Nachmittagssnack	Haferriegel (S. 136)
Abendessen	Linsen-Frikadellen (S. 93)

TAG 5	
Frühstück	Kürbisbrot (S. 132)
Vormittagssnack	Dattel-Energiebällchen (S. 146)
Mittagessen	Lachs mit Pekannusskruste (S. 96)
Nachmittagssnack	Wassermelonen-Gurken-Saft (S. 154)
Abendessen	Fisch-Tacos (S. 105)

TAG 6	
Frühstück	Gebackene Haferflocken (S. 58)
Vormittagssnack	Kürbismuffins (S. 139)
Mittagessen	Knuspriger Tempeh mit Sesam (S. 87)
Nachmittagssnack	Puffreisriegel (S. 144)
Abendessen	Hühnereintopf mit Linsen (S. 111)

TAG 7	
Frühstück	Heidelbeer-Chia-Pudding (S. 69)
Vormittagssnack	Dattel-Energiebällchen (S. 146)
Mittagessen	Putenhackbraten mit Quinoa (S. 108)
Nachmittagssnack	Haferriegel (S. 136)
Abendessen	Za'atar-Hähnchenstreifen (S. 114)

EINKAUFSLISTE FÜR DEN MAHLZEITENPLAN DER ERHALTUNGSPHASE

GEFLÜGEL UND EIER

- ☐ 680 g mageres Hackhuhn
- ☐ 900 g mageres Hackpute
- ☐ 450 g Hähnchenstreifen
- ☐ 9 große Eier

FISCH UND MEERESFRÜCHTE

- ☐ 450 g Weißfischfilets (Kabeljau oder Tilapia)
- ☐ 2 Lachsfilets (je 115 g)

PFLANZLICHE PROTEINE

- ☐ 340 g fester Tofu
- ☐ 225 g Tempeh
- ☐ 1 kleine Packung getrocknete Kichererbsen
- ☐ 1 kleine Packung getrocknete Linsen (schwarze, grüne oder braune)
- ☐ 1 kleine Packung getrocknete Quinoa

OBST UND GEMÜSE

- ☐ 1 kleine Wassermelone (für mindestens 3 Tassen gewürfelt)
- ☐ 1 Salatgurke
- ☐ 16 Medjool-Datteln
- ☐ 2 große Mangos
- ☐ 2 mittelgroße Bananen
- ☐ 1 kleine Packung Blaubeeren
- ☐ 2 Lauchstangen
- ☐ 2 mittelgroße Karotten
- ☐ 1 Bund Spinat, plus 1 Beutel Babyspinat oder Grünkohl
- ☐ 2 mittelgroße Butternut-Kürbisse (etwa 1,1 kg)
- ☐ 450 g grüne Bohnen
- ☐ 2 große Maniok (Yuca)
- ☐ 3 reife Hass-Avocados

- ☐ 1 Zitrone (für die Schale)
- ☐ 1 Limette (optional, für die Schale)
- ☐ 1 kleiner Rotkohl
- ☐ 1 kleiner Weißkohl
- ☐ 1 großes Bund Koriander
- ☐ 1 kleines Bund Petersilie
- ☐ 1 kleines Bund Thymian
- ☐ 8 Salbeiblätter
- ☐ Kleiner Rosmarinzweig
- ☐ Kleines Stück Ingwerwurzel

NÜSSE, SAMEN UND GETREIDE

- ☐ 1 Packung (225 g) Chiasamen
- ☐ 1 Packung (115 g) Kokosflocken
- ☐ 1 Packung (225 g) ungesüßte Kokosraspeln
- ☐ 1 Packung (115 g) Walnüsse
- ☐ 1 Packung (115 g) Mandelblättchen (optional)
- ☐ 1 Packung (115 g) Pekannüsse, fein gehackt
- ☐ 1 Packung (450 g) Buchweizenkörner
- ☐ 1 Packung (510 g) Instant-Haferflocken
- ☐ 1 Packung (170 g) natürlicher Puffreis
- ☐ 1 Behälter (225 g) weiße Miso-Paste
- ☐ 1 Packung (28 g) getrocknetes Wakame
- ☐ 1 Packung glutenfreie Tortillas (normalerweise 6 oder 8 Stück)

SONSTIGES

- 1 Packung (625 g) glutenfreies Allzweckmehl
- 1 Liter Kokosmilch (im Tetrapack, nicht in der Dose)
- 1 Liter ungesüßte Mandelmilch
- 1 kleiner Behälter pflanzlicher Naturjoghurt (optional)
- 1 kleines Glas Nusscreme (ohne Zucker- oder Ölzusätze)
- 1 kleiner Behälter ungesüßtes Apfelmus (oder 1 zusätzliche Banane)

VORRATSKAMMER-PRODUKTE

- ☐ Ahornsirup oder Honig
- ☐ Vanilleextrakt
- ☐ Olivenöl
- ☐ Kokosöl (oder Avocadoöl)
- ☐ Sesamöl
- ☐ Kokosaminos (oder flüssige Aminos)
- ☐ Pfeilwurzelmehl (oder Kartoffelstärke)
- ☐ Backpulver
- ☐ Natron
- ☐ Xanthan (weglassen, wenn deine Mehlmischung es bereits enthält)
- ☐ Johannisbrotpulver
- ☐ Gemahlener Kreuzkümmel
- ☐ Gemahlener Koriander
- ☐ Gemahlener Zimt
- ☐ Gemahlene Kurkuma
- ☐ Gemahlener Ingwer
- ☐ Gemahlene Muskatnuss (optional)
- ☐ Sesamsamen
- ☐ Fenchelsamen
- ☐ Süßes Paprikapulver (optional)
- ☐ Getrockneter Oregano
- ☐ Getrocknetes Basilikum
- ☐ Getrockneter Rosmarin
- ☐ Getrockneter Thymian
- ☐ Sumach
- ☐ Asafoetida-Pulver (optional)
- ☐ Meersalz oder Himalaya-Salz

VORBEREITUNG DER MAHLZEITEN FÜR DEN ERHALTUNGSPHASENPLAN

ALLGEMEINE ZUBEREITUNGSTIPPS:

- **Zeiteinteilung für die Vorbereitung:** Lege einen bestimmten Zeitpunkt in der Woche (vorzugsweise am Wochenende) fest, um so viel wie möglich vorzubereiten.
- **Behälterstrategie:** Verwende durchsichtige, beschriftete Behälter für verschiedene Mahlzeiten und Snacks, um alles organisiert und leicht zugänglich zu halten.
- **Portionskochen:** Bereite größere Portionen von Grundzutaten zu (Getreide, Proteine und Gemüse), die in verschiedenen Mahlzeiten verwendet werden können.
- **Zutatenvorbereitungen:** Wasche, schneide und portioniere Obst und Gemüse im Voraus, damit die Zubereitung schnell und einfach ist.

SPEZIFISCHE TÄGLICHE ZUBEREITUNGSTIPPS:

Tag 1:

- **Quinoa-Brei:** Koche die Quinoa im Voraus; erwärme sie morgens mit Milch oder Wasser und Toppings.
- **Dattel-Energiebällchen:** Bereite einen Vorrat im Voraus zu; bewahre sie im Kühlschrank für einfaches Snacken auf.
- **Hähnchen-Bohnen-Pfanne:** Koche Hühnchen und grüne Bohnen im Voraus; erwärme und serviere frisch.
- **Wassermelonen-Gurken-Saft:** Bereite ihn morgens frisch zu oder am Vorabend und bewahre ihn im Kühlschrank auf.
- **Gebackene Falafel:** Prepare and bake falafel in advance; serve with creamed spinach that can be made ahead and reheated.

Tag 2:

- **Mango-Chia-Pudding:** Bereite ihn am Vorabend zu; lasse die Chiasamen über Nacht quellen.
- **Kürbisbrot:** Im Voraus backen; in einem luftdichten Behälter aufbewahren für frische Scheiben.
- **Puten-Kürbis-Auflauf:** Bereite eine große Menge zu und teile sie in Portionen für die Mahlzeiten.
- **Gebackene Maniok-Pommes:** Im Voraus backen und aufbewahren; nach Bedarf aufwärmen.
- **Fisch-Tacos:** Bereite den frischen Fisch für das Abendessen zu; halte die Beilagen im Voraus bereit.

Day 3:

- **Buchweizenbrei:** Koche den Buchweizen im Voraus; erwärme ihn mit Milch oder deinen bevorzugten Zutaten.
- **Dattel-Energiebällchen:** Bereite mehr zu, wenn sie zur Neige gehen; bewahre sie im Kühlschrank auf.
- **Knuspriger Tempeh mit Sesam:** Bereite und koche den Tempeh im Voraus; erwärme ihn zum Mittagessen.
- **Cremiges Johannisbrot-Mousse:** Stelle es im Voraus her; bewahre es im Kühlschrank für einen erfrischenden Snack auf.
- **Butternusskürbis-Pasta:** Koche es frisch oder bereite die Zutaten (wie gerösteten Kürbis) im Voraus vor.

Tag 4:

- **Heidelbeer-Chia-Pudding:** Bereite ihn am Vorabend zu; lasse die Chiasamen über Nacht quellen.
- **Kürbismuffins:** Backe sie im Voraus; bewahre sie für einfache Vormittagssnacks auf.
- **Miso-Suppe:** Bereite die Brühe und Zutaten im Voraus vor; erwärme sie zum Mittagessen.
- **Haferriegel:** Bereite einen Vorrat im Voraus zu; bewahre sie in einem luftdichten Behälter auf.
- **Linsen-Frikadellen:** Bereite sie vor und backe sie im Voraus; erwärme sie zum Abendessen.

Tag 5:

- **Kürbisbrot:** Verwende die Reste von Tag 2 zum Frühstück.
- **Dattel-Energiebällchen:** Halte einen frischen Vorrat für Snacks bereit.
- **Lachs mit Pekannusskruste:** Bereite den Lachs und die Kruste im Voraus vor; backe frisch zum Mittagessen.
- **Wassermelonen-Gurken-Saft:** Mache ihn frisch oder bereite ihn am Vorabend zu.
- **Fisch-Tacos:** Wiederhole von Tag 2 der Einfachheit halber; halte die Beilagen bereit.

Tag 6:

- **Gebackene Haferflocken:** Bereite einen Vorrat vor und backe ihn; erwärme ihn am Morgen.
- **Kürbismuffins:** Verwende die Reste von Tag 4 für einen Vormittagssnack.
- **Knuspriger Tempeh mit Sesam:** Koche mehr, wenn du Reste hast; bewahre ihn für das Mittagessen auf.
- **Puffreisriegel:** Bereite einen Vorrat im Voraus zu; bewahre sie für Snacks auf.
- **Hühnereintopf mit Linsen:** Koche eine größere Menge und bewahre Reste zum einfachen Aufwärmen auf.

Tag 7:

- **Heidelbeer-Chia-Pudding:** Verwende Reste von Tag 4 oder bereite ihn am Vorabend frisch zu.
- **Dattel-Energiebällchen:** Halte einen frischen Vorrat für Snacks bereit.
- **Putenhackbraten mit Quinoa:** Bereite vor und backe im Voraus; erwärme zum Mittagessen.
- **Haferriegel:** Verwende Reste als Nachmittagssnack.
- **Za'atar-Hähnchenstreifen:** Mariniere und koche frisch zum Abendessen.

Zusätzliche Tipps:

- **Einfrieren:** Erwäge, zusätzliche Portionen von Suppen, Eintöpfen und Backwaren für späteren Gebrauch einzufrieren.
- **Aufwärmen:** Nutze Herd oder Mikrowelle zum Aufwärmen der Mahlzeiten und stelle sicher, dass sie vollständig erhitzt werden.
- **Kombinieren:** Tausche gerne Snacks und Mahlzeiten zwischen den Tagen aus, um Abwechslung in deiner Ernährung zu haben.

Tipps zum Einkaufen von verpackten Lebensmitteln

Die unten aufgeführten Zutaten werden in vielen der Rezepte benötigt. Beim Kauf solltest du darauf achten, dass sie folgende Kriterien erfüllen:

- **GLUTENFREIES BROT** Vermeide zugesetzten Essig und Enzyme (selbst backen wird empfohlen; siehe S. 168).

- **GLUTENFREIE SEMMELBRÖSEL** Ohne Gewürze.

- **GLUTENFREIE NUDELN:** Sollten aus Tapiokamehl, weißem Reis oder Süßkartoffeln hergestellt sein. Brauner Reis ist zwar nicht unbedingt empfehlenswert, aber in Nudelform für die meisten Menschen akzeptabel.

- **GLUTENFREIE MEHL-TORTILLAS** Können aus Tapiokamehl, Süßkartoffeln, Blumenkohl, Mandelmehl usw. hergestellt sein, je nach deinen Vorlieben und Verträglichkeiten.

- **BACKPULVER** Ohne Aluminium.

- **BRÜHEN (GEMÜSE ODER HÜHNCHEN)** Sollten keine reizenden Zutaten wie Zwiebeln und

- **REISWAFFELN** Vorzugsweise aus weißem Reis hergestellt. Wenn nicht verfügbar, sind Reiswaffeln aus braunem Reis während der ersten 90 Tage erlaubt, da sie leichter und verdaulicher sind.

- **ALMOND MILK** Vorzugsweise ungesüßt und nur mit drei Zutaten hergestellt: Wasser, Mandeln und Salz. Dies gilt auch für andere pflanzliche Milchalternativen wie Hafer-, Kokos- und Reismilch.

- **SCHNELL- ODER INSTANT-HAFERFLOCKEN** Ohne zugesetzte Aromen.

- **NUSSBUTTER** Sollte nur zwei Zutaten enthalten, zum Beispiel Mandeln und Salz, ohne zugesetzten Zucker oder Öle.

- **KOKOSMILCH AUS DER DOSE** Sollte nur Wasser und Kokosnuss enthalten, ohne zugesetzte Gummis oder Ballaststoffe.

- **KOKOSAMINOSÄUREN** Vermeide solche mit zugesetztem Essig.

- **OHNE ZUCKER.** Ohne Zucker.

- **VANILLEEXTRAKT** Vorzugsweise ohne Alkohol, besonders wenn er Smoothies zugesetzt wird. Wenn du Extrakte mit Alkohol verwendest, beachte, dass ein Großteil des Alkohols beim Erhitzen verdampft.

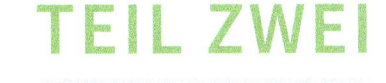

TEIL ZWEI

DIE REZEPTE

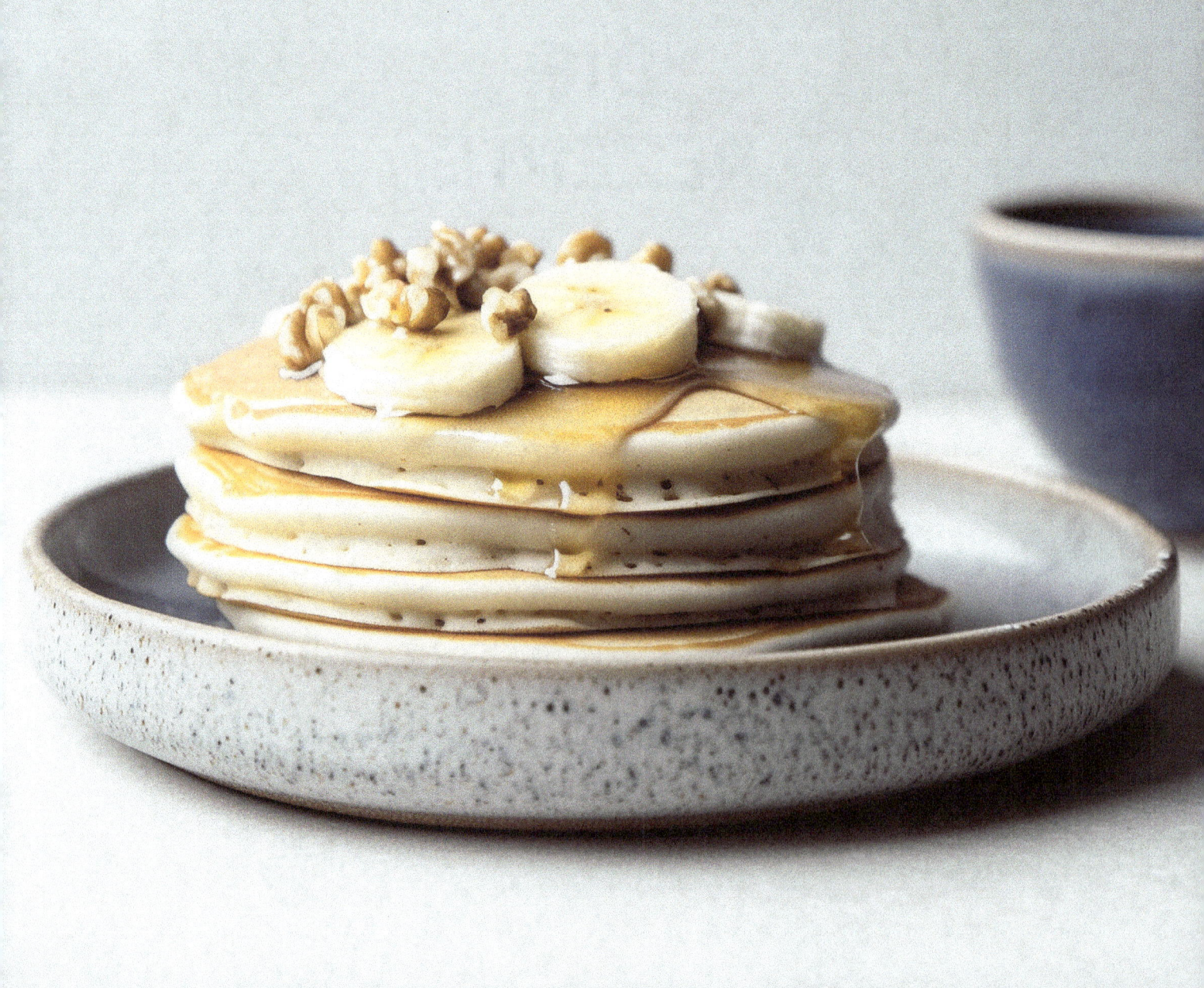

KAPITEL VIER

FRÜHSTÜCK

KÜRBISPFANNKUCHEN

PORTIONEN 4 Pfannkuchen

ZUBEREITUNGSZEIT 5 Min

GARZEIT 10 Min

GESAMTZEIT 15 Min

ZUTATEN

- ½ Tasse Kürbispüree (kein Kürbiskuchenfüllung verwenden)
- ½ Tasse glutenfreies Allzweckmehl (siehe Anmerkung)
- 2 große Eier
- ½ Teelöffel frisch geriebener Ingwer (optional, für eine würzige Note)

ZUBEREITUNG

1. In einer Schüssel die geschlagenen Eier, das Kürbispüree, das glutenfreie Mehl und den Ingwer zu einer gleichmäßigen Masse verquirlen.

2. Eine Antihaftpfanne bei mittlerer bis hoher Hitze vorheizen und leicht mit Kokosöl oder Kochspray einfetten.

3. Etwa ¼ Tasse Teig für jeden Pfannkuchen in die heiße Pfanne geben und bei Bedarf leicht verteilen.

4. Die Pfannkuchen backen, bis sich Blasen auf der Oberfläche bilden und die Ränder fest werden, etwa 2-3 Minuten. Prüfen, ob die Unterseite goldbraun ist.

5. Die Pfannkuchen wenden und weitere 3 Minuten backen oder bis auch die andere Seite goldbraun und die Pfannkuchen vollständig durchgebacken sind.

ANMERKUNG

- Als Alternative zum glutenfreien Allzweckmehl kannst du die gleiche Menge glutenfreie Pfannkuchenmischung oder Hafermehl verwenden, um eine leicht andere Textur zu erhalten.

PRO PORTION (2 Pfannkuchen)
Kalorien: 178; Fett: 3g; Eiweiß: 6g;
Kohlenhydrate: 27g; Ballaststoffe: 2g

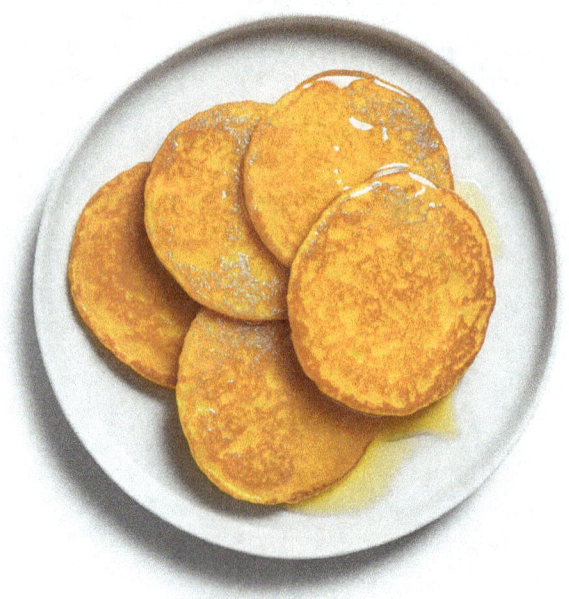

EINGEWEICHTER HAFER

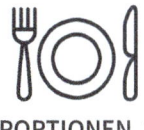
PORTIONEN 1

ZUBEREITUNGSZEIT 5 Min

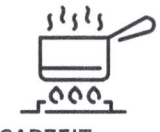
GARZEIT n. z.

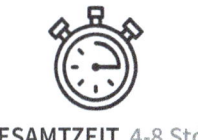
GESAMTZEIT 4-8 Std

ZUTATEN

- ½ Tasse geschnittene oder Instant-Haferflocken ohne Geschmack
- ½ Tasse Mandelmilch (oder andere pflanzliche Milch)
- 1 Esslöffel Ahornsirup
- 1 Teelöffel Chiasamen (optional, für die Erhaltungsphase)
- Garnitur: ½ Banane in Scheiben und 1 Esslöffel gehackte Walnüsse (siehe Anmerkung)

ZUBEREITUNG

1. In einem kleinen Glas Haferflocken, Mandelmilch, Ahornsirup und Chiasamen (falls verwendet) vermischen.

2. Das Glas mit einem Deckel verschließen oder gut mit Frischhaltefolie abdecken. Mindestens 4 Stunden oder über Nacht im Kühlschrank ziehen lassen.

3. Vor dem Servieren die Hafermischung umrühren und bei Bedarf mehr Milch hinzufügen, um die gewünschte Konsistenz zu erhalten. Garnitur vor dem Kühlen oder direkt vor dem Servieren hinzufügen.

4. Kalt servieren und genießen!

ANMERKUNG

- Die Garnitur kann je nach persönlichen Vorlieben und Verträglichkeiten angepasst werden. Banane und Walnüsse bieten eine gute Textur und sind voller Nährstoffe. Du kannst jedoch auch andere Toppings wie Birne, geraspelte Kokosnuss oder Nusscreme verwenden, um Geschmack und Nährwertgehalt zu variieren.

PRO PORTION (etwa 1 Tasse) Kalorien: 339; Fett: 9g; Eiweiß: 8g; Kohlenhydrate: 50g; Ballaststoffe: 7g

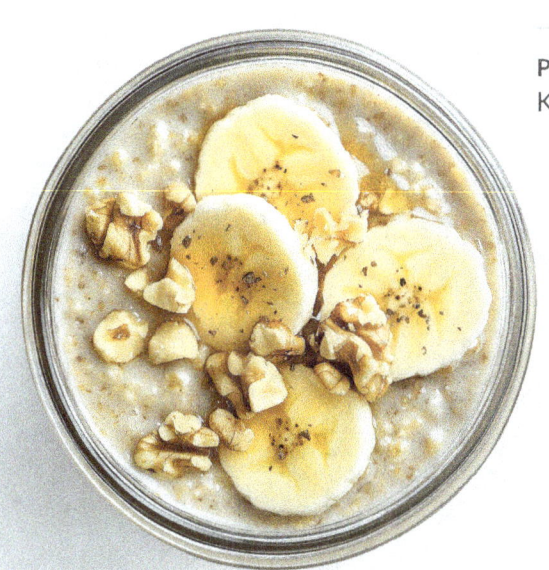

GEFÜLLTE SÜSSKARTOFFE

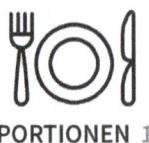 PORTIONEN 1 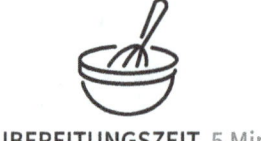 ZUBEREITUNGSZEIT 5 Min 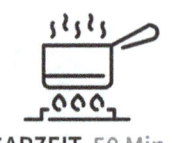 GARZEIT 50 Min 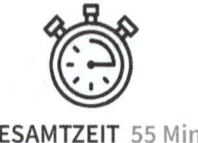 GESAMTZEIT 55 Min

ZUTATEN

1 mittelgroße Süßkartoffel

1 ganzes Ei

1 Eiweiß

¼ Tasse zerdrückte Avocado

Salz nach Geschmack

Gehackter frischer Koriander
(optional, zur Dekoration)

ZUBEREITUNG

1. Heize den Ofen auf 200°C vor. Wasche die Süßkartoffel und steche sie mit einer Gabel ein. Lege sie auf ein mit Backpapier ausgelegtes Backblech und backe sie 45-55 Minuten, bis sie weich ist.

2. Schlage in einer kleinen Schüssel die Eier mit Salz nach Geschmack auf.

3. Erhitze eine beschichtete Pfanne bei mittlerer bis niedriger Hitze. Wenn sie heiß ist, gieße die verschlagenen Eier in die Pfanne. Rühre die Eier ständig mit einem Silikon- oder Holzspatel um, bis die gewünschte Konsistenz erreicht ist.

4. Schneide die gebackene Süßkartoffel der Länge nach auf, öffne sie vorsichtig, um Platz zu schaffen, und fülle sie mit dem Rührei und der zerdrückten Avocado. Streue vor dem Servieren frischen gehackten Koriander darüber, um eine frische und aromatische Note zu erhalten.

PRO PORTION (1 gefüllte Süßkartoffel)
Kalorien: 264; Fett: 10g; Eiweiß: 13g;
Kohlenhydrate: 20g; Ballaststoffe: 7g

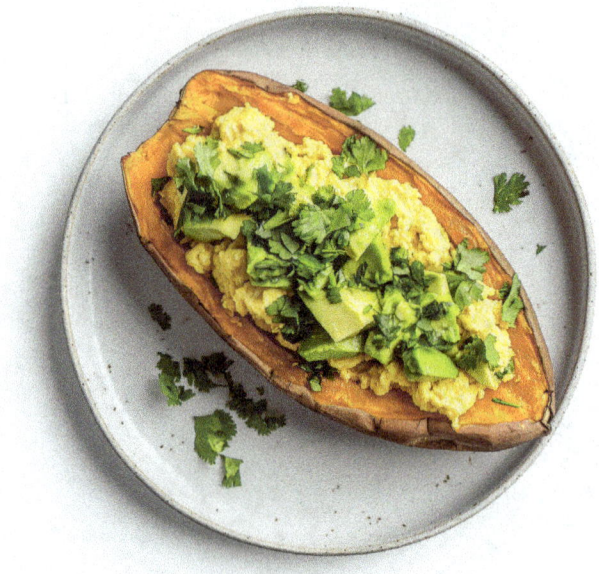

KÜRBISWAFFELN

 **PORTIONEN** 4 Waffeln

 **ZUBEREITUNGSZEIT** 10 Min

 **GARZEIT** 15 Min

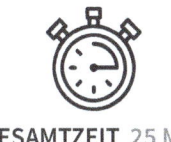 **GESAMTZEIT** 25 Min

ZUTATEN

1 Dose (425 g) Kürbispüree (kein Kürbiskuchenbelag)

1 ¼ Tassen glutenfreies Universalmehl

½ Teelöffel Xanthan-Gummi (weglassen, wenn dein Mehl es bereits enthält)

2 Eiweiß

¼ Tasse Ahornsirup oder Honig

½ Tasse ungesüßte Mandelmilch

2 Esslöffel Olivenöl

1 Teelöffel Backpulver

1 Teelöffel Vanilleextrakt

½ Teelöffel Salz

½ Teelöffel gemahlener Zimt (optional, für die Erhaltungsphase)

ZUBEREITUNG

1. In einer großen Schüssel Kürbispüree, Eiweiß, Olivenöl, Vanilleextrakt, Ahornsirup oder Honig und Salz vermischen. Rühre alles zu einer glatten Konsistenz.

2. Füge das glutenfreie Mehl, Backpulver, Xanthan-Gummi (falls verwendet) und Zimt hinzu und mische, bis alles gut verbunden ist. Gib die Mandelmilch nach und nach hinzu, bis du eine dickflüssige Teigkonsistenz erreichst.

3. Heize das Waffeleisen vor und besprühe es mit glutenfreiem Kochspray.

4. Gib für jede Waffel ⅓ Tasse Teig in das Waffeleisen und verwende einen Eisportionierer für eine gleichmäßige Verteilung.

5. Backe die Waffeln gemäß den Anweisungen deines Waffeleisens, bis sie goldbraun und knusprig sind.

ANMERKUNG

- Übrig gebliebene Waffeln können bis zu 3 Tage in einem luftdichten Behälter im Kühlschrank aufbewahrt werden. Für beste Ergebnisse im Toaster oder Ofen aufwärmen.

PRO PORTION (1 Waffel) Kalorien: 298; Fett: 8g; Eiweiß: 3g; Kohlenhydrate: 48g; Ballaststoffe: 3g

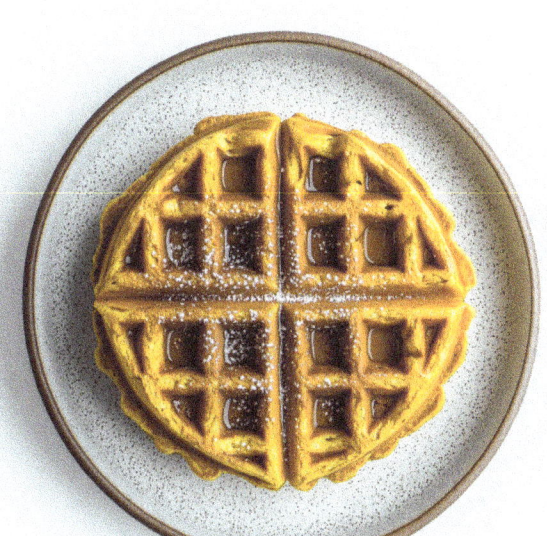

QUINOA-BREI

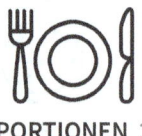

PORTIONEN 2

ZUBEREITUNGSZEIT 10 Min

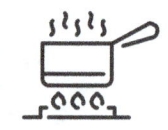

GARZEIT 15 Min

GESAMTZEIT 25 Min

ZUTATEN

- ½ Tasse rohe Quinoa
- 2 ¼ Tassen Kokosmilch (aus dem Tetrapack, nicht aus der Dose)
- 1-2 Esslöffel Ahornsirup
- 1 Teelöffel Vanilleextrakt
- 2 Esslöffel Kokosraspel
- 2 Esslöffel Mandelblättchen (optional)

ZUBEREITUNG

1. Die Quinoa gründlich waschen und abtropfen lassen.

2. In einem mittelgroßen Topf die abgetropfte Quinoa mit der Kokosmilch, dem Ahornsirup und dem Vanilleextrakt vermischen. Bei mittlerer bis hoher Hitze zum Kochen bringen.

3. Sobald die Mischung kocht, die Hitze reduzieren und etwa 15 Minuten köcheln lassen, oder bis die meiste Flüssigkeit aufgesogen ist und die Quinoa weich ist.

4. Den Brei gleichmäßig auf zwei Schüsseln verteilen. Bei Bedarf etwas mehr Milch hinzufügen, um die gewünschte Cremigkeit zu erreichen.

5. Mit Kokosraspeln oder Mandelblättchen garnieren, falls verwendet. Heiß servieren und genießen!

PRO PORTION (ca. 1 ¼ Tassen)
Kalorien: 264; Fett: 10g; Eiweiß: 6g;
Kohlenhydrate: 32g; Ballaststoffe: 5g

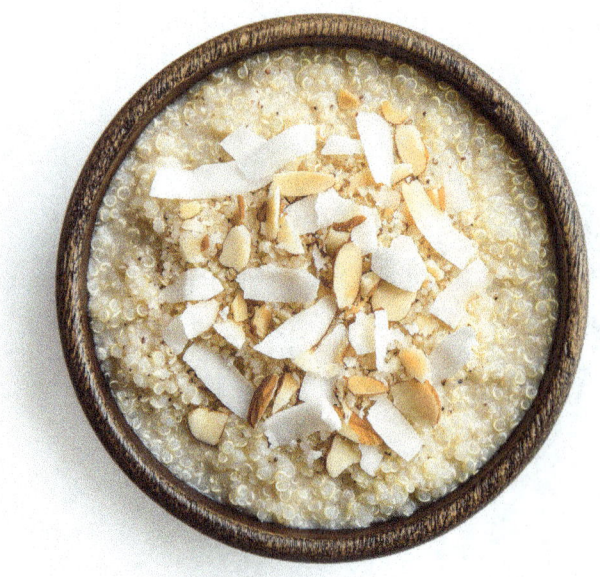

PUTENFRIKADELLEN

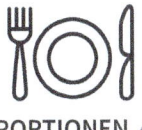 PORTIONEN 4

 ZUBEREITUNGSZEIT 10 Min

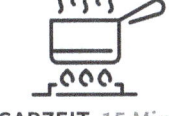 GARZEIT 15 Min

 GESAMTZEIT 25 Min

ZUTATEN

- ½ Pfund mageres Truthahnhackfleisch (ca. 1 Tasse)
- 2 Teelöffel gemahlener Salbei
- ½ Teelöffel getrockneter Thymian
- 1 Esslöffel Olivenöl
- ½ Teelöffel Salz

ZUBEREITUNG

1. In einer mittelgroßen Schüssel Truthahnhackfleisch mit Salbei, Thymian und Salz vermischen, bis alles gut kombiniert ist.

2. Die Mischung zu etwa 4 Frikadellen formen.

3. Das Öl in einer großen Antihaftpfanne bei mittlerer bis hoher Hitze erwärmen. Wenn das Öl zu glänzen beginnt, die Frikadellen hinzufügen.

4. Die Frikadellen etwa 4 Minuten pro Seite braten oder bis sie goldbraun und durchgegart sind.

5. Die Frikadellen auf einen mit Küchenpapier ausgelegten Teller legen, um überschüssiges Öl zu entfernen. Servieren und genießen!

ANMERKUNG

- Zum Vorkochen die Menge verdoppeln und einfrieren. Jede Frikadelle einzeln in Frischhaltefolie einwickeln und in einem Gefrierbeutel oder einer gefriertauglichen Tüte aufbewahren. Bis zu 3 Monate im Gefrierschrank aufbewahren.

PRO PORTION (1 Frikadelle) Kalorien: 120; Fett: 6,5g; Eiweiß: 15g; Kohlenhydrate: 0g; Ballaststoffe: 0g

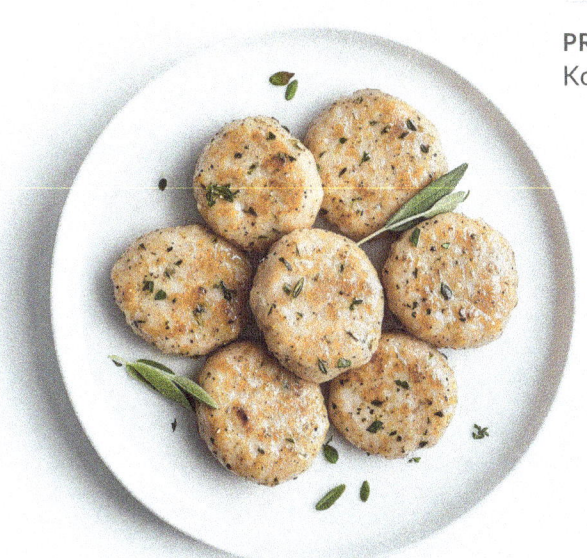

SÜSSKARTOFFEL-PFANNKUCHEN

PORTIONEN 6-8 Pfannkuchen

ZUBEREITUNGSZEIT 10 Min

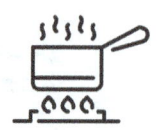
GARZEIT 15 Min

GESAMTZEIT 25 Min

ZUTATEN

1 Tasse Süßkartoffelpüree (siehe Anmerkungen)

2 große Eier

½ Tasse ungesüßte Mandelmilch

¾ Tasse glutenfreies Allzweckmehl (siehe Anmerkungen)

2-3 Esslöffel Ahornsirup

1 Esslöffel Olivenöl

1 Teelöffel Backpulver

¼ Teelöffel Salz

½ Teelöffel Zimtpulver (optional, für die Erhaltungsphase)

PRO PORTION (2 Pfannkuchen)
Kalorien: 220; Fett: 4g; Eiweiß: 4g;
Kohlenhydrate: 34g; Ballaststoffe: 2g

ZUBEREITUNG

1. In einer Schüssel Süßkartoffelpüree, Eier, Mandelmilch und Ahornsirup vermengen. Alles gut miteinander verrühren.
2. Mehl, Backpulver, Salz und Zimt (falls verwendet) gleichmäßig über die Süßkartoffelmischung streuen. Umrühren, bis der Teig glatt ist.
3. Öl in einer großen Antihaft-Pfanne bei mittlerer Hitze erhitzen. Sobald das Öl heiß ist, jeweils ⅓ Tasse Teig in die Pfanne geben. So lange backen, bis Blasen auf der Oberfläche der Pfannkuchen erscheinen, etwa 2-4 Minuten.
4. Die Pfannkuchen wenden und weitere 2-3 Minuten backen, bis sie goldbraun und durchgegart sind.
5. Mit dem restlichen Teig wiederholen, um insgesamt etwa 6-8 Pfannkuchen herzustellen.
6. Die Pfannkuchen heiß servieren, mit zusätzlichem Ahornsirup beträufeln.

ANMERKUNGEN

- Um Süßkartoffelpüree herzustellen, geschälte Süßkartoffeln backen oder kochen, bis sie weich sind, dann zu einer glatten Masse zerdrücken.

- Du kannst das glutenfreie Mehl durch Hafermehl oder eine andere glutenfreie Mischung deiner Wahl ersetzen.

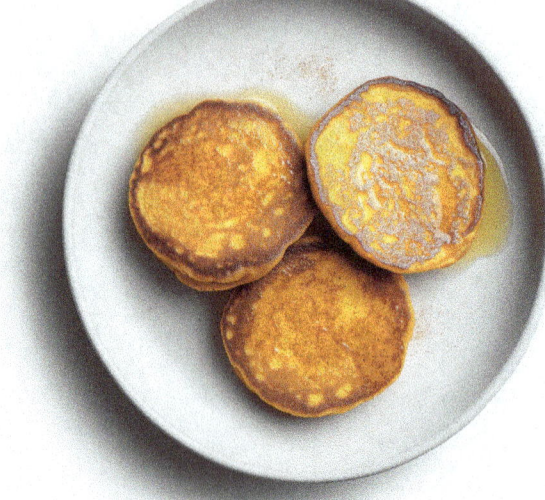

SPANISCHES OMELETT

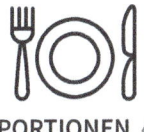
PORTIONEN 4

ZUBEREITUNGSZEIT 10 Min

GARZEIT 25 Min

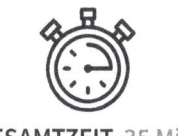
GESAMTZEIT 35 Min

ZUTATEN

450 Gramm Kartoffeln, geschält und gewürfelt (etwa 1⅔ Tassen)

½ Tasse Lauch (nur der weiße Teil), gewürfelt

3 große Eier, leicht verquirlt

3 Eiweiß, leicht verquirlt

1 Esslöffel Olivenöl

2 Esslöffel frische Petersilie, fein gehackt

2 Esslöffel frisches Basilikum, fein gehackt

Salz nach Geschmack

Frische Kräuterzweige (optional, zur Dekoration)

ZUBEREITUNG

1. In einem großen Topf die Kartoffeln mit Wasser bedecken und zum Kochen bringen. Ohne Deckel etwa 3 Minuten kochen. Vom Herd nehmen, abdecken und etwa 10 Minuten ruhen lassen oder bis die Kartoffeln weich sind. Gut abtropfen lassen.

2. Das Öl in einer 25cm-großen, beschichteten Pfanne bei mittlerer Hitze erwärmen. Den gewürfelten Lauch hinzufügen und etwa 8 Minuten kochen, dabei gelegentlich umrühren.

3. Die abgetropften Kartoffeln in die Pfanne geben und weitere 5 Minuten kochen.

4. Die ganzen Eier, das Eiweiß, die Petersilie und das Basilikum in einer Schüssel verquirlen. Mit Salz würzen.

5. Die Eimischung über die Kartoffeln in der Pfanne gießen. Die Hitze reduzieren und ohne Deckel etwa 10 Minuten kochen, oder bis die Unterseite des Omeletts goldbraun und fest ist.

6. Optional die Oberseite unter dem Grill oder im Toaster für ein paar Minuten bräunen.

7. Nach Wunsch mit frischen Kräuterzweigen garnieren und servieren.

PRO PORTION (¼ des Omeletts) Kalorien: 168; Fett: 7g; Eiweiß: 10g; Kohlenhydrate: 12g; Ballaststoffe: 2g

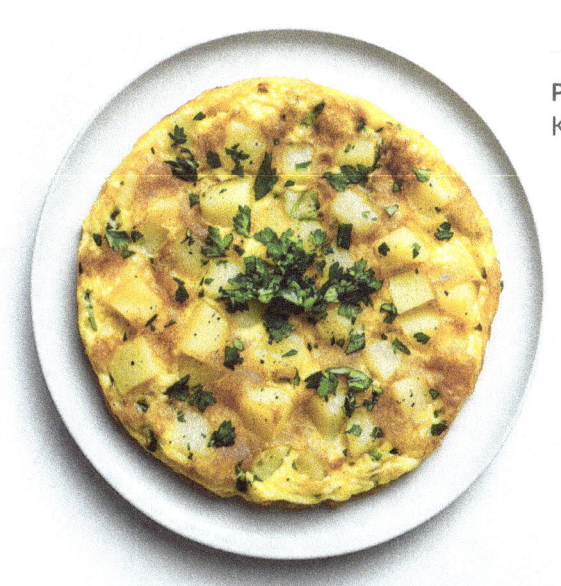

GEBACKENE HAFERFLOCKEN

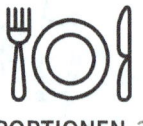   

PORTIONEN 2   **ZUBEREITUNGSZEIT** 5 Min   **GARZEIT** 30 Min   **GESAMTZEIT** 35 Min

ZUTATEN

1 Tasse Haferflocken
(Schnellkochsorte)

½ Tasse ungesüßte
Mandelmilch

1 mittelgroße Banane

1 großes Ei

2 Esslöffel Ahornsirup oder
Honig

1 Teelöffel Backpulver

1 Teelöffel Vanilleextrakt

1 Teelöffel Zimtpulver (optional,
für die Erhaltungsphase)

Eine Prise Salz

ZUBEREITUNG

1. Den Backofen auf 190°C vorheizen.

2. In einem Mixer die Haferflocken, Mandelmilch, Banane, Ei, Ahornsirup oder Honig, Backpulver, Vanilleextrakt, Zimt (falls verwendet) und eine Prise Salz vermengen. Etwa 1 Minute mixen, bis alles glatt ist.

3. Den Teig in 2-3 kleine Förmchen gießen, oder die Menge verdoppeln für eine große 33x23 cm Backform.

4. Im vorgeheizten Ofen 30 Minuten backen oder bis der Haferbrei fest ist und die Oberfläche leicht goldbraun wird.

5. Aus dem Ofen nehmen und nach Wunsch mit zusätzlichem Ahornsirup beträufeln. Heiß servieren und genießen!

PRO PORTION (ca. 1 Tasse)
Kalorien: 305; Fett: 6g; Eiweiß: 9g;
Kohlenhydrate: 49g; Ballaststoffe: 5g

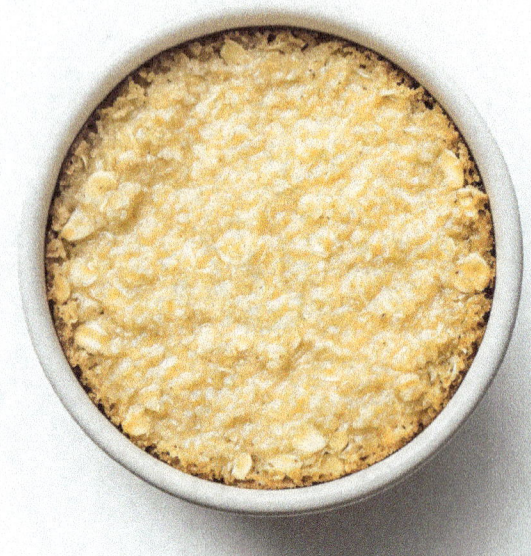

MANGO-CHIA-PUDDING

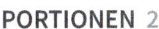

PORTIONEN 2

ZUBEREITUNGSZEIT 5 Min

GARZEIT n. z.

GESAMTZEIT 6-8 Std

ZUTATEN

1 große Mango, geschält und in Scheiben geschnitten

1 Tasse ungesüßte Mandelmilch

2-3 Esslöffel Ahornsirup oder Honig

¼ Tasse Chiasamen

Optional zur Dekoration: zusätzlich gewürfelte Mango, Kokosflocken

ZUBEREITUNG

1. Gib die Mangoscheiben und ½ Tasse der Mandelmilch in einen Mixer oder eine Küchenmaschine. Püriere alles zu einer glatten Masse.

2. Gieße das Mangopüree in eine große Schüssel. Füge die restliche ½ Tasse Mandelmilch, den Ahornsirup (oder Honig) und die Chiasamen hinzu.

3. Vermische alles gut mit einem Löffel oder einer Gabel und lasse die Mischung dann etwa 10 Minuten ruhen. Rühre nochmals um, damit die Chiasamen gleichmäßig verteilt sind.

4. Decke die Schüssel ab und stelle sie über Nacht oder für mindestens 6 Stunden in den Kühlschrank, damit die Chiasamen die Flüssigkeit aufnehmen und den Pudding eindicken können.

5. Rühre den Pudding vor dem Servieren noch einmal um. Nach Wunsch kannst du ihn mit zusätzlicher gewürfelter Mango und Kokosflocken garnieren, um extra Geschmack und Textur hinzuzufügen.

PRO PORTION (ungefähr ¾ Tasse) Kalorien: 267; Fett: 8g; Eiweiß: 5g; Kohlenhydrate: 37g; Ballaststoffe: 9g

FRANZÖSISCHER TOAST

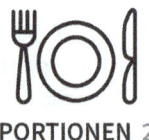
PORTIONEN 2

ZUBEREITUNGSZEIT 10 Min

GARZEIT 10 Min

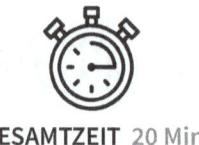
GESAMTZEIT 20 Min

ZUTATEN

1 großes Ei, verquirlt

1 Eiweiß

½ Tasse Mandelmilch

½ Teelöffel Vanilleextrakt

4 Scheiben glutenfreies Brot

Eine Prise Salz

¼ Teelöffel Zimtpulver (optional, für die Erhaltungsphase)

ZUBEREITUNG

1. In einer mittelgroßen Schüssel Ei, Eiweiß, Mandelmilch, Vanilleextrakt, Salz und Zimt (falls verwendet) verquirlen, bis alles gut vermischt ist.

2. Die Eimischung in einen flachen Teller gießen. Jede Brotscheibe etwa 3 Minuten pro Seite in der Mischung einweichen, dabei sicherstellen, dass sie gut durchtränkt sind, ohne zu zerfallen.

3. Eine große Antihaftpfanne bei mittlerer bis hoher Hitze erwärmen und mit Kokosöl oder Antihaftspray einfetten.

4. Die eingeweichten Brotscheiben in die Pfanne legen. 3 bis 4 Minuten pro Seite braten oder bis das Brot goldbraun ist und die Eimischung gestockt ist.

5. Den French Toast heiß servieren, mit Ahornsirup oder deinen bevorzugten Toppings.

PRO PORTION (2 Scheiben) Kalorien: 205; Fett: 7g; Eiweiß: 6g; Kohlenhydrate: 27g; Ballaststoffe: 1g

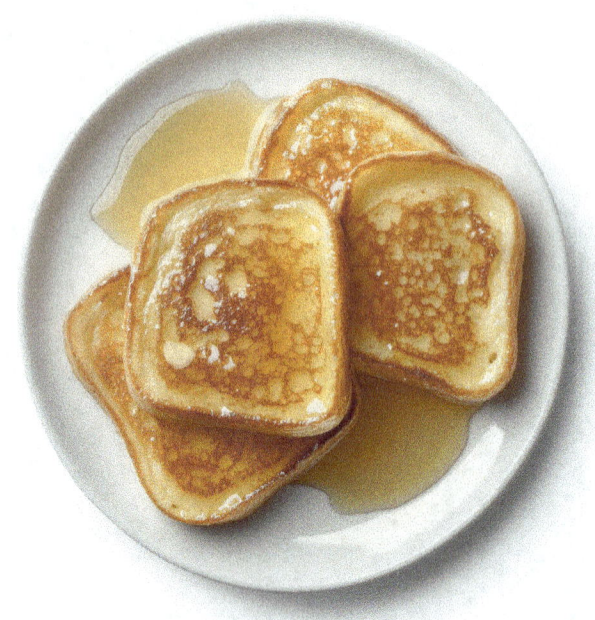

REISBREI

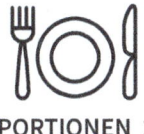 **PORTIONEN** 2

 **ZUBEREITUNGSZEIT** 10 Min

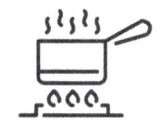 **GARZEIT** 15 Min

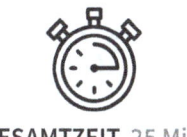 **GESAMTZEIT** 25 Min

ZUTATEN

½ Tasse roher weißer Reis

2 ¼ Tassen Mandelmilch

Eine Prise Salz

Optionale Toppings:
Bananenscheiben,
Kokosraspeln, gehackte
Nüsse, Ahornsirup

ZUBEREITUNG

1. Zermahle den weißen Reis grob mit einem Mixer oder einer Kaffeemühle.

2. Gieße die Mandelmilch in einen mittelgroßen Topf und bringe sie bei mittlerer Hitze zum Kochen. Rühre dabei ständig um, damit sie nicht anbrennt.

3. Füge den zermahlenen Reis und eine Prise Salz hinzu. Reduziere die Hitze auf niedrig.

4. Decke den Topf ab und lass die Mischung 5 bis 15 Minuten köcheln, oder bis sie die gewünschte Konsistenz erreicht hat. Rühre gelegentlich um. Behalte die Mischung gut im Auge und gib bei Bedarf mehr Mandelmilch hinzu, damit der Reis nicht am Boden des Topfes festklebt.

5. Serviere den Reisbrei heiß, garniert mit deinen bevorzugten Zutaten: Bananenscheiben, Kokosraspeln, gehackten Nüssen oder einem Schuss Ahornsirup.

PRO PORTION (ungefähr 1 Tasse) Kalorien: 234; Fett: 3g; Eiweiß: 4g; Kohlenhydrate: 44g; Ballaststoffe: 2g

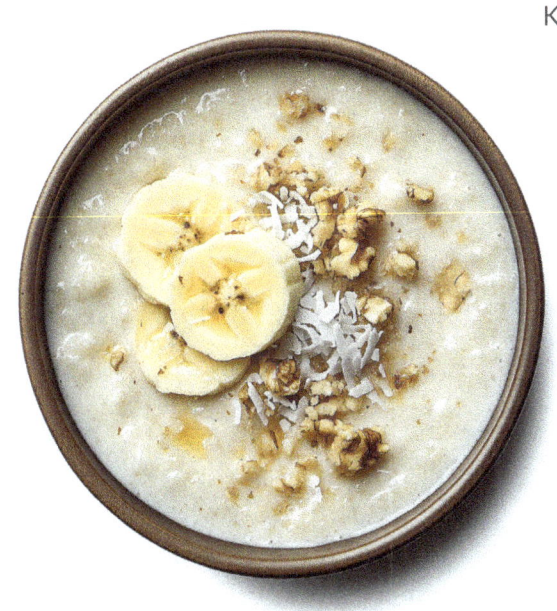

HAFERWAFFELN

 **PORTIONEN** 4 Waffeln

 **ZUBEREITUNGSZEIT** 10 Min

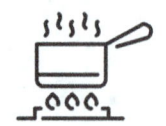 **GARZEIT** 20 Min

 **GESAMTZEIT** 30 Min

ZUTATEN

2 Tassen Hafermehl

1 Tasse ungesüßte Mandelmilch

1 großes Ei

2 große Eiweiß

1 Esslöffel Ahornsirup oder Honig

2 Teelöffel Backpulver

1 Teelöffel Vanilleextrakt

Kokosöl zum Einfetten

Optionale Toppings: Ahornsirup, Mandelmus und/ oder Früchte mit einem pH-Wert über 5

ZUBEREITUNG

1. Vermische in einem Mixer das Hafermehl, die Mandelmilch, das ganze Ei, das Eiweiß, das Backpulver, den Ahornsirup und die Vanille. Mixe alles, bis eine gleichmäßige Masse entsteht. Lasse den Teig etwa 10 Minuten ruhen, damit er eindickt.

2. Heize das Waffeleisen vor und fette jede Seite mit ½ Teelöffel Kokosöl oder antihaftspray ein.

3. Gieße etwa ¾ Tasse des Teigs auf das heiße Waffeleisen und schließe den Deckel. Backe die Waffel 6 bis 8 Minuten oder bis sie goldbraun ist.

4. Nimm die Waffel heraus und lege sie auf einen Teller oder halte sie bei 200°C im Ofen warm. Wiederhole den Vorgang mit dem restlichen Teig und fette das Waffeleisen jedes Mal neu ein.

5. Serviere die Waffeln sofort mit deinen Lieblingstoppings.

ANMERKUNG

- Bewahre übriggebliebene Waffeln zwischen Backpapier im Kühlschrank bis zu 4 Tage auf oder friere sie bis zu 2 Monate ein. Für beste Ergebnisse erwärme die Waffeln in einem Toasterofen.

PRO PORTION (1 Waffel) Kalorien: 277; Gesamtfett: 6g; Eiweiß: 11g; Kohlenhydrate: 38g; Ballaststoffe: 6g

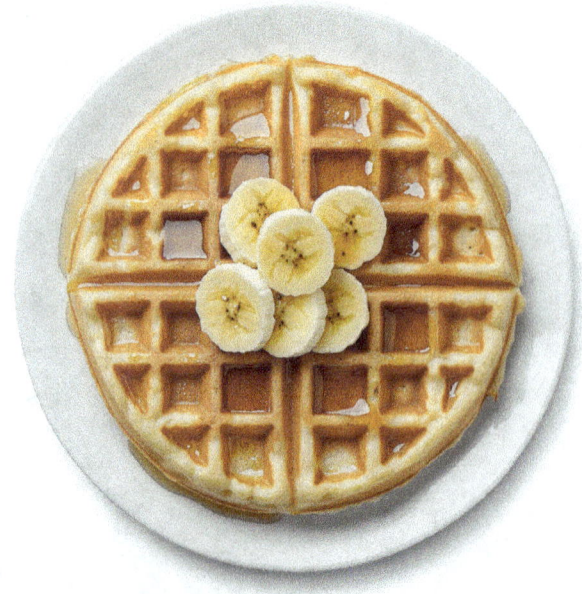

KOKOSMEHL-PFANNKUCHEN

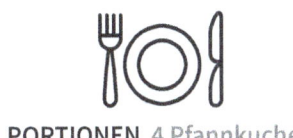
PORTIONEN 4 Pfannkuchen

ZUBEREITUNGSZEIT 5 Min

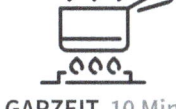
GARZEIT 10 Min

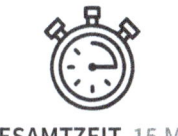
GESAMTZEIT 15 Min

ZUTATEN

⅓ Tasse Kokosmehl

2 Eiweiß

1 großes Ei

2 Esslöffel ungesüßte Mandelmilch

1 Esslöffel Kokosöl, geschmolzen

½ Teelöffel Backpulver

¼ Teelöffel Natron

1 Esslöffel Ahornsirup oder Honig

1 Teelöffel reiner Vanilleextrakt

Eine Prise Salz

ZUBEREITUNG

1. In einer großen Schüssel Kokosmehl, Backpulver, Natron und Salz mischen.
2. In einer anderen Schüssel Eier, Mandelmilch, geschmolzenes Kokosöl, Ahornsirup und Vanilleextrakt verquirlen, bis alles gut vermischt ist.
3. Die trockenen Zutaten nach und nach zu den feuchten Zutaten geben und nur so lange rühren, bis sie gerade verbunden sind, um zu vermeiden, dass die Pfannkuchen zäh werden.
4. Eine leicht gefettete Pfanne bei mittlerer Hitze erwärmen. Etwa ¼ Tasse Teig pro Pfannkuchen in die Pfanne gießen.
5. Jeden Pfannkuchen 2-3 Minuten pro Seite backen oder bis er goldbraun und durchgebacken ist. Prüfen Sie, ob er fertig ist, indem Sie vorsichtig einen Rand des Pfannkuchens anheben.
6. Den Vorgang mit dem restlichen Teig wiederholen und die Pfanne nach Bedarf zwischen den Durchgängen einfetten.
7. Heiß mit Ihren Lieblingstoppings servieren.

ANMERKUNGEN

- Lassen Sie den Teig etwa 5 Minuten ruhen, bevor Sie ihn kochen, um die Fluffigkeit zu verbessern.
- Wenn der Teig zu dick ist, fügen Sie etwas mehr Milch oder Wasser hinzu, um eine gießbare Konsistenz zu erreichen.
- Bewahren Sie die Pfannkuchen in einem luftdichten Behälter im Kühlschrank bis zu drei Tage auf oder frieren Sie sie bis zu drei Monate lang ein, mit Backpapier zwischen jedem Pfannkuchen.

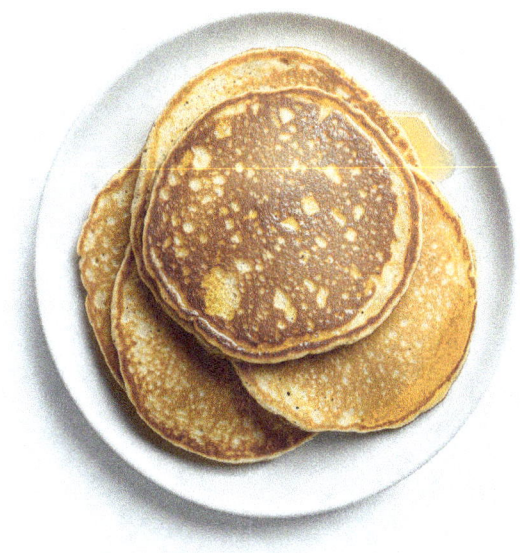

PRO PORTION (1 pancake) Calories: 112; Total fat: 5g; Eiweiß: 5g; Carbohydrates: 6g; Fiber: 3g

BUCHWEIZENBREI

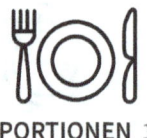 **PORTIONEN** 1    **ZUBEREITUNGSZEIT** 15 Min   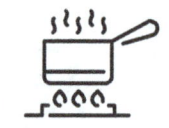 **GARZEIT** 15 Min    **GESAMTZEIT** 30 Min

ZUTATEN

½ Tasse Buchweizenkörner, eingeweicht und abgetropft (siehe Anmerkung)

½ Tasse ungesüßte Mandelmilch

¼ Tasse Wasser

1 Teelöffel Vanilleextrakt

1-2 Esslöffel Ahornsirup

Eine Prise Zimtpulver (optional)

PRO PORTION (etwa 1 Tasse) Kalorien: 264; Fett: 10g; Eiweiß: 6g; Kohlenhydrate: 32g; Ballaststoffe: 5g

ZUBEREITUNG

1. In einem beschichteten Topf Wasser, Mandelmilch und Ahornsirup vermischen. Wenn du Proteinpulver verwenden möchtest, schlage es ein, bis es vollständig eingearbeitet ist. Die Mischung bei mittlerer Hitze zum Kochen bringen.

2. Die Buchweizenkörner hinzufügen, umrühren und mit einem Deckel abdecken. Die Hitze reduzieren und 8-10 Minuten köcheln lassen, dabei gelegentlich umrühren, bis die gesamte Flüssigkeit aufgesogen ist. Es ist normal, dass sich oben eine braune Schicht bildet; dies beeinträchtigt den Geschmack nicht.

3. Den Topf vom Herd nehmen. Vanille und, wenn gewünscht, Zimt einrühren. Abdecken und 5 Minuten ruhen lassen, damit sich die Aromen verbinden.

4. Abdecken und den Brei mit einer Gabel auflockern, bevor du ihn servierst. Heiß genießen.

ANMERKUNG

- Um die Buchweizenkörner einzuweichen, gib sie für einige Stunden oder über Nacht in eine Schüssel mit Wasser; dies hilft, sie weicher zu machen und verkürzt die Garzeit. Vor der Verwendung gut abtropfen lassen und abspülen.

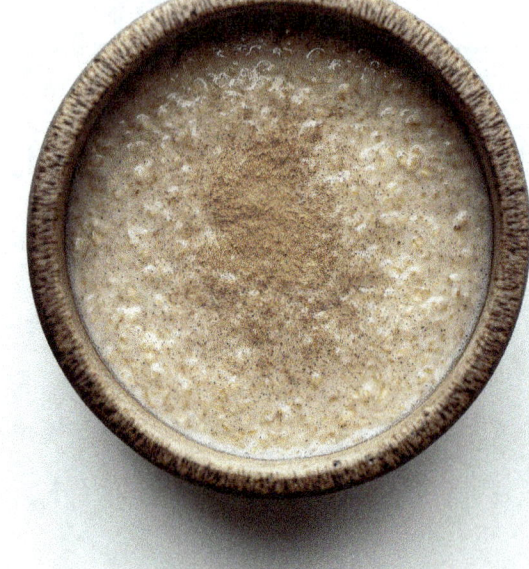

GEMISCHTES OBSTKOMPOTT

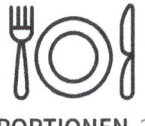
PORTIONEN 2

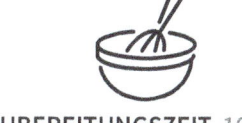
ZUBEREITUNGSZEIT 10 Min

GARZEIT 15 Min

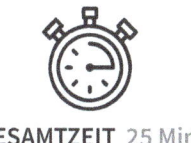
GESAMTZEIT 25 Min

ZUTATEN

1 Banane, in Scheiben geschnitten

1 Tasse Melone, gewürfelt

1 asiatische Birne, entkernt und in Scheiben geschnitten

1 Tasse Wassermelone, gewürfelt

1 Drachenfrucht, geschält und gewürfelt

¼ Tasse Wasser

2 Esslöffel Ahornsirup (optional, für zusätzliche Süße)

½ Teelöffel Zimtpulver (optional, für die Erhaltungsphase)

ZUBEREITUNG

1. In einem mittelgroßen Topf Obst mit Wasser, Ahornsirup und Zimt, falls verwendet, vermischen.

2. Den Topf bei mittlerer Hitze erhitzen und die Mischung unter gelegentlichem Umrühren zum leichten Köcheln bringen.

3. Das Obst 10-15 Minuten lang bei schwacher Hitze köcheln lassen, bis es weich ist, aber noch etwas Textur behält.

4. Vom Herd nehmen und das gekochte Obst vor dem Servieren etwas abkühlen lassen.

5. Warm servieren oder kühlen und als frischen Nachtisch genießen. Dieses Gericht eignet sich hervorragend als Topping für Haferflocken oder allein als leichtes Frühstück.

ANMERKUNG

- Reste können in einem luftdichten Behälter bis zu 3 Tage im Kühlschrank aufbewahrt werden. Genießen Sie sie kalt oder leicht erwärmt.

PRO PORTION (etwa 1½ Tassen) Kalorien: 136; Fett: 0g; Eiweiß: 2g; Kohlenhydrate: 27g; Ballaststoffe: 5g

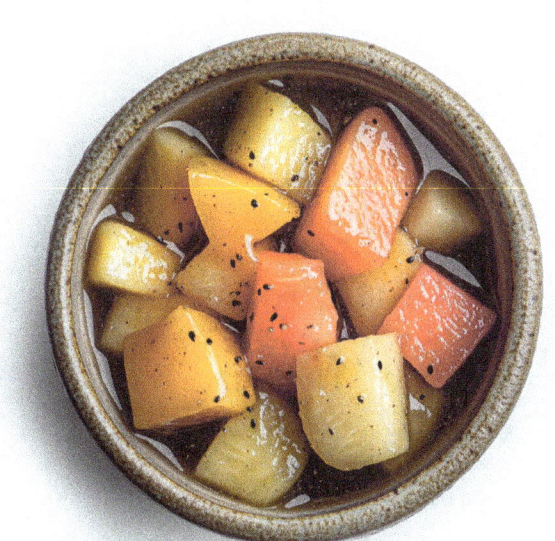

SPINATQUICHE OHNE TEIGBODEN

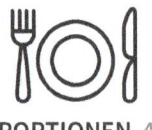

PORTIONEN 4

ZUBEREITUNGSZEIT 15 Min

GARZEIT 35 Min

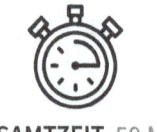

GESAMTZEIT 50 Min

ZUTATEN

- 1 Lauchstange (nur der weiße Teil), gewürfelt
- 6 Tassen frischer Spinat, grob gehackt
- 2 Esslöffel Olivenöl
- 2 ganze Eier, verquirlt
- 2 Eiweiß
- 1 ½ Tassen ungesüßte Mandelmilch
- 1 Teelöffel getrocknete Petersilie
- 1 Teelöffel Salz
- ¼ Teelöffel Asafoetida (optional)

PRO PORTION (¼ der Quiche)
Kalorien: 135; Fett: 10g; Eiweiß: 6g;
Kohlenhydrate: 4g; Ballaststoffe: 1g

ZUBEREITUNG

1. Den Backofen auf 200°C vorheizen. Das Olivenöl in einer 30 cm Gusseisenpfanne bei mittlerer bis hoher Hitze erwärmen, dann den gehackten Lauch hinzufügen und etwa 5 Minuten anbraten, bis er durchsichtig ist.

2. Den frischen Spinat in die Pfanne geben und weitere 2 Minuten kochen, bis er zusammenfällt, dann mit Salz und Asafoetida bestreuen und gut vermischen.

3. In einer mittelgroßen Schüssel die Eier und die Mandelmilch verquirlen. Diese Mischung über den angebratenen Spinat und Lauch in der Pfanne gießen und umrühren, bis alle Zutaten gleichmäßig verteilt sind.

4. Die Pfanne auf die mittlere Schiene des Ofens stellen und 25 bis 30 Minuten backen oder bis die Quiche sich fest anfühlt.

5. Die Quiche abkühlen lassen und dann in einem luftdichten Behälter im Kühlschrank bis zu 5 Tage aufbewahren.

ANMERKUNG

- Wenn Sie keine Gusseisenpfanne haben, können Sie die Zutaten in einer normalen Pfanne anbraten und dann in eine ofenfeste Form oder Tarteform zum Backen umfüllen.

ZUCCHINIBROT

PORTIONEN 10 Scheiben

ZUBEREITUNGSZEIT 15 Min

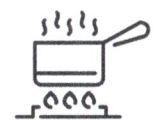

GARZEIT 45 Min

GESAMTZEIT 1 Stunde

ZUTATEN

1 mittelgroße Zucchini

2 große Eier

1 ½ Tassen glutenfreies Mehl (achte darauf, dass es Xanthan-Gummi enthält)

¼ Tasse Olivenöl

½ Tasse Ahornsirup oder Honig

½ Teelöffel Natron

½ Teelöffel Backpulver

½ Teelöffel getrocknete oder frische Zitronenschale

1 Teelöffel Vanilleextrakt

½ Teelöffel Salz

1 Esslöffel gemahlener Zimt (optional, für die Erhaltungsphase)

ZUBEREITUNG

1. Heize den Ofen auf 177°C vor.
2. Fette eine 10x20 cm Brotbackform mit glutenfreiem Antihaft-Spray ein; eine Glasform wird für gleichmäßiges Backen empfohlen.
3. Reibe die Zucchini mit einer Reibe, um 1 Tasse geriebene Zucchini zu erhalten; behalte die Schale und die Feuchtigkeit bei.
4. Schlage in einer großen Schüssel die Eier, das Olivenöl, den Ahornsirup (oder Honig) und den Vanilleextrakt, bis alles gut vermischt ist.
5. Gib das Salz, das Natron, das Backpulver, die Zitronenschale und den Zimt (falls verwendet) in die Schüssel. Vermische sie mit den feuchten Zutaten, bevor du das glutenfreie Mehl untermischst, um eine gleichmäßige Verteilung zu gewährleisten.
6. Arbeite die geriebene Zucchini in den Teig ein, bis alles gut vermischt ist.
7. Gieße den Teig in die vorbereitete Form und verteile ihn gleichmäßig.
8. Backe in der Mitte des Ofens für 45-55 Minuten oder bis ein in die Mitte des Brotes gesteckter Zahnstocher sauber herauskommt. Behalte das Brot während des Backens im Auge, da Ofentemperaturen variieren können.
9. Lass das Brot in der Form abkühlen, bevor du es auf ein Kuchengitter überträgst, damit es vollständig auskühlen kann.
10. Schneide und serviere. Bewahre Reste in einem luftdichten Behälter bei Zimmertemperatur für 1-2 Tage auf oder kühle sie bis zu einer Woche.

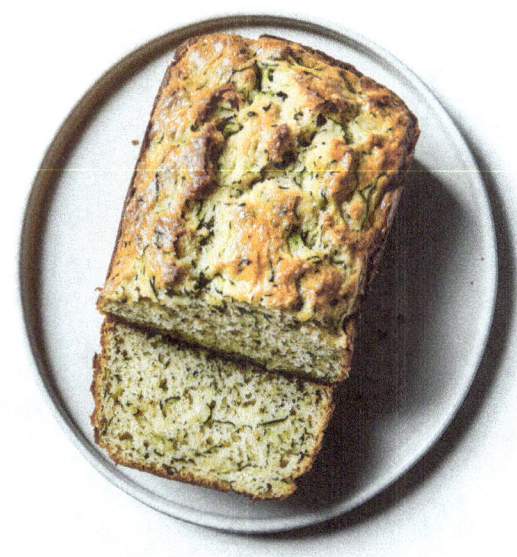

PRO PORTION (1 Scheibe) Kalorien: 172; Fett: 6g; Eiweiß: 2g; Kohlenhydrate: 25g; Ballaststoffe: 1g

BANANEN-AVOCADO-SMOOTHIE

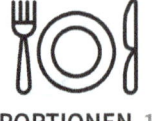
PORTIONEN 1

ZUBEREITUNGSZEIT 5 Min

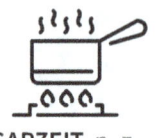
GARZEIT n. z.

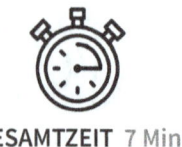
GESAMTZEIT 7 Min

ZUTATEN

1 reife Banane

¼ Tasse zerdrückte Avocado

1 ½ Tassen Mandelmilch

1 Esslöffel Ahornsirup

½ Teelöffel frisch geriebener Ingwer (optional)

ZUBEREITUNG

1. Alle Zutaten in einen Mixer geben und mixen, bis eine homogene Mischung entsteht.

2. Sofort servieren und genießen!

PRO PORTION (etwa 2 Tassen)
Kalorien: 280; Fett: 9g; Eiweiß: 4g;
Kohlenhydrate: 42g; Ballaststoffe: 7g

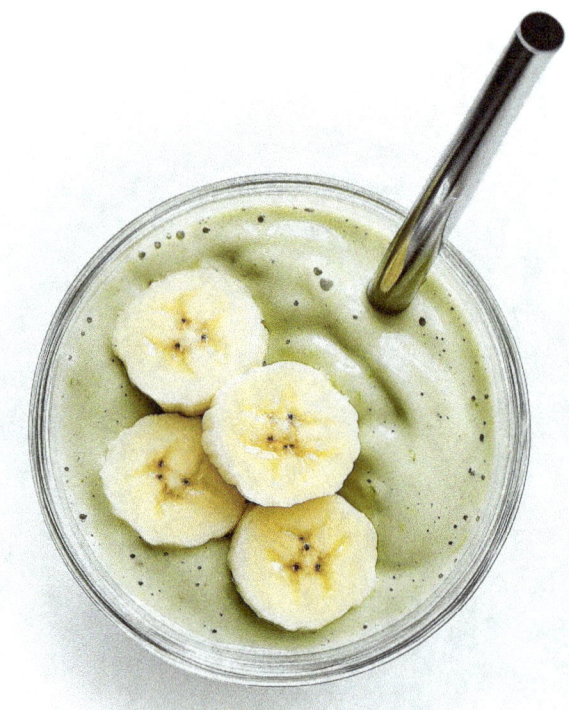

HEIDELBEER-CHIA-PUDDING

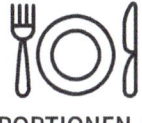
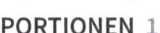

PORTIONEN 1

ZUBEREITUNGSZEIT 10 Min

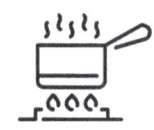

GARZEIT n. z.

GESAMTZEIT 2 Std

ZUTATEN

125 ml Mandelmilch

60 g frische Heidelbeeren

2 Esslöffel Chiasamen

1 Esslöffel Ahornsirup oder Honig

½ Teelöffel Vanilleextrakt (optional)

ZUBEREITUNG

1. Gib die Mandelmilch und die Heidelbeeren in einen Mixer. Püriere alles zu einer homogenen Mischung.

2. Gieße die Mandelmilch-Heidelbeermischung in ein verschließbares Glas oder eine Schüssel. Füge die Chiasamen, den Ahornsirup und den Vanilleextrakt hinzu, falls du ihn verwendest. Rühre alles gut um, damit sich alle Zutaten verbinden.

3. Lasse die Mischung etwa 10 Minuten ruhen, dann rühre nochmal um, um sicherzustellen, dass keine Klümpchen vorhanden sind.

4. Stelle den Pudding für mindestens 2 Stunden in den Kühlschrank. Für bessere Ergebnisse kannst du ihn auch über Nacht stehen lassen.

5. Vor dem Servieren den Pudding noch einmal umrühren. Serviere ihn kalt mit einem Schuss Ahornsirup darüber und weiteren Zutaten deiner Wahl.

PRO PORTION (ca. 1 Tasse) Kalorien: 198; Fett: 7 g; Eiweiß: 4 g; Kohlenhydrate: 23 g; Ballaststoffe: 8 g

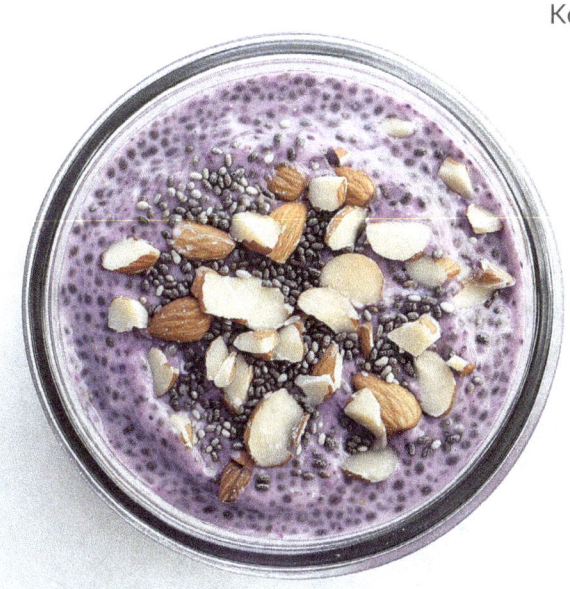

KÜRBIS-PUTEN-PFANNE

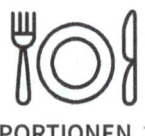 **PORTIONEN** 2

 **ZUBEREITUNGSZEIT** 25 Min

 **GARZEIT** 25 Min

 **GESAMTZEIT** 50 Min

ZUTATEN

½ Kilo mageres Putenhackfleisch (etwa 1 Tasse)

½ Tasse gewürfelter Kürbis

1 Tasse gehackter Grünkohl

1 Tasse gewürfelte Champignons

2 Esslöffel Hühner- oder Gemüsebrühe (optional)

½ Teelöffel getrockneter Oregano

½ Teelöffel Asafoetida (optional)

1 Esslöffel Olivenöl

½ Teelöffel Salz

1 Zweig frischer Thymian

2 Teelöffel frischer gehackter Salbei

PRO PORTION (etwa 1 Tasse)
Kalorien: 162; Fett: 9g; Eiweiß: 17g;
Kohlenhydrate: 3g; Ballaststoffe: 2g

ZUBEREITUNG

1. In einer kleinen Schüssel Salz, Oregano und Asafoetida (falls verwendet) mischen, um die Gewürzmischung vorzubereiten.

2. Eine mittelgroße Pfanne bei mittlerer Hitze erwärmen. Das Putenhackfleisch und die vorbereitete Gewürzmischung hinzufügen. Braten, bis das Fleisch gebräunt ist, dabei gelegentlich umrühren, um es zu zerkrümeln. Das Fleisch aus der Pfanne nehmen und beiseite stellen.

3. In dieselbe Pfanne das Olivenöl geben, dann die gewürfelten Champignons und die Blätter vom frischen Thymianzweig hinzufügen. Etwa 2 Minuten unter gelegentlichem Rühren braten.

4. Die Kürbiswürfel in die Pfanne geben, mit etwas mehr Salz würzen und unter gelegentlichem Rühren garen, bis der Kürbis weich ist.

5. Das gebratene Putenfleisch zurück in die Pfanne geben. Die Brühe (falls verwendet) und den frischen Salbei hinzufügen. Die Hitze reduzieren und weitere 2 bis 3 Minuten köcheln lassen.

6. Den gehackten Grünkohl hinzufügen und nur so lange garen, bis er zusammenfällt.

7. Heiß servieren und die schmackhaften Aromen der Herbsternte genießen.

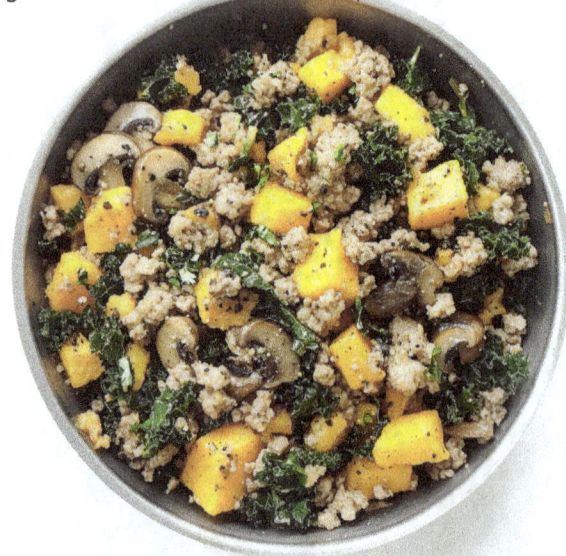

GLUTENFREIE CRÊPES

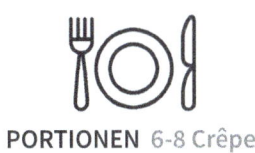   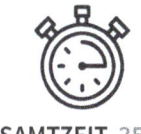

PORTIONEN 6-8 Crêpes   **ZUBEREITUNGSZEIT** 10 Min   **GARZEIT** 25 Min   **GESAMTZEIT** 35 Min

ZUTATEN

1 ¼ Tassen ungesüßte Mandelmilch

1 Tasse glutenfreies Allzweckmehl

3 Esslöffel geschmolzenes Kokosöl

2 Esslöffel Ahornsirup oder Honig

2 Eiweiß

1 ½ Teelöffel Vanilleextrakt

¼ Teelöffel Xanthan-Gummi (optional, weglassen, wenn deine Mehlmischung bereits Xanthan enthält)

½ Teelöffel Salz

ZUBEREITUNG

1. In einer großen Schüssel das Eiweiß mit einem Handmixer oder einer Küchenmaschine schaumig schlagen.

2. Dann Mandelmilch, geschmolzenes Kokosöl, Ahornsirup oder Honig, Vanilleextrakt, glutenfreies Mehl, Xanthan (falls verwendet) und Salz hinzufügen. Bei mittlerer Geschwindigkeit etwa 1 Minute mixen, bis ein glatter Teig entsteht.

3. Eine große Antihaft-Pfanne (25–30 cm) auf mittlerer Hitze leicht einfetten und erwärmen.

4. ¼ Tasse Teig in die Mitte gießen, die Pfanne kippen, um den Teig kreisförmig zu verteilen.

5. 30–45 Sekunden backen, bis die Unterseite goldbraun ist, dann wenden und weitere 30 Sekunden backen.

6. Crêpe auf einen Teller legen und mit dem restlichen Teig wiederholen.

7. Warm servieren – gerollt oder gefaltet – mit süßer oder herzhafter Füllung.

ANMERKUNGEN

- Für dünnere Crêpes kannst du die Konsistenz des Teigs anpassen, indem du bei Bedarf etwas mehr Mandelmilch hinzufügst. Der Teig sollte sehr dünn und gießfähig sein.

- Die fertigen Crêpes können bis zu 5 Tage im Kühlschrank aufbewahrt oder zwischen Lagen von Wachspapier in einem gefriergeeigneten Beutel bis zu 2 Monate eingefroren werden. Vor dem Servieren in einer heißen Pfanne oder in der Mikrowelle aufwärmen.

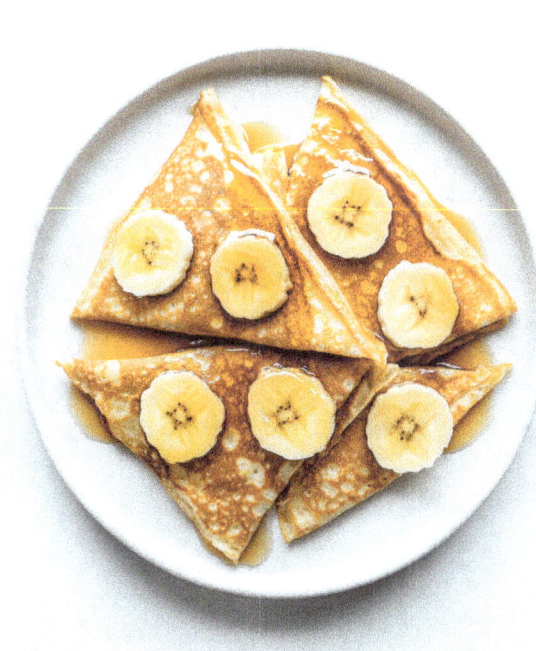

PRO PORTION (1 crepe) Calories: 122; Total fat: 5g; Eiweiß: 2g; Carbohydrates: 15g; Fiber: 1g

SÜSSKARTOFFEL-TOAST

 **PORTIONEN** 4 Scheiben

 **ZUBEREITUNGSZEIT** 5 Min

 **GARZEIT** 20 Min

 **GESAMTZEIT** 25 Min

ZUTATEN

1 große Süßkartoffel

1 Esslöffel Olivenöl oder Kokosöl (optional)

Optionale Beläge:

Süß: Bananenscheiben, Mandelcreme und Ahornsirup

Herzhaft: zerdrückte Avocado, Rührei und Salz

ZUBEREITUNG

1. Heize den Ofen auf 200 Grad Celsius vor und lege ein großes Backblech mit Backpapier aus.

2. Schneide die Enden der Süßkartoffel ab und schneide sie der Länge nach in 1,25 cm dicke Scheiben. Lege die Scheiben in einer einzigen Schicht auf das Backblech. Falls du Öl verwendest, bestreiche die Oberseite der Süßkartoffelscheiben leicht damit.

3. Backe die Süßkartoffelscheiben 20 Minuten lang oder bis sie mit einer Gabel leicht einzustechen sind.

4. Serviere die Süßkartoffel-Toasts heiß mit deinen bevorzugten Belägen oder lasse sie vollständig abkühlen und bewahre sie in einem luftdichten Behälter im Kühlschrank für maximal 4-5 Tage auf.

5. Zum Aufwärmen verwende einen Toaster oder einen Minibackofen bei mittlerer Temperatur. Alternativ kannst du den Ofen auf 150 Grad Celsius vorheizen und die Scheiben 10 Minuten lang aufwärmen.

PRO PORTION (1 Scheibe ohne Beläge)
Kalorien: 55; Fett: 3g; Eiweiß: 1g;
Kohlenhydrate: 6g; Ballaststoffe: 1g

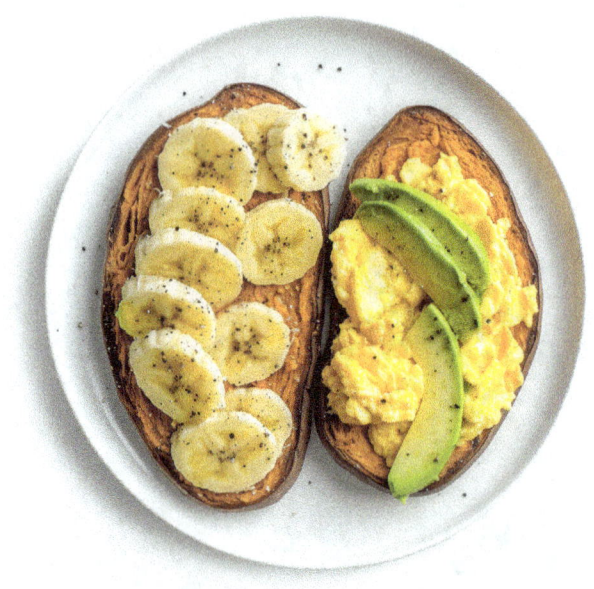

GLUTENFREIE BAGELS

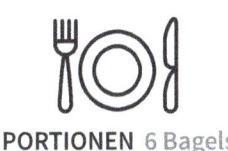 **PORTIONEN** 6 Bagels

 **ZUBEREITUNGSZEIT** 20 Min

 **GARZEIT** 30 Min

 **GESAMTZEIT** 1 Std 50 Min

ZUTATEN

1 Tasse Kartoffelpüree

2 Eiweiß

1 Tasse lauwarmes Wasser (40 bis 46 °C)

3 Esslöffel Olivenöl

2 ¼ Tassen glutenfreies Allzweckmehl

1 Teelöffel Xanthan-Gummi (weglassen, wenn im Mehl bereits enthalten)

2 Esslöffel Flohsamenschalenpulver

1 Teelöffel Backpulver

2 ¼ Teelöffel Instant-Hefe

1 Esslöffel Ahornsirup

¼ Teelöffel Salz

1 Esslöffel Sesamsamen (optional, für die Erhaltungsphase)

ZUBEREITUNG

1. Ein Backblech mit Backpapier auslegen. Mehl, Xanthan-Gummi, Flohsamenschalenpulver, Backpulver, Instant-Hefe und Salz in einer großen Schüssel sieben.

2. Kartoffelpüree und Eiweiß verrühren, bis sie gut vermischt sind. In eine Rührschüssel geben; lauwarmes Wasser, Ahornsirup und Öl hinzufügen. Gut vermischen.

3. Die trockenen Zutaten nach und nach zu den feuchten Zutaten geben, bis ein klebriger Teig entsteht.

4. Die Hände einfetten, sechs Kugeln aus dem Teig formen und auf das Backblech legen. Jede Kugel flachdrücken und in der Mitte ein Loch machen.

5. Abdecken und an einem warmen Ort 1 Stunde ruhen lassen.

6. Den Backofen auf 180 °C vorheizen. Den Teig mit Öl bestreichen und mit Sesamsamen bestreuen (falls verwendet).

7. 25-30 Minuten backen, bis die Bagels goldbraun sind. Auf einem Kuchengitter abkühlen lassen.

ANMERKUNGEN

- Für ein besseres Aufgehen den Teig an einen warmen, zugfreien Ort stellen. Wenn Ihre Küche kalt ist, kann ein ausgeschalteter Backofen mit eingeschaltetem Licht eine ideale Umgebung zum Aufgehen schaffen.

- Nach dem Backen die Bagels vollständig abkühlen lassen, bevor Sie sie aufbewahren, um ihre Textur zu erhalten. Sie können bis zu 5 Tage in einem luftdichten Behälter im Kühlschrank aufbewahrt oder bis zu 2 Monate eingefroren werden.

PRO PORTION (1 Bagel) Kalorien: 269; Fett: 7 g; Eiweiß: 4 g; Kohlenhydrate: 43 g; Ballaststoffe: 3 g

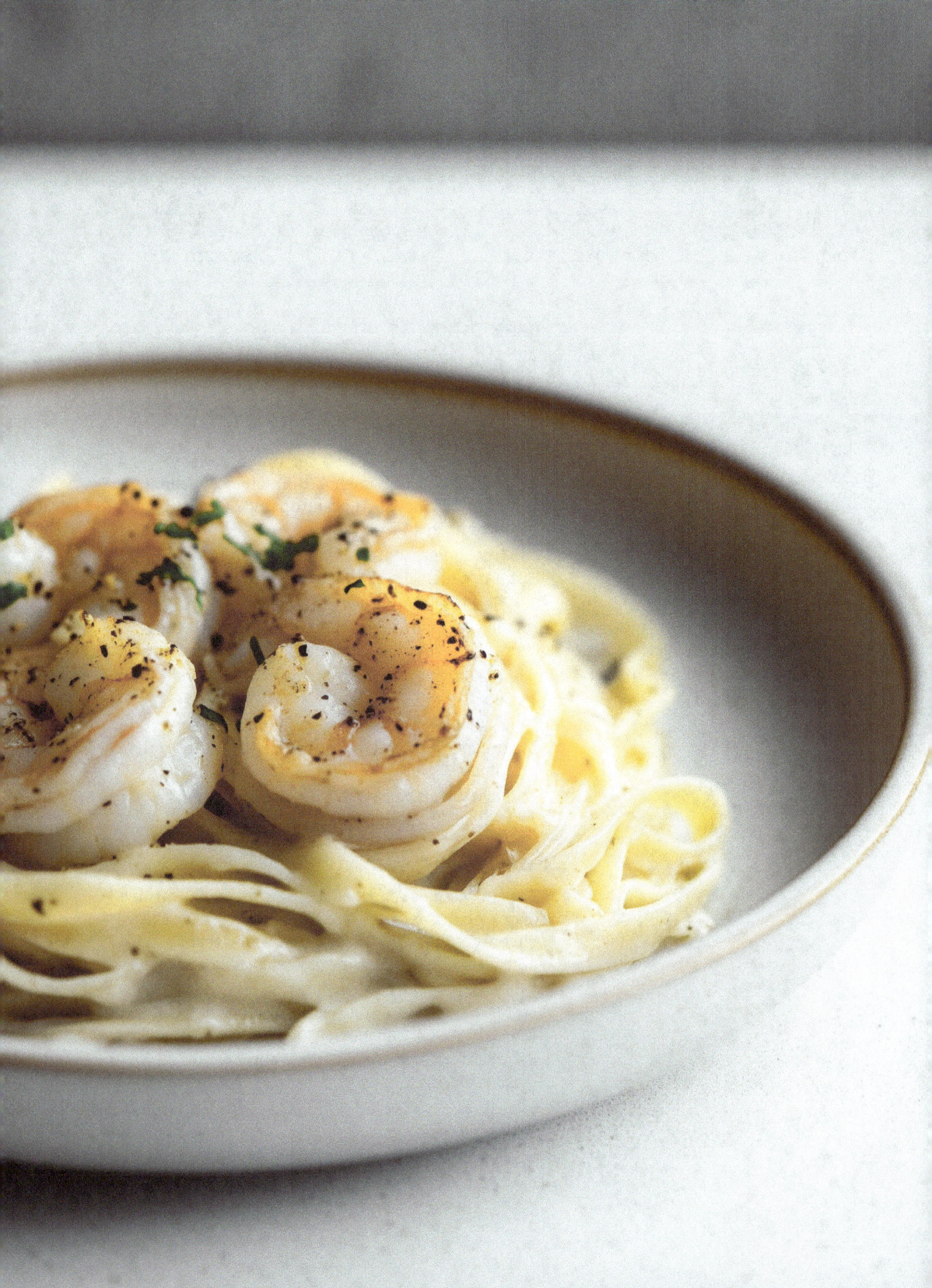

HAUPTGERICHTE

SÜSSKARTOFFEL-HÄHNCHEN-NUGGETS

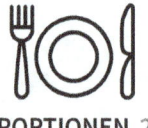 **PORTIONEN** 2

 **ZUBEREITUNGSZEIT** 15 Min

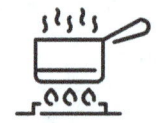 **GARZEIT** 10 Min

 **GESAMTZEIT** 25 Min

ZUTATEN

- ½ Pfund gehacktes Hähnchenfleisch (ca. 1 Tasse)
- 1 Tasse geriebene Süßkartoffel (siehe Anmerkung)
- 1 Esslöffel Kokosmehl
- 2 Teelöffel Kokosöl
- ½ Teelöffel Salz

ZUBEREITUNG

1. Heize den Ofen auf 200 Grad C vor. Fette ein Backblech mit Kokosöl oder Antihaftspray ein.

2. Vermische in einer großen Schüssel das gehackte Hähnchenfleisch, die geriebene Süßkartoffel, das Kokosöl, das Kokosmehl und das Salz. Rühre gut um, bis alle Zutaten perfekt miteinander verbunden sind.

3. Forme kleine, leicht abgeflachte Nuggets mit einem Durchmesser von etwa 2,5 cm. Lege sie auf das vorbereitete Backblech.

4. Backe sie im vorgeheizten Ofen für 8-10 Minuten, wende sie nach der Hälfte der Garzeit, bis das Hähnchenfleisch vollständig gegart ist und die Nuggets eine goldene Farbe haben.

5. Serviere die Nuggets heiß und genieße sie!

ANMERKUNG

- Verwende eine Küchenmaschine, um die Süßkartoffel schnell und effizient zu reiben.

PRO PORTION (ca. 6 Nuggets)
Kalorien: 283; Fett: 8g; Eiweiß: 28g;
Kohlenhydrate: 23g; Ballaststoffe: 4g

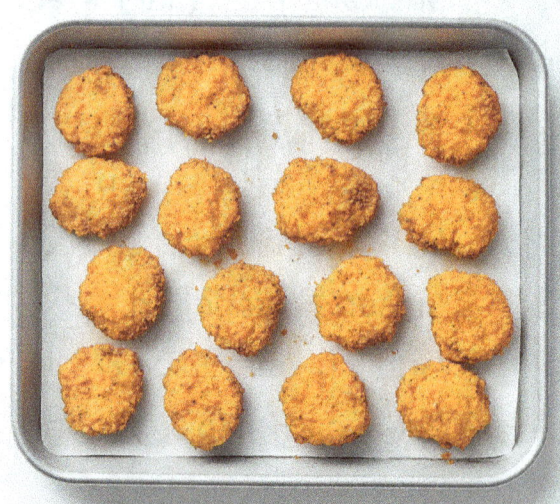

GARNELEN-PASTA MIT KRÄUTERN

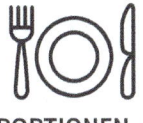
PORTIONEN 4

ZUBEREITUNGSZEIT 10 Min

GARZEIT 15 Min

GESAMTZEIT 25 Min

ZUTATEN

450 Gramm Garnelen, geschält und entdarmt (ungefähr 1 ¾ Tassen)

225 Gramm glutenfreie Pasta (vorzugsweise Engelshaar)

2 Teelöffel getrocknetes Basilikum

1 Teelöffel getrockneter Oregano

1 Esslöffel Olivenöl

½ Teelöffel Salz

¼ Tasse geriebener veganer Parmesan (optional, für die Erhaltungsphase; siehe S. 181)

ZUBEREITUNG

1. In einem mittelgroßen Topf Wasser zum Kochen bringen und die Pasta nach Packungsanweisung kochen.

2. Eine große Pfanne mit etwas Olivenöl oder Antihaftspray einfetten. Bei mittlerer bis hoher Hitze erwärmen und den Esslöffel Olivenöl hinzufügen. Oregano, Basilikum, Salz und Garnelen in die Pfanne geben. Umrühren, bis die Garnelen mit den Kräutern bedeckt sind, und etwa 6 bis 8 Minuten kochen, oder bis die Garnelen rosa und durchgegart sind, dabei einmal wenden.

3. Die Pasta abgießen und in der Pfanne mit den Garnelen vermischen.

4. Mit veganem Parmesan bestreuen, falls verwendet, und sofort servieren.

PRO PORTION (ungefähr 1 Tasse) Kalorien: 214; Fett: 4g; Eiweiß: 31g; Kohlenhydrate: 10g; Ballaststoffe: 2g

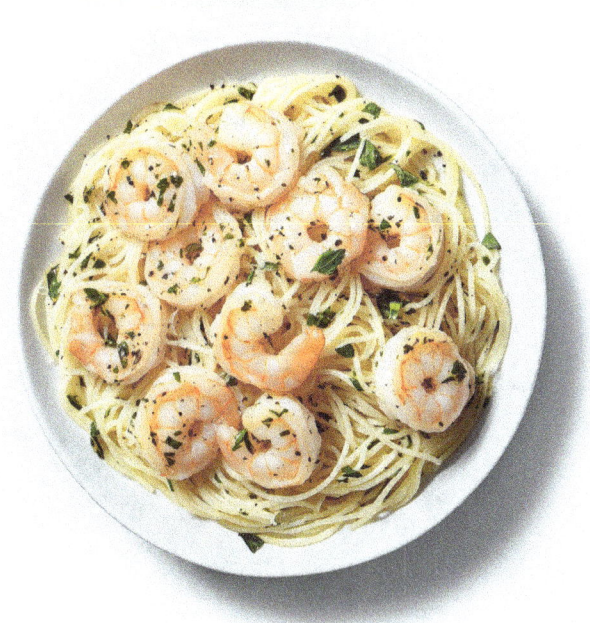

HÄHNCHEN-BOHNEN-PFANNE

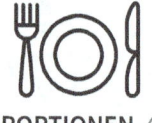

PORTIONEN 4

ZUBEREITUNGSZEIT 10 Min

GARZEIT 30 Min

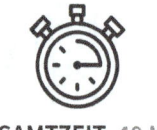

GESAMTZEIT 40 Min

ZUTATEN

450 Gramm mageres Hackfleisch vom Huhn (etwa 2 Tassen)

3 Tassen grüne Bohnen, ohne Enden

⅓ Tasse Hühnerbrühe (optional, siehe S. 172)

¼ Tasse Kokosnussaminosäuren

1 Esslöffel Ahornsirup (optional)

2 Teelöffel Sesamöl

2 Teelöffel Pfeilwurzelmehl (oder Kartoffelstärke)

¼ Teelöffel gehackter Ingwer

PRO PORTION (etwa 1 Tasse) Kalorien: 207; Fett: 8g; Eiweiß: 7g; Kohlenhydrate: 10g; Ballaststoffe: 2g

ZUBEREITUNG

1. In einer kleinen Schüssel die Kokosnussaminosäuren, die Hühnerbrühe und den Ahornsirup (falls verwendet) vermischen. Beiseite stellen.

2. Eine Pfanne bei mittlerer Hitze erwärmen, Sesamöl und gehackten Ingwer hinzufügen und 1-2 Minuten unter häufigem Rühren anbraten.

3. Das Hähnchenhackfleisch hinzufügen und etwa 5 Minuten braten, oder bis es nicht mehr rosa ist.

4. Die Kokosnussaminosäuren-Mischung in die Pfanne gießen, die grünen Bohnen hinzufügen, abdecken und unter gelegentlichem Rühren weiterkochen, bis die Bohnen zart sind, etwa 15-20 Minuten.

5. Pfeilwurzelmehl mit 2 EL Brühe oder Wasser glatt rühren, in die Pfanne geben, umrühren und 1 Minute köcheln lassen, bis die Sauce eindickt.

6. Vom Herd nehmen und sofort servieren.

ANMERKUNG

- Wenn du gekaufte Hühnerbrühe verwendest, stelle sicher, dass sie keine potenziell reizenden Zutaten wie Zwiebeln, Knoblauch oder Zitronensäure enthält. Alternativ kannst du deine eigene Brühe nach dem Rezept zubereiten.

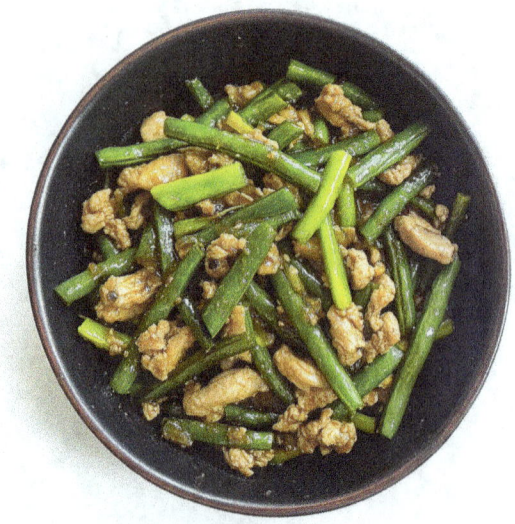

HÄHNCHEN MIT MANDELKRUSTE

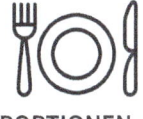 **PORTIONEN** 2    **ZUBEREITUNGSZEIT** 15 Min   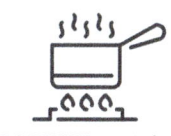 **GARZEIT** 20 Min   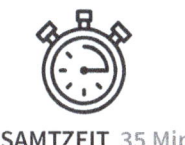 **GESAMTZEIT** 35 Min

ZUTATEN

1 Hähnchenbrustfilet ohne Knochen und Haut, in Streifen geschnitten

½ Tasse blanchiertes Mandelmehl

1 Ei, verquirlt

½ Teelöffel getrockneter Oregano

¼ Teelöffel getrocknetes Basilikum

½ Teelöffel Salz

Olivenöl zum Beträufeln

ZUBEREITUNG

1. Heize den Ofen auf 190°C vor und lege ein Backblech mit Backpapier aus.

2. Mische Oregano, Basilikum, Salz und Mandelmehl in einer kleinen Schüssel und verteile die Mischung auf einem Teller oder in einer flachen Schüssel.

3. Gib das verquirlte Ei in eine andere flache Schüssel.

4. Wende das Hähnchen erst im Ei und dann in der Mandelmischung, achte dabei darauf, dass beide Seiten gut bedeckt sind.

5. Lege das Hähnchen auf das vorbereitete Blech und beträufle es mit Olivenöl.

6. Backe es 10-15 Minuten auf einer Seite, drehe es um und backe es weitere 10 Minuten oder bis es goldbraun ist.

7. Serviere das Hähnchen heiß und genieße es!

ANMERKUNG

- Optional kann die Hähnchenbrust vor dem Panieren der Länge nach in 1,25 cm dicke Streifen geschnitten werden, um mundgerechte Stücke zu erhalten.

PRO PORTION (½ Hähnchenbrust) Kalorien: 198; Fett: 9g; Eiweiß: 24g; Kohlenhydrate: 1g; Ballaststoffe: 1g

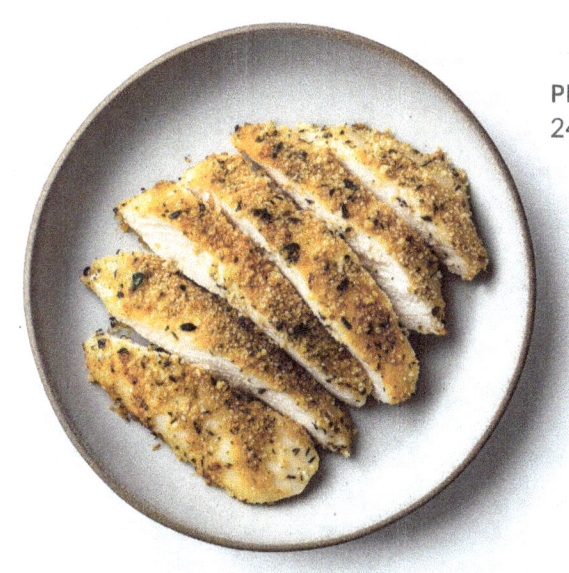

LACHSFRIKADELLEN

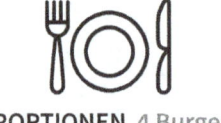
PORTIONEN 4 Burger

ZUBEREITUNGSZEIT 15 Min

GARZEIT 10 Min

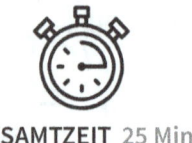
GESAMTZEIT 25 Min

ZUTATEN

1 Dose (418 g) Lachs, abgetropft

⅔ Tasse glutenfreie Semmelbrösel

1 Ei, verquirlt

1 Teelöffel getrockneten Dill

½ Teelöffel Zitronenschale (optional)

½ Teelöffel Asafötida (optional, aber empfohlen)

½ Teelöffel Salz

2 Teelöffel Olivenöl

ZUBEREITUNG

1. In einer mittelgroßen Schüssel Lachs, Semmelbrösel, Ei, Dill, Zitronenschale, Asafötida und Salz vermischen.

2. Mit den Händen 4 gleich große Burger formen.

3. Olivenöl in einer großen Antihaftpfanne bei mittlerer Hitze erwärmen.

4. Die Burger in die Pfanne geben und von beiden Seiten goldbraun braten, etwa 3-5 Minuten pro Seite.

5. Die Lachsburger mit deiner bevorzugten Beilage servieren.

PRO PORTION (1 Burger) Kalorien: 230; Fett: 4g; Eiweiß: 26g; Kohlenhydrate: 14g; Ballaststoffe: 0g

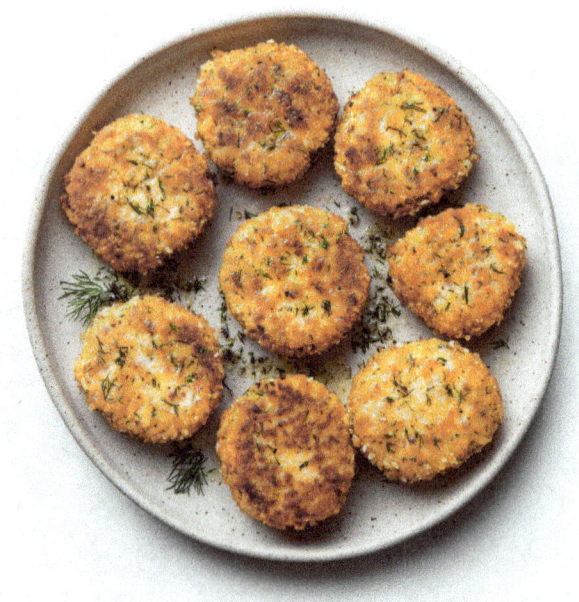

HÄHNCHEN MIT MISO UND INGWER

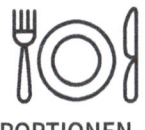

PORTIONEN 4

ZUBEREITUNGSZEIT 10 Min

GARZEIT 30 Min

GESAMTZEIT 40 Min

ZUTATEN

450 Gramm Hühnerbrust in Würfeln (etwa 2 Tassen)

½ Lauch (nur der weiße Teil), gehackt (optional)

2 ½ Esslöffel Kokosnuss-Aminosäuren

1 Teelöffel frischer gehackter Ingwer

1 ½ Teelöffel weiße Miso-Paste

2 Teelöffel Sesamöl

2 Teelöffel Pfeilwurzelmehl (oder Kartoffelstärke)

¼ Teelöffel Asafoetida (optional)

1 Esslöffel Olivenöl

Sesamsamen (optional, zum Garnieren)

ZUBEREITUNG

1. Erhitze das Olivenöl in einer Pfanne bei mittlerer Hitze. Wenn es heiß ist, gib den gehackten Lauch hinzu und brate ihn an, bis er weich wird.

2. Gib die Hühnerwürfel in die Pfanne und koche sie 7-10 Minuten, wobei du sie gelegentlich wendest, bis das Hühnchen vollständig durchgegart ist.

3. Während das Hühnchen kocht, bereite die Sauce vor. Vermische in einer kleinen Schüssel die Kokosnuss-Aminosäuren, den Ingwer, die Miso-Paste, das Sesamöl, die Asafoetida und das Pfeilwurzelmehl. Rühre gut um, damit keine Klümpchen entstehen.

4. Sobald das Hühnchen gar ist, gieße die Sauce darüber und rühre um, damit alles gut bedeckt ist. Koche weitere 3-5 Minuten, bis die Sauce heiß und dick wird.

5. Garniere das Hühnchen mit Sesamsamen (falls du sie verwendest). Serviere und genieße!

PRO PORTION (etwa 1 Tasse) Kalorien: 257; Fett: 10g; Eiweiß: 34g; Kohlenhydrate: 3g; Ballaststoffe: 2g

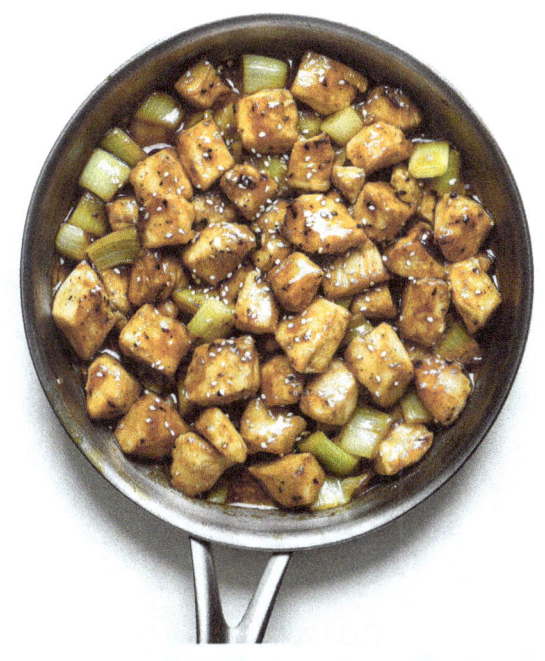

PUTEN-STROGANOFF

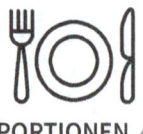
PORTIONEN 4

ZUBEREITUNGSZEIT 10 Min

GARZEIT 20 Min

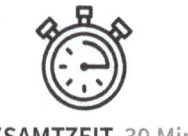
GESAMTZEIT 30 Min

ZUTATEN

450 Gramm mageres Putenhackfleisch (etwa 2 Tassen)

225 Gramm Champignons, in Scheiben geschnitten (etwa 3 Tassen)

1 Tasse ungesüßte Mandelmilch

1 ¼ Tassen Hühnerbrühe

1 Esslöffel flüssige Aminosäuren oder Kokos-Aminosäuren

2 Esslöffel Petersilie, gehackt

1 Teelöffel getrockneter Thymian

1 Teelöffel Asafoetida (optional)

2 Esslöffel Pfeilwurzelmehl (oder Kartoffelstärke)

2 Teelöffel Olivenöl, aufgeteilt

ZUBEREITUNG

1. In einer Pfanne bei mittlerer Hitze 1 TL Olivenöl erhitzen. Putenhackfleisch hinzufügen und unter gelegentlichem Rühren 5–7 Minuten goldbraun anbraten. Aus der Pfanne nehmen und beiseitestellen.

2. Im selben Pfannenrest 1 TL Olivenöl und die geschnittenen Champignons zugeben, 3–5 Minuten braten, bis sie weich sind.

3. In einer Schüssel Mandelmilch mit Pfeilwurzelmehl glatt rühren, bis keine Klümpchen mehr bleiben.

4. Zurück in der Pfanne: Brühe, flüssige Aminos, Thymian, Asafoetida und die Mandelmilchmischung zu den Pilzen geben. Aufkochen und ca. 10 Minuten leicht köcheln lassen, bis die Sauce eindickt.

5. Putenhack und Petersilie hinzufügen und weitere 5–8 Minuten sanft köcheln lassen, damit sich die Aromen verbinden. Mit Salz abschmecken.

6. Das Puten-Stroganoff über gekochtem Reis oder Nudeln servieren.

PRO PORTION (etwa 1 Tasse)
Kalorien: 178; Fett: 4g; Eiweiß: 27g;
Kohlenhydrate: 5g; Ballaststoffe: 1g

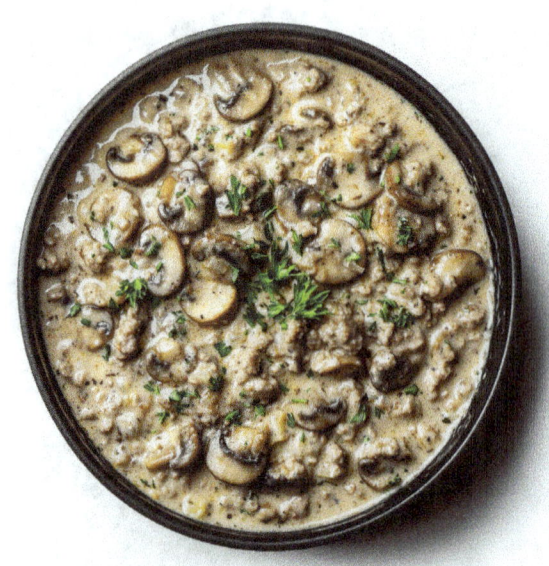

JAKOBSMUSCHELN MIT SPINAT

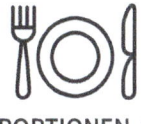
PORTIONEN 2

ZUBEREITUNGSZEIT 10 Min

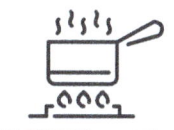
GARZEIT 10 Min

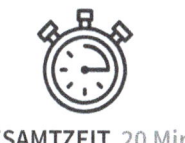
GESAMTZEIT 20 Min

ZUTATEN

340 Gramm Jakobsmuscheln (etwa 1 ⅓ Tassen)

3 Tassen Babyspinat

1 Esslöffel Olivenöl

Abrieb von ½ Orange

½ Teelöffel Salz

ZUBEREITUNG

1. Erhitze eine große Antihaftpfanne bei mittlerer bis hoher Hitze und gib das Olivenöl hinzu.

2. Würze die Jakobsmuscheln mit ¼ Teelöffel Salz und lege sie in die heiße Pfanne. Brate die Jakobsmuscheln 2 bis 3 Minuten pro Seite, bis sie goldbraun sind.

3. Lege die Jakobsmuscheln auf eine Platte und decke sie mit Alufolie ab, um sie warm zu halten.

4. Gib in dieselbe Pfanne den Spinat, den Orangenabrieb und das restliche ¼ Teelöffel Salz. Koche alles unter häufigem Rühren, bis der Spinat zusammenfällt, etwa 3 Minuten.

5. Serviere den gewelkten Spinat mit den heißen Jakobsmuscheln darauf.

ANMERKUNG

- Entferne vor dem Kochen die kleine Sehne an der Seite jeder Jakobsmuschel mit einem scharfen Messer, um eine bessere Textur und ein gleichmäßiges Garen zu erzielen.

PRO PORTION (½ des Rezepts) Kalorien: 258; Fett: 8g; Eiweiß: 36g; Kohlenhydrate: 4g; Ballaststoffe: 1g

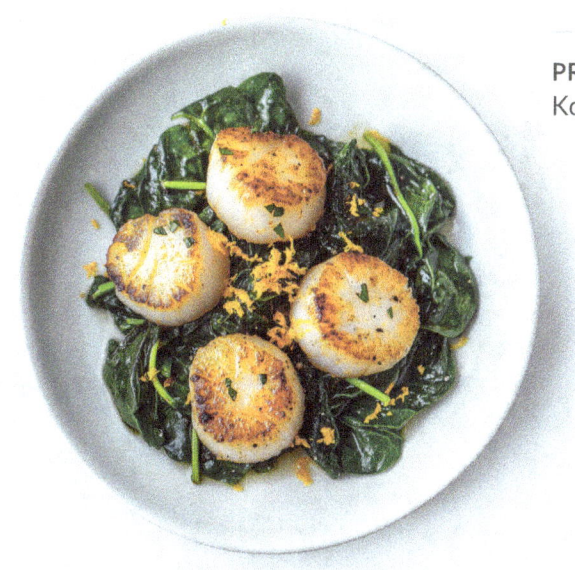

PUTEN-KÜRBIS-AUFLAUF

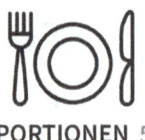
PORTIONEN 5

ZUBEREITUNGSZEIT 20 Min

GARZEIT 55 Min

GESAMTZEIT 1 Std 15 Min

ZUTATEN

450 Gramm mageres Putenhackfleisch (etwa 2 Tassen)

1 Tasse roher Wildreis

675 Gramm Butternut-Kürbis, geschält und gewürfelt (etwa 3 ¼ Tassen)

¼ Tasse Hühnerbrühe oder Wasser

2 Esslöffel Olivenöl, aufgeteilt

2 Teelöffel getrockneter Oregano

1 Teelöffel getrocknetes Basilikum

2 Esslöffel frischer Thymian

½ Esslöffel getrockneter, zerriebener Rosmarin

⅓ Tasse milchfreier Parmesankäse (optional, für die Erhaltungsphase; siehe S. 181)

1 Esslöffel Salz

PRO PORTION (etwa 1 Tasse)
Kalorien: 349; Fett: 8g; Eiweiß: 34g;
Kohlenhydrate: 31g; Ballaststoffe: 6g

ZUBEREITUNG

1. Koche den Wildreis nach Packungsanweisung; stelle ihn beiseite.

2. Erhitze 1 Esslöffel Olivenöl in einer großen Pfanne oder einem Dutch Oven bei mittlerer Hitze. Gib das Putenhackfleisch, die Hälfte des Rosmarins, die Hälfte des Thymians, die Hälfte des Oreganos und die Hälfte des Basilikums hinzu. Brate alles etwa 8 Minuten lang an, bis die Pute durchgegart ist. Nimm sie aus der Pfanne und stelle sie beiseite, wobei du den Bratensaft behältst.

3. Heize den Ofen auf 180°C vor und fette eine 33x23 cm große Auflaufform mit Olivenöl ein.

4. Gib in dieselbe Pfanne das restliche Olivenöl, den Butternut-Kürbis, die restlichen Kräuter und die Brühe oder das Wasser. Decke die Pfanne ab und koche den Kürbis, bis er weich ist, etwa 8-10 Minuten.

5. Vermische in der Pfanne den gekochten Kürbis, den Reis, die Pute mit ihrem Bratensaft, das Salz und die Hälfte des Parmesans. Rühre alles gut durch und gib die Mischung in die vorbereitete Auflaufform.

6. Backe den Auflauf 15 Minuten lang, bestreue ihn dann mit dem restlichen Parmesan und backe ihn weitere 5 Minuten.

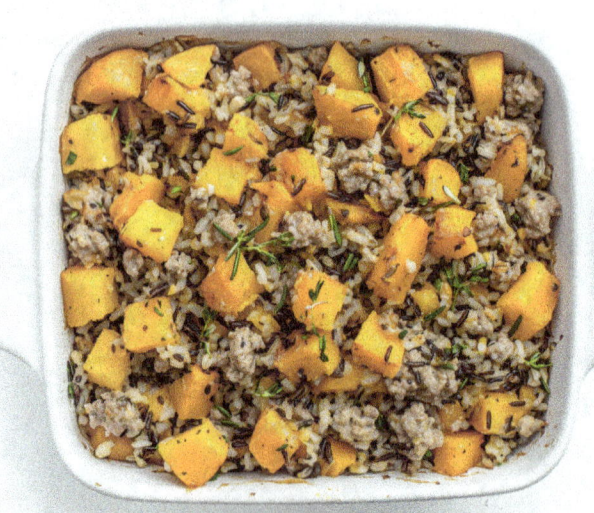

GEGRILLTE HÄHNCHENSPIESSSE

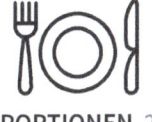
PORTIONEN 2

ZUBEREITUNGSZEIT 20 Min

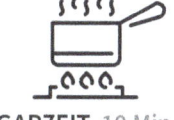
GARZEIT 10 Min

GESAMTZEIT 30 Min

ZUTATEN

- 1 Hühnerbrust ohne Haut und Knochen, in 2,5 cm große Stücke geschnitten
- 1 Tasse Zucchini, in 2,5 cm große Stücke geschnitten
- 1 Tasse ganze Champignons, ohne Stiele
- 1 Teelöffel Olivenöl
- ½ Teelöffel getrockneter Oregano
- ½ Teelöffel getrocknetes Basilikum
- ¼ Teelöffel getrockneter Rosmarin
- ¼ Teelöffel frische Petersilie
- ¼ Teelöffel Salz

ZUBEREITUNG

1. In einer mittelgroßen Schüssel Oregano, Basilikum, Rosmarin, Petersilie, Salz und Olivenöl vermischen.

2. Die Hähnchenstücke in die Schüssel geben und umrühren, damit sie gleichmäßig bedeckt sind. 5 Minuten marinieren lassen.

3. Den Grill 15 bis 20 Minuten vorheizen.

4. Champignons und Zucchini in der Schüssel mit dem Hähnchen mischen.

5. Hähnchen, Zucchini und Champignons abwechselnd auf Spieße stecken.

6. Ein Backblech mit Alufolie auslegen oder mit Antihaftspray einsprühen. Die Spieße in einer einzigen Schicht darauf legen.

7. Die Spieße etwa 5 Minuten pro Seite grillen, einmal wenden, bis das Hähnchen gut durchgegart ist.

8. Mit der Beilage deiner Wahl servieren.

PRO PORTION (½ des Rezepts) Kalorien: 146; Fett: 5g; Eiweiß: 20g; Kohlenhydrate: 2g; Ballaststoffe: 1g

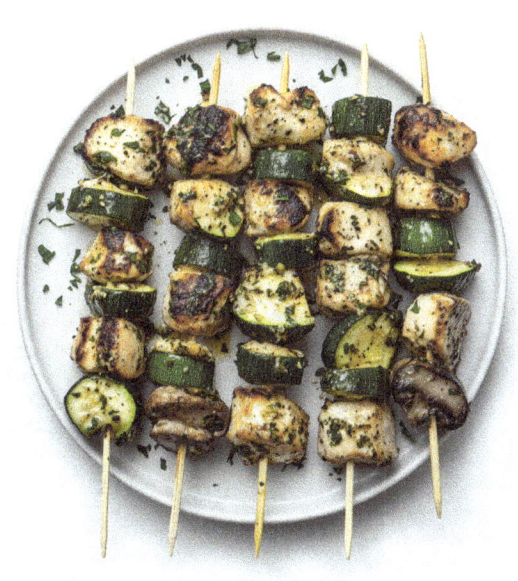

KRABBEN-FRIKADELLEN

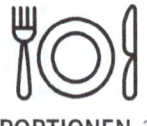 **PORTIONEN** 2

 **ZUBEREITUNGSZEIT** 30 Min

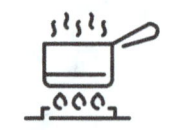 **GARZEIT** 15 Min

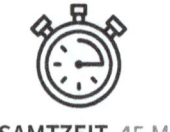 **GESAMTZEIT** 45 Min

ZUTATEN

225 Gramm Krabbenfleisch, abgetropft

⅔ Tasse glutenfreie Semmelbrösel

1 großes Ei, verquirlt

2 Esslöffel frischer Koriander, gehackt

1 Teelöffel Limettenschalenabrieb

¼ Teelöffel Salz

ZUBEREITUNG

1. Heize den Ofen auf 230°C vor und fette ein Backblech mit Rand leicht mit Olivenöl oder Antihaftspray ein.

2. Vermische in einer mittleren Schüssel das Krabbenfleisch, das verquirlte Ei, die Semmelbrösel, den Koriander, den Limettenschalenabrieb und das Salz. Decke die Mischung ab und stelle sie für 25 Minuten in den Kühlschrank.

3. Forme zwei oder drei Medaillons aus der Krabbenmischung und lege sie auf das vorbereitete Backblech.

4. Backe sie etwa 15 Minuten oder bis die Krabben-Törtchen goldbraun sind.

5. Serviere sie heiß mit deiner bevorzugten Beilage.

PRO PORTION (½ des Rezepts)
Kalorien: 261; Fett: 3g; Eiweiß: 25g;
Kohlenhydrate: 29g; Ballaststoffe: 0g

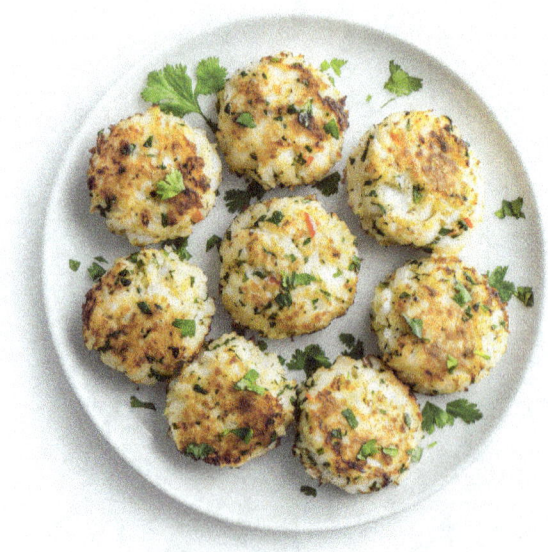

KNUSPRIGER TEMPEH MIT SESAM

PORTIONEN 2

ZUBEREITUNGSZEIT 15 Min

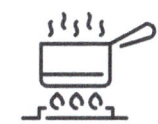

GARZEIT 15 Min

GESAMTZEIT 30 Min

ZUTATEN

225 Gramm Tempeh, in 2 cm große Würfel geschnitten (etwa 1 ⅓ Tassen)

1 Esslöffel Kokosaminosäuren

½ Teelöffel Salz

1 Esslöffel Olivenöl

Bratensauce:

2 Esslöffel Kokosaminosäuren

2 Esslöffel Wasser

1 Esslöffel Ahornsirup

1 Teelöffel Sesamöl

1 Teelöffel Ingwer, fein gehackt (optional)

1 Esslöffel Sesamsamen (optional, zum Garnieren)

ZUBEREITUNG

1. In einem mittelgroßen Topf die Tempeh-Würfel gerade so mit Wasser bedecken. 1 Esslöffel Kokosaminosäuren und ½ Teelöffel Salz hinzufügen. Zum Kochen bringen, dann abdecken, Hitze auf mittlere bis niedrige Stufe reduzieren und 10 Minuten köcheln lassen.

2. Während der Tempeh kocht, alle Zutaten für die Sauce in einer kleinen Schüssel verquirlen und griffbereit neben dem Herd platzieren.

3. Sobald der Tempeh fertig ist, abgießen und mit Küchenpapier abtupfen, um überschüssige Feuchtigkeit zu entfernen.

4. Olivenöl in einer großen Pfanne bei mittlerer Hitze erhitzen. Das Öl leicht mit Salz würzen. Tempeh hinzufügen und anbraten, bis jede Seite schön goldbraun ist, ungefähr 5 Minuten pro Seite.

5. Die vorbereitete Sauce über den Tempeh gießen, die Hitze etwas reduzieren und die Sauce auf die Hälfte einkochen lassen, dabei den Tempeh häufig mit der Sauce übergießen, bis sie eingedickt ist.

6. Den knusprigen Tempeh auf einer Basis aus Reis servieren, begleitet von gedünstetem Brokkoli und anderem Gemüse, wenn gewünscht. Mit Sesamsamen garnieren und mit zusätzlicher Sauce beträufeln.

PRO PORTION (½ des Rezepts) Kalorien: 305; Fett: 16g; Eiweiß: 23g; Kohlenhydrate: 16g; Ballaststoffe: 4g

SÜSSKARTOFFEL-NUDEL-PFANNE

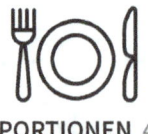
PORTIONEN 4

ZUBEREITUNGSZEIT 15 Min

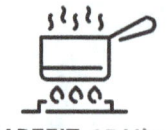
GARZEIT 15 Min

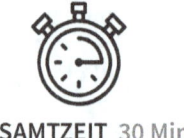
GESAMTZEIT 30 Min

ZUTATEN

450 Gramm gehacktes Putenbrust-Fleisch (etwa 2 Tassen)

1 mittelgroße Süßkartoffel, spiralisiert

1 Tasse Babyspinat

1 Esslöffel Olivenöl

½ Teelöffel getrockneter Oregano

½ Teelöffel gemahlener Kreuzkümmel

Salz nach Geschmack

ZUBEREITUNG

1. Erhitze das Olivenöl in einer Pfanne bei mittlerer Hitze.

2. Gib das gehackte Putenfleisch in die Pfanne und würze es mit Salz, Oregano und Kreuzkümmel. Brate es an, bis es halb gar ist.

3. Gib die spiralisierten Süßkartoffelnudeln in die Pfanne. Koche sie etwa 5 bis 8 Minuten und rühre dabei gelegentlich mit einem Pfannenwender um. Füge bei Bedarf ein paar Esslöffel Wasser hinzu, damit die Nudeln nicht ankleben.

4. Gib den Babyspinat dazu und koche alles weitere 2 Minuten oder bis der Spinat zusammengefallen ist.

5. Serviere die Pfanne heiß.

ANMERKUNG

- Die Süßkartoffelnudeln können mit einem Spiralschneider hergestellt werden, oder man kann bereits vorbereitete Nudeln im Supermarkt kaufen, was bequemer ist.

PRO PORTION (etwa ¾ Tasse)
Kalorien: 175; Fett: 4g; Eiweiß: 26g;
Kohlenhydrate: 4g; Ballaststoffe: 1g

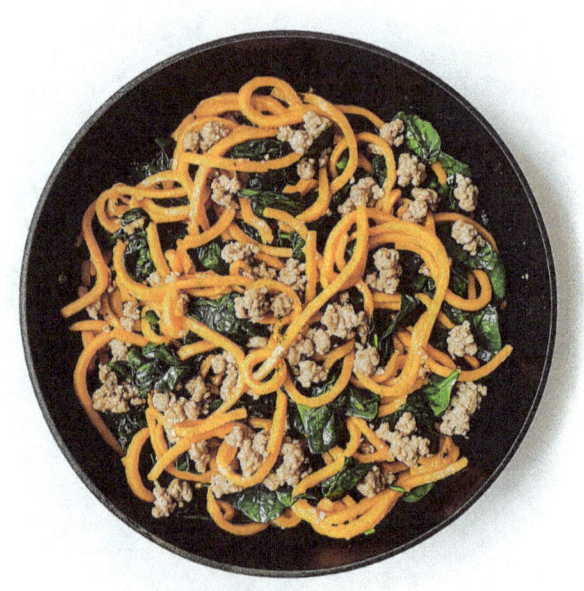

KÜRBIS-PASTA

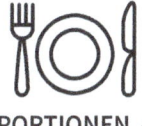 **PORTIONEN** 4

 **ZUBEREITUNGSZEIT** 10 Min

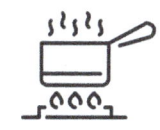 **GARZEIT** 20 Min

 **GESAMTZEIT** 30 Min

ZUTATEN

450 Gramm glutenfreie Penne oder andere Pasta nach Wahl

1 Tasse Kürbispüree aus der Dose

½ Lauch (nur der weiße Teil), gewürfelt

1 Esslöffel Pfeilwurzelmehl (oder Kartoffelstärke)

2 Esslöffel Kokosnusscreme (optional)

2 Tassen ungesüßte Mandelmilch

2 Teelöffel frischer, gehackter Salbei

2 Teelöffel frischer, gehackter Thymian

2 Esslöffel Olivenöl

¼ Tasse Nährhefe

⅛ Teelöffel Muskatnuss (optional, für die Erhaltungsphase)

1-1 ½ Teelöffel Salz

ZUBEREITUNG

1. Koche die Pasta in einem großen Topf mit kochendem Wasser nach Packungsanleitung.

2. Dünste den gewürfelten Lauch in einer Pfanne mit Olivenöl bei schwacher Hitze an, bis er weich wird.

3. Gib Salbei und Thymian in die Pfanne und koche alles etwa 5 Minuten lang, damit sich die Aromen verbinden können.

4. Gib den angedünsteten Lauch und die Kräuter in einen Mixer oder eine Küchenmaschine. Füge das Kürbispüree, die Mandelmilch, die Kokosnusscreme, die Nährhefe, die Muskatnuss und das Salz hinzu. Püriere alles, bis eine glatte Masse entsteht.

5. Gib das Pfeilwurzelmehl zur Mischung im Mixer und pulsiere mehrmals, um es einzuarbeiten. Die Sauce wird in diesem Stadium noch flüssig sein.

6. Gieße die Sauce in eine große Pfanne und erhitze sie bei schwacher Hitze. Lass sie etwa 5 Minuten köcheln, oder bis die Sauce eindickt.

7. Schmecke ab und passe die Würzung bei Bedarf an.

8. Vermische die eingedickte Sauce mit der gekochten Pasta und rühre gut um, damit die Pasta gleichmäßig bedeckt ist.

9. Serviere sofort und genieße!

PRO PORTION (etwa 1 ½ Tassen) Kalorien: 291; Fett: 10g; Eiweiß: 7g; Kohlenhydrate: 41g; Ballaststoffe: 4g

KÜRBIS-RISOTTO

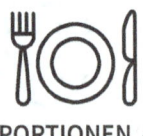

PORTIONEN 4

ZUBEREITUNGSZEIT 10 Min

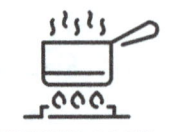

GARZEIT 25 Min

GESAMTZEIT 35 Min

ZUTATEN

2 Esslöffel Olivenöl

1 Tasse gewürfelter Lauch (nur der weiße Teil)

8 Salbeiblätter, gehackt

1 Tasse Arborio-Reis oder Rundkornreis

2 gehäufte Tassen gewürfelter Kürbis

2 Tassen Gemüse- oder Hühnerbrühe (oder Wasser)

2-3 Handvoll Babyspinat oder gehackter Grünkohl

½ Teelöffel Salz, mehr nach Geschmack

½ Teelöffel Muskatnuss (optional, aber empfohlen)

PRO PORTION (etwa 1 ½ Tassen)
Kalorien: 277; Fett: 7g; Eiweiß: 4g;
Kohlenhydrate: 46g; Ballaststoffe: 4g

ZUBEREITUNG

1. Den geschnittenen Lauch gründlich abspülen, um Schmutz zu entfernen und damit er schneller weich wird.

2. Das Olivenöl in einer großen Pfanne bei mittlerer Hitze erwärmen. Den Lauch hinzufügen und etwa 2 Minuten anbraten, bis er weich zu werden beginnt.

3. Den gehackten Salbei und den Arborio-Reis in die Pfanne geben. Weitere 2 Minuten ständig umrühren, bis der Reis gut bedeckt und leicht angeröstet ist.

4. Die Kürbiswürfel hinzufügen und einige Minuten kochen, sodass der Pfannenboden leicht bräunen kann.

5. Die Brühe nach und nach unter ständigem Rühren hinzufügen. Die Mischung zum leichten Köcheln bringen, dann die Hitze reduzieren. Weiter kochen und häufig umrühren, bis Reis und Kürbis weich sind und das Risotto cremig wird, etwa 18-20 Minuten. Bei Bedarf mehr Brühe hinzufügen, um die gewünschte Konsistenz zu erreichen.

6. Spinat oder Grünkohl unterrühren, bis er zusammenfällt und sich ins Risotto integriert. Mit Salz und optional Muskatnuss würzen. Den Geschmack nach Belieben anpassen.

7. Das Risotto heiß servieren und genießen!

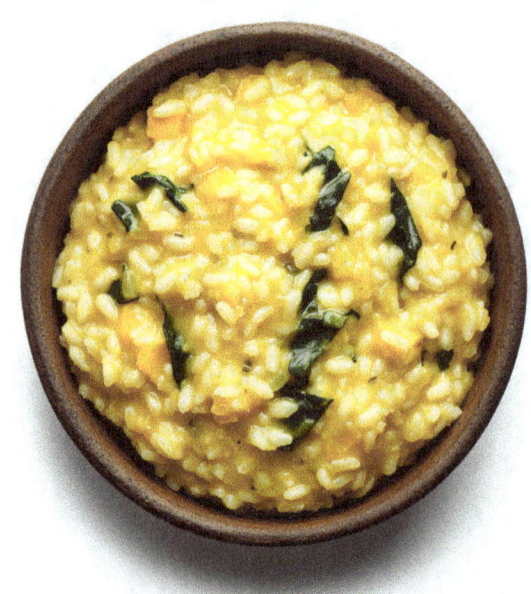

GEGRILLTES HÄHNCHEN MIT ROSMARIN

PORTIONEN 2

ZUBEREITUNGSZEIT 10 Min

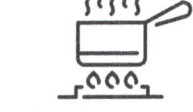
GARZEIT 10 Min

GESAMTZEIT 50 Min

ZUTATEN

- 1 Hühnerbrust, ohne Haut und Knochen
- 1 Esslöffel Ahornsirup
- 1 Esslöffel Kokosnussaminosäuren
- 1 ½ Esslöffel Olivenöl (aufgeteilt)
- ¼ Tasse gehackter Lauch (nur der weiße Teil)
- 1 Esslöffel frischer gehackter Rosmarin
- 2 Teelöffel Zitronenschale
- Salz nach Geschmack
- Frische Rosmarinzweige (optional, zur Dekoration)

ZUBEREITUNG

1. In einer kleinen Schüssel Ahornsirup, Kokosnussaminosäuren, 1 Esslöffel Olivenöl, gehackten Lauch, gehackten Rosmarin, Zitronenschale und Salz vermischen. Gut umrühren.

2. Die Hühnerbrust in einen großen Gefrierbeutel mit Verschluss geben und die Marinade darüber gießen. Sicherstellen, dass das Hähnchen gut bedeckt ist. Den Beutel verschließen und mindestens 30 Minuten oder über Nacht im Kühlschrank marinieren lassen, gelegentlich wenden.

3. Einen Grill oder eine Grillpfanne bei mittlerer bis hoher Hitze erhitzen.

4. Das Hähnchen aus der Marinade nehmen und überschüssige Marinade entsorgen. Das Hähnchen mit dem restlichen ½ Esslöffel Olivenöl bestreichen und erneut mit etwas Salz würzen. Das Hähnchen grillen und gelegentlich wenden, bis es vollständig durchgegart ist und die Innentemperatur 74°C erreicht hat (etwa 10 Minuten).

5. Das gegrillte Hähnchen auf einem Teller anrichten und wenn gewünscht mit frischen Rosmarinzweigen garnieren.

PRO PORTION (½ Hühnerbrust) Kalorien: 190; Fett: 7g; Eiweiß: 18g; Kohlenhydrate: 10g; Ballaststoffe: 0g

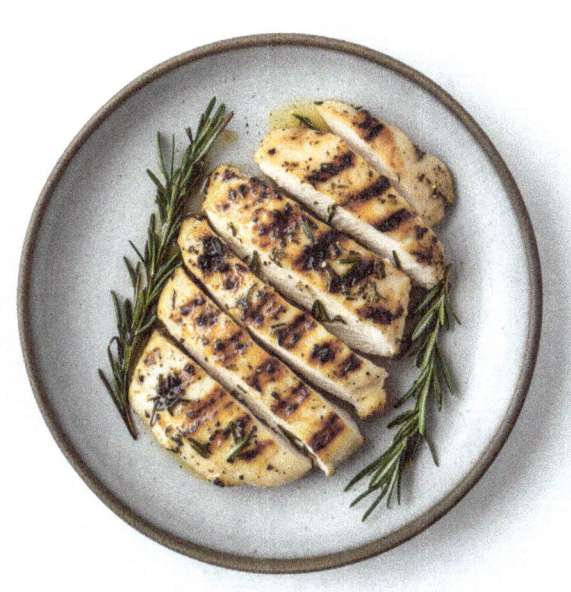

HEISSLUFT-HÄHNCHENSTREIFE

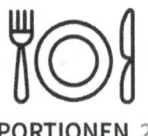 **PORTIONEN** 2    **ZUBEREITUNGSZEIT** 10 Min   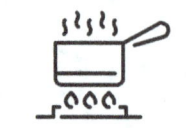 **GARZEIT** 15-20 Min    **GESAMTZEIT** 25-30 Min

ZUTATEN

1 Hühnerbrust ohne Haut

⅓ Tasse glutenfreies Allzweckmehl

1 Ei, verquirlt

1 Esslöffel Oregano

1 Esslöffel Petersilienflocken

1 Teelöffel Salz

Olivenöl-Spray (optional)

ZUBEREITUNG

1. Schneide die Hühnerbrust in etwa 2,5 cm breite, längliche Streifen. Achte darauf, dass sie gleichmäßig dick sind, damit sie gleichmäßig garen.

2. Heize die Heißluftfritteuse auf 200 Grad Celsius vor.

3. Vermische in einem tiefen Teller das Mehl, den Oregano, die Petersilienflocken und das Salz. Gib das verquirlte Ei in einen anderen tiefen Teller.

4. Tauche jeden Streifen zuerst in die Mehlmischung und achte darauf, dass er vollständig bedeckt ist. Schüttle überschüssiges Mehl ab. Dann tauche den Streifen in das verquirlte Ei und danach wieder in die Mehlmischung. Schüttle erneut überschüssiges Mehl ab.

5. Optional kannst du die Hähnchenstreifen leicht mit Ölspray besprühen, um sie knuspriger zu machen. Lege sie dann in einer einzelnen Schicht in den Korb der Heißluftfritteuse, ohne dass sie sich berühren.

6. Gare sie 15–20 Minuten, bis sie goldbraun sind und eine Kerntemperatur von 74 °C erreicht haben. Nach der Hälfte der Zeit einmal wenden, damit sie gleichmäßig bräunen.

7. Nimm die Hähnchensticks aus der Heißluftfritteuse und serviere sie heiß mit deinen Lieblings-Dips.

PRO PORTION (½ des Rezepts)
Kalorien: 209; Fett: 5g; Eiweiß: 22g;
Kohlenhydrate: 15g; Ballaststoffe: 0g

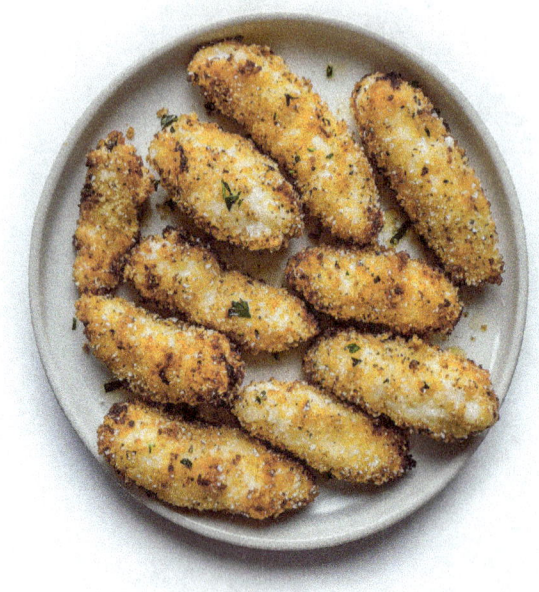

LINSEN-FRIKADELLEN

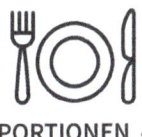

PORTIONEN 4

ZUBEREITUNGSZEIT 20 Min

GARZEIT 45 Min

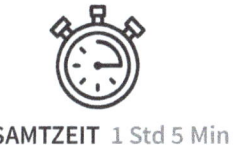

GESAMTZEIT 1 Std 5 Min

ZUTATEN

1 Tasse rohe Linsen (schwarze, grüne oder braune)

½ Tasse rohe Quinoa

1 Esslöffel Olivenöl

1 Teelöffel Fenchelsamen

½ Teelöffel Asafoetida (optional)

⅓ Tasse frischer Koriander, gehackt

170 Gramm fester Tofu, gepresst und abgetupft

1 Teelöffel Salz

ZUBEREITUNG

1. 3 Tassen Wasser in einem kleinen Topf zum Kochen bringen, Linsen und Fenchelsamen hinzufügen. Abdecken, Hitze reduzieren und 25 Minuten bei niedriger Hitze köcheln lassen. Abgießen und abkühlen lassen.

2. In einem anderen Topf 1 Tasse Wasser zum Kochen bringen, Quinoa hinzufügen, abdecken, Hitze reduzieren und 15 Minuten bei niedriger Hitze köcheln lassen. Herd ausschalten, aber abgedeckt lassen, damit die Quinoa fertig dampfgaren kann.

3. Den Ofen auf 200°C vorheizen und ein Backblech mit Backpapier auslegen.

4. In einer Küchenmaschine die Hälfte der gekochten Linsen mit der gekochten Quinoa zerkleinern, bis die Mischung wie grober Sand aussieht, und in eine große Schüssel geben.

5. Die restlichen Linsen, den Koriander, das Salz und die Asafoetida zur Schüssel hinzufügen und vermischen.

6. Tofu und Olivenöl in der Küchenmaschine pürieren, bis eine glatte Masse entsteht, und dann mit der Linsenmischung vermengen.

7. Die Mischung kurz durchkneten und mit feuchten Händen Bällchen in der Größe von Tischtennisbällen formen und auf das vorbereitete Backblech legen.

8. 20-25 Minuten backen oder bis die Bällchen fest und leicht gebräunt sind.

9. Heiß mit deiner Lieblingssoße oder als Teil einer Mahlzeit servieren.

PRO PORTION (4 Bällchen) Kalorien: 209; Fett: 7g; Eiweiß: 12g; Kohlenhydrate: 20g; Ballaststoffe: 5g

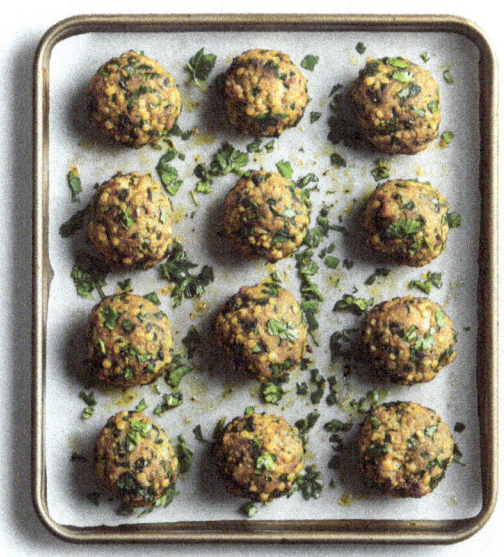

GNOCCHI MIT PILZEN UND SPINAT

 **PORTIONEN** 4

 **ZUBEREITUNGSZEIT** 40 Min

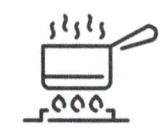 **GARZEIT** 30 Min

 **GESAMTZEIT** 1 Std 10 Min

ZUTATEN

450 Gramm Kartoffeln, gewaschen (etwa 1⅔ Tassen)

1 Tasse glutenfreies Allzweckmehl

1 großes Ei

3 Tassen Spinat

225 Gramm weiße Champignons (etwa 2⅓ Tassen)

½ Lauchstange (nur der weiße Teil), gewürfelt (oder ½ Teelöffel Asafoetida)

1 Esslöffel getrocknetes Basilikum

½ Teelöffel frischer Thymian

1 Esslöffel Olivenöl

½ Teelöffel Salz, und mehr nach Geschmack

PRO PORTION (etwa 1 Tasse) Kalorien: 265; Fett: 5g; Eiweiß: 7g; Kohlenhydrate: 42g; Ballaststoffe: 4g

ZUBEREITUNG

1. Die Kartoffeln in einem großen Topf kochen, bis sie weich sind. Leicht abkühlen lassen, schälen und durch eine Kartoffelpresse drücken.

2. Mehl und Salz auf einer Arbeitsfläche mischen, in der Mitte eine Mulde formen. Kartoffeln und Ei hineingeben und mit den Fingern zu einem geschmeidigen Teig verarbeiten, der nicht an den Händen klebt.

3. Den Teig auf leicht bemehlter Fläche in Stränge rollen und in ca. 2 cm lange Stücke schneiden. Jedes Stück leicht über eine Gabel rollen, um die typischen Rillen zu formen. Gnocchi leicht bemehlen und 20 Minuten ruhen lassen.

4. Spinat und Champignons waschen. Die Pilze in Scheiben schneiden.

5. In einer großen Pfanne das Olivenöl bei mittlerer Hitze erhitzen. Champignons, Lauch (oder Asafoetida), Basilikum und Thymian zugeben und 5–7 Minuten anbraten, bis die Pilze weich und der Lauch glasig ist.

6. Spinat unterheben und 3–5 Minuten mitgaren, bis er zusammenfällt.

7. Die Gnocchi in die Pfanne geben, vorsichtig unterheben und mit Salz abschmecken.

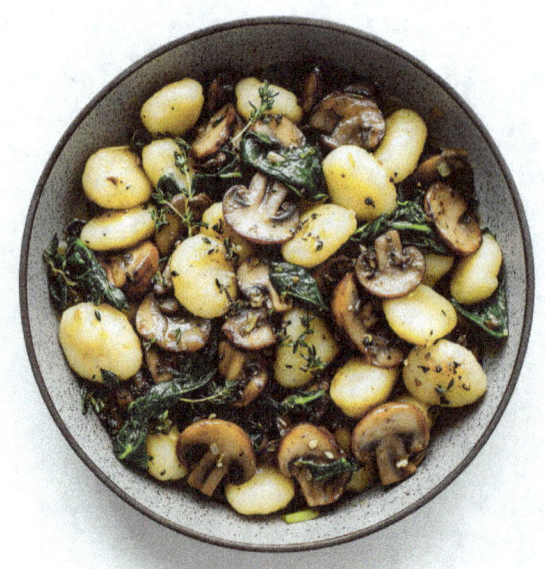

BROKKOLI-KARTOFFEL-SUPPE

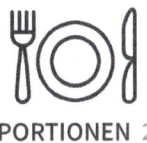 **PORTIONEN** 2

 **ZUBEREITUNGSZEIT** 20 Min

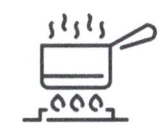 **GARZEIT** 20 Min

 **GESAMTZEIT** 40 Min

ZUTATEN

3 Tassen gehackter Brokkoli

4 mittelgroße Kartoffeln, geschält und gewürfelt

1 Tasse geriebene Karotten

2 Tassen Gemüsebrühe (oder Wasser)

⅓ Tasse Kokosmilch aus der Dose

2 Esslöffel Pfeilwurzelmehl (oder Kartoffelstärke)

¼ Tasse Hefeflocken

¼ Teelöffel Salz, plus mehr nach Geschmack

ZUBEREITUNG

1. In einem mittelgroßen Topf die Gemüsebrühe (oder Wasser) zum Kochen bringen. Kartoffeln, Brokkoli, Karotten und Salz hinzufügen. Etwa 15 Minuten kochen, oder bis das Gemüse weich ist.

2. Während das Gemüse kocht, in einer kleinen Schüssel das Pfeilwurzelmehl, die Kokosmilch und ¼ Tasse Wasser zu einer glatten Mischung verrühren. Du kannst diese Mischung auch pürieren, um eine glattere Konsistenz zu erhalten.

3. Sobald das Gemüse weich ist, die Hitze reduzieren und langsam die Kokosmilchmischung unter ständigem Rühren hinzufügen. Weitere Minute köcheln lassen, damit die Suppe eindickt.

4. Die Hefeflocken unterrühren. Abschmecken und bei Bedarf mehr Salz hinzufügen.

5. Die Suppe vom Herd nehmen und heiß servieren.

PRO PORTION (½ des Rezepts) Kalorien: 445; Fett: 7g; Eiweiß: 17g; Kohlenhydrate: 63g; Ballaststoffe: 17g

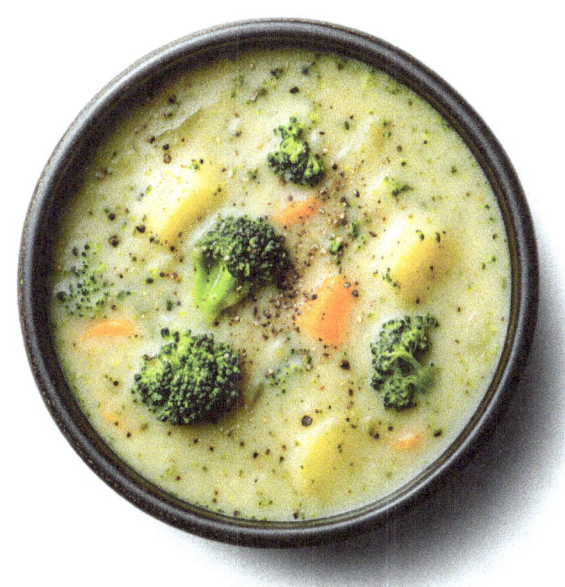

LACHS MIT PEKANNUSSKRUSTE

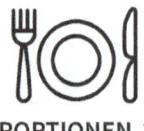
PORTIONEN 2

ZUBEREITUNGSZEIT 15 Min

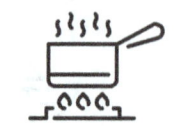
GARZEIT 15-20 Min

GESAMTZEIT 30-35 Min

ZUTATEN

2 Lachsfilets (je 115 g)

¼ Tasse fein gehackte Pekannüsse

1 Esslöffel Ahornsirup

1 Esslöffel Olivenöl

1 Esslöffel frische gehackte Petersilie

¼ Teelöffel Paprikapulver (optional, falls verträglich)

¼ Teelöffel Salz, plus zusätzliches Salz zum Würzen

ZUBEREITUNG

1. Heize den Backofen auf 220°C vor.

2. Vermische in einer kleinen Schüssel die gehackten Pekannüsse, den Ahornsirup, das Paprikapulver, das Olivenöl, die gehackte Petersilie und das Salz, um die Krustenmischung herzustellen.

3. Würze die Lachsfilets leicht mit etwas mehr Salz (wenn gewünscht) und lege sie auf ein gefettetes Backblech.

4. Verteile die Pekannussmischung gleichmäßig auf der Oberseite jedes Lachsfilets.

5. Schiebe das Blech in den Ofen und backe die Filets für 15-20 Minuten. Die genaue Zeit hängt von der Dicke der Filets ab. Überprüfe den Lachs nach 15 Minuten; er sollte an der dicksten Stelle eine Innentemperatur von 63°C erreichen, ohne zu übergart zu sein.

6. Nimm den Lachs aus dem Ofen und serviere ihn sofort mit deinen bevorzugten Beilagen.

PRO PORTION (1 Lachsfilet)
Kalorien: 324; Fett: 19g; Eiweiß: 29g;
Kohlenhydrate: 6g; Ballaststoffe: 0g

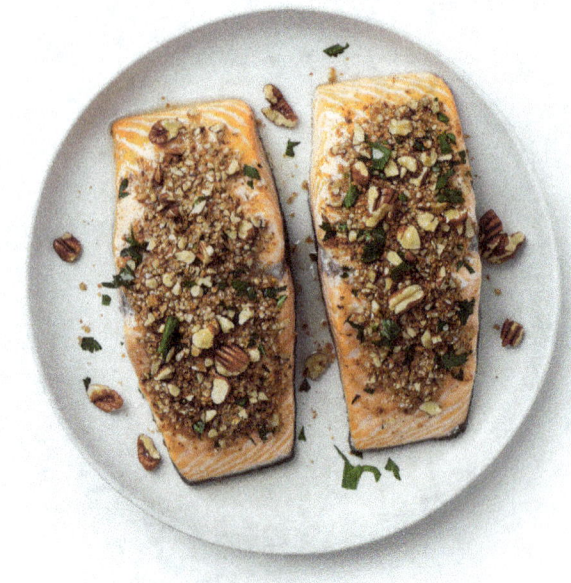

GEFÜLLTE KOHLROULADEN

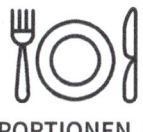 **PORTIONEN** 4

 **ZUBEREITUNGSZEIT** 30 Min

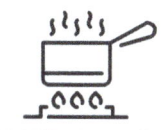 **GARZEIT** 30 Min

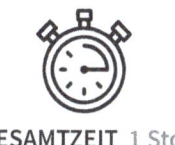 **GESAMTZEIT** 1 Std

ZUTATEN

- 450 Gramm mageres Putenhackfleisch (ca. 2 Tassen)
- 8 Kohlblätter
- ⅔ Tasse Wasser
- ⅓ Tasse roher weißer Reis
- 1 ½ Tassen gewürfeltes Gemüse (wie Karotten und Sellerie)
- 1 Ei, verquirlt
- 2 Teelöffel Sesamöl, geteilt
- 1 Teelöffel geriebener Ingwer
- 3 Esslöffel Kokosaminosäuren, geteilt
- 1 Esslöffel Olivenöl
- ¼ Teelöffel Asafoetida (optional)
- ¼ Tasse Hühnerbrühe oder Wasser

ZUBEREITUNG

1. Reis mit Wasser in einem Topf zum Kochen bringen. Hitze reduzieren, abdecken und etwa 20 Minuten köcheln lassen, bis der Reis gar ist und die Flüssigkeit aufgenommen wurde.

2. Währenddessen in einem zweiten Topf leicht gesalzenes Wasser erhitzen. Die Kohlblätter einzeln ca. 1 Minute blanchieren, bis sie weich sind. Herausnehmen und zum Abkühlen beiseitelegen.

3. In einer Pfanne bei mittlerer Hitze Olivenöl erhitzen. Das gewürfelte Gemüse und den Ingwer darin etwa 5 Minuten anbraten, bis es leicht weich ist. Vom Herd nehmen und abkühlen lassen.

4. Gekochten Reis, abgekühltes Gemüse, Putenhackfleisch und Ei in einer großen Schüssel vermengen. 2 EL Kokosaminos, Asafoetida und 1 TL Sesamöl hinzufügen und gut vermischen.

5. Backofen auf 200 °C vorheizen.

6. Ein Kohlblatt flach auslegen, mit der Stielseite zu dir. Etwa ¼ Tasse Füllung auf das untere Ende geben, das Blatt einrollen und dabei die Füllung einschließen. Mit den restlichen Blättern wiederholen.

7. In einer kleinen Schüssel Kokosaminos, Sesamöl und Brühe zu einer Sauce verrühren.

8. Übrig gebliebene Füllung ggf. in einer Pfanne bei mittlerer Hitze 7–10 Minuten braten, bis das Fleisch gar ist.

9. Kohlrouladen in eine Auflaufform legen, mit der Sauce übergießen und 30 Minuten backen, bis der Kohl leicht gebräunt ist und die Innentemperatur 71 °C erreicht.

10. Aus dem Ofen nehmen und servieren.

PRO PORTION (2 gefüllte Kohlrouladen) Kalorien: 323; Fett: 9g; Eiweiß: 38g; Kohlenhydrate: 18g; Ballaststoffe: 2g

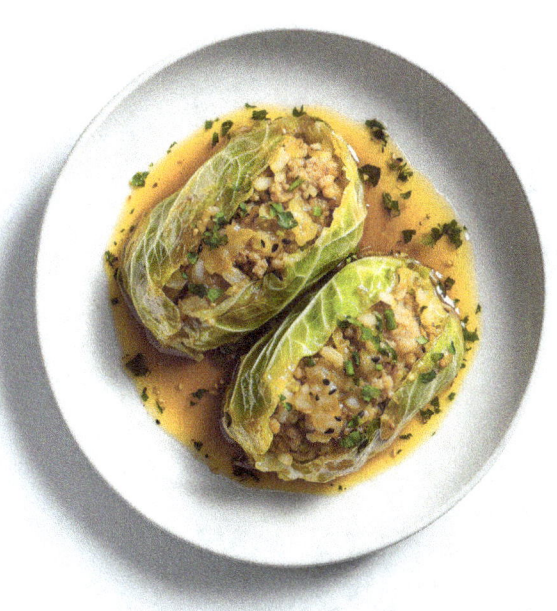

KÜRBIS-SUPPE

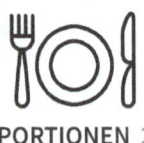 **PORTIONEN** 2

 **ZUBEREITUNGSZEIT** 10 Min

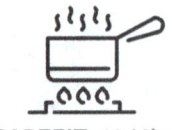 **GARZEIT** 40 Min

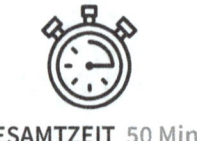 **GESAMTZEIT** 50 Min

ZUTATEN

1 Butternut-Kürbis, geschält und gewürfelt

2 mittelgroße Karotten, in Stücke geschnitten

2 Stangen Sellerie, in große Stücke geschnitten

½ Lauch (nur das Weiße), gewaschen und in Scheiben geschnitten

3 ½ Tassen Gemüsebrühe oder Wasser

½ Tasse ungesüßte Kokosmilch (oder andere pflanzliche Milch)

2 Teelöffel Olivenöl

¾ Teelöffel Salbei

½ Teelöffel Salz

PRO PORTION (½ des Rezepts)
Kalorien: 293; Fett: 7g; Eiweiß: 5,5g;
Kohlenhydrate: 42g; Ballaststoffe: 17g

ZUBEREITUNG

1. Erhitze das Olivenöl in einem großen Topf bei mittlerer Hitze. Gib den Lauch, die Karotten und den Sellerie hinzu. Dünste alles an, bis es weich wird, etwa 5 Minuten.

2. Füge den gewürfelten Butternut-Kürbis in den Topf, gib Salbei und Salz hinzu. Koche alles weitere 2-3 Minuten.

3. Gieße die Gemüsebrühe oder das Wasser dazu. Bring alles zum Kochen, reduziere dann die Hitze und lasse die Suppe etwa 20-25 Minuten köcheln, oder bis das gesamte Gemüse weich ist.

4. Püriere die Suppe mit einem Stabmixer direkt im Topf, bis sie glatt ist. Alternativ kannst du die Suppe vorsichtig portionsweise in einen Standmixer geben und pürieren, bis sie glatt ist.

5. Rühre die Kokosmilch ein und erwärme die Suppe weitere 5 Minuten bei niedriger Hitze. Schmecke nach Bedarf ab.

6. Serviere die Suppe heiß, optional garniert mit einem Spritzer Kokosmilch oder frischen Kräutern.

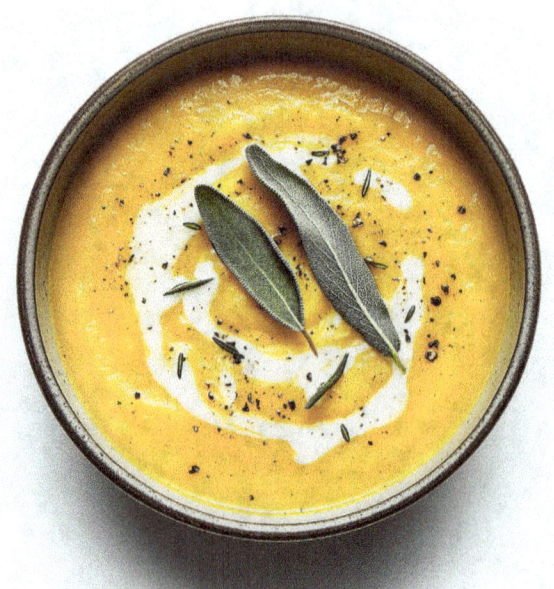

MISO-SUPPE

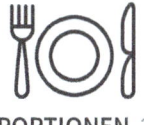 **PORTIONEN** 2

 **ZUBEREITUNGSZEIT** 20 Min

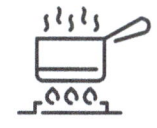 **GARZEIT** 5 Min

 **GESAMTZEIT** 25 Min

ZUTATEN

3 Tassen Gemüsebrühe

¼ Tasse getrockneter Wakame

2 Esslöffel weiße Miso-Paste

170 Gramm Tofu (weich oder fest), in 1,5 cm große Würfel geschnitten

¼ Tasse Lauch, fein geschnitten

ZUBEREITUNG

1. Bedecke in einer Schüssel den Wakame mit lauwarmem Wasser bis 2,5 cm darüber und lasse ihn etwa 15 Minuten ruhen oder bis er vollständig rehydriert ist. Gieße ihn durch ein Sieb ab.

2. Vermische in einer kleinen Schüssel die Miso-Paste mit ½ Tasse Gemüsebrühe und rühre, bis eine glatte Konsistenz entsteht. Dies hilft, Klumpen von Miso in der Suppe zu vermeiden.

3. Bringe in einem mittelgroßen Topf die restliche Gemüsebrühe bei mittlerer bis hoher Hitze zum Kochen.

4. Füge den Tofu und den rehydrierten Wakame zur Brühe hinzu. Lasse die Mischung 1 Minute kochen, dann nimm den Topf vom Herd, um zu verhindern, dass der Tofu zerfällt.

5. Rühre vorsichtig die Miso-Mischung und den geschnittenen Lauch in die heiße Brühe ein. Serviere die Suppe heiß und achte darauf, dass alles gut vermischt ist.

PRO PORTION (ungefähr 1 ½ Tassen) Kalorien: 133; Fett: 5g; Eiweiß: 12g; Kohlenhydrate: 7g; Ballaststoffe: 2g

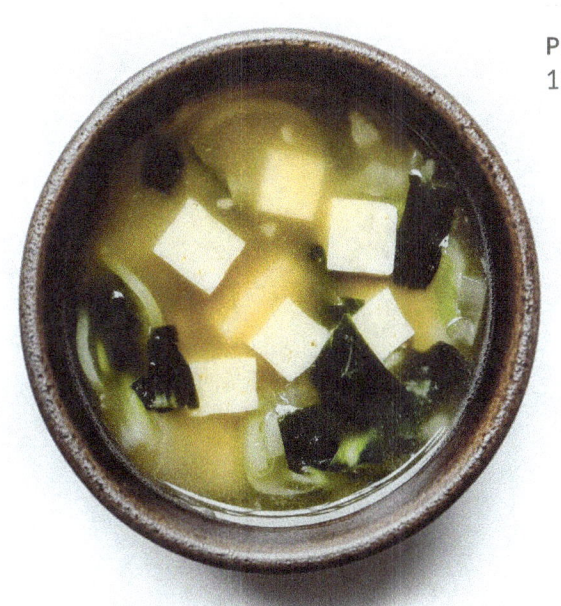

CREMIGE MAKKARONI-NUDELN

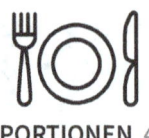
PORTIONEN 4

ZUBEREITUNGSZEIT 10 Min

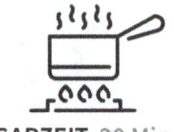
GARZEIT 20 Min

GESAMTZEIT 30 Min

ZUTATEN

225 Gramm glutenfreie Makkaroni-Nudeln

2 ½ Tassen Blumenkohl, zerkleinert

½ Tasse Wasser

¼-½ Teelöffel Asafoetida

¼ Tasse Nährhefe

1 Teelöffel Zitronenschalenabrieb

1-2 Esslöffel Kokosamino-Säuren

¼ Teelöffel Kurkuma

Salz nach Geschmack

ZUBEREITUNG

1. Bereite die glutenfreien Makkaroni-Nudeln nach Packungsanweisung zu. Abgießen und beiseite stellen.

2. Während die Nudeln kochen, dämpfe oder koche den Blumenkohl in einem Topf mit Wasser, bis er weich ist, etwa 10-15 Minuten.

3. Gib den gekochten Blumenkohl, das Wasser, die Asafoetida, die Nährhefe, den Zitronenschalenabrieb, die Kokosamino-Säuren, das Kurkuma und das Salz in einen Mixer. Püriere alles zu einer gleichmäßigen Masse und füge bei Bedarf mehr Wasser hinzu, um eine cremige Konsistenz zu erhalten.

4. Gib die Nudeln zurück in einen großen Topf oder eine Pfanne bei niedriger Hitze und gieße dann die Sauce darüber. Rühre um, bis die Nudeln vollständig bedeckt sind und die Sauce erhitzt ist. Schmecke mit Salz ab, falls nötig.

5. Heiß servieren und genießen!

PRO PORTION (etwa 1 Tasse)
Kalorien: 238; Fett: 1g; Eiweiß: 8g;
Kohlenhydrate: 45g; Ballaststoffe: 4g

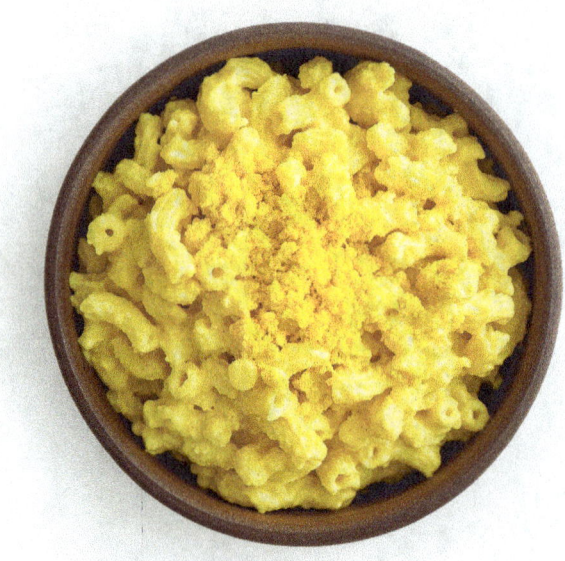

THAILÄNDISCHE KOKOSSUPPE

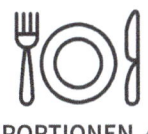

PORTIONEN 4

ZUBEREITUNGSZEIT 30 Min

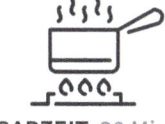

GARZEIT 30 Min

GESAMTZEIT 1 Std

ZUTATEN

1 Hühnerbrust, ohne Haut, gewürfelt

2 Möhren, in Julienne

½ Tasse Champignons, in Scheiben

1 Knollensellerie, gewürfelt (optional)

1 Tasse Grünkohl, grob geschnitten

½ Lauchstange (weiß), gewürfelt

1 EL Kokosöl

1–2 TL Kurkuma

½ TL Kreuzkümmel

1 TL Ingwer, gerieben

¼ TL Asafoetida (optional)

1 Dose (400 ml) Kokosmilch, leicht

3–4 Tassen Gemüsebrühe

½ TL Salz (oder nach Geschmack)

ZUBEREITUNG

1. In einem großen Topf oder Schmortopf das Kokosöl bei mittlerer Hitze erwärmen. Den gehackten Lauch und den geriebenen Ingwer hinzufügen und anbraten, bis der Lauch weich ist.

2. Kurkuma, Kreuzkümmel und Asafoetida (falls verwendet) hinzugeben und weitere 2 Minuten kochen, um die Aromen freizusetzen.

3. Die Gemüsebrühe und die Kokosmilch hinzugießen, dann die Champignons, Möhren und Knollensellerie (falls verwendet) hinzufügen. Die Mischung zum leichten Köcheln bringen und etwa 12-15 Minuten kochen, bis das Gemüse weich zu werden beginnt.

4. Die Hähnchenstücke in die Suppe geben und etwa 10 Minuten köcheln lassen, oder bis sie vollständig gegart sind und die Brühe mit Geschmack angereichert haben.

5. Den Grünkohl hinzufügen und weitere 2 Minuten kochen, bis er leicht welk ist.

6. Die Suppe mit Salz abschmecken und nach deinen Geschmacksvorlieben anpassen.

7. Heiß servieren und genießen!

PRO PORTION (ungefähr 1 ½ Tassen) Kalorien: 187; Fett: 10g; Eiweiß: 11g; Kohlenhydrate: 9g; Ballaststoffe: 2g

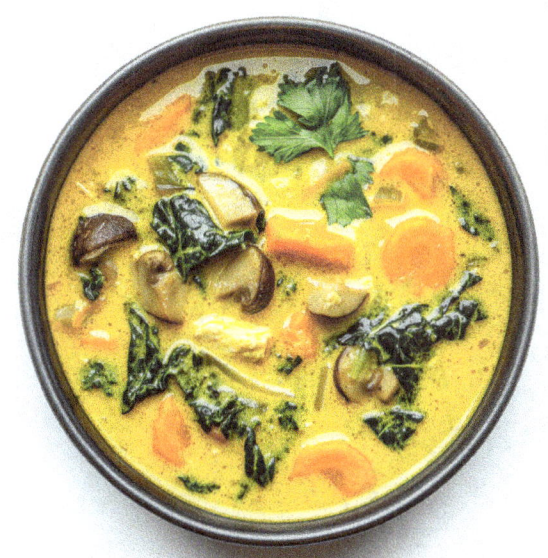

GEBACKENE FALAFEL

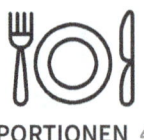
PORTIONEN 4

ZUBEREITUNGSZEIT 15 Min

GARZEIT 30 Min

GESAMTZEIT 45 Min

ZUTATEN

1 Tasse getrocknete Kichererbsen, eingeweicht (siehe Anmerkung)

½ Teelöffel gemahlener Kreuzkümmel

½ Teelöffel Asafoetida (optional)

½ Tasse frischer Koriander, gehackt

½ Tasse frische Petersilie, gehackt

1 Teelöffel Salz

2 Esslöffel + 1 Teelöffel Olivenöl

ZUBEREITUNG

1. Platziere das Ofengitter in der mittleren Schiene und heize den Ofen auf 190 °C vor. Fette ein großes, gerandetes Backblech gleichmäßig mit 2 EL Olivenöl ein.

2. Gib die eingeweichten, abgetropften Kichererbsen zusammen mit Petersilie, Koriander, Asafoetida (falls verwendet), Kreuzkümmel, Salz und 1 TL Olivenöl in eine Küchenmaschine. Mixe alles etwa 1 Minute lang zu einer glatten Masse.

3. Forme aus je 2 EL der Mischung kleine Patties (ca. 5 cm breit, 1 cm dick) und lege sie auf das geölte Backblech.

4. Backe die Falafel 25–30 Minuten, dabei nach der Hälfte der Zeit wenden, bis sie beidseitig goldbraun sind.

5. Reste halten sich bis zu 4 Tage im Kühlschrank oder lassen sich für mehrere Monate einfrieren.

ANMERKUNG

- Achte darauf, dass die Kichererbsen gut eingeweicht sind, idealerweise über Nacht, um beste Ergebnisse zu erzielen. Ersetze sie nicht durch Kichererbsen aus der Dose, da diese zu feucht sind und die Form der Falafel-Patties nicht effektiv halten werden.

PRO PORTION (ungefähr 3 Falafel-Bällchen) Kalorien: 189; Fett: 9g; Eiweiß: 7g; Kohlenhydrate: 16g; Ballaststoffe: 5g

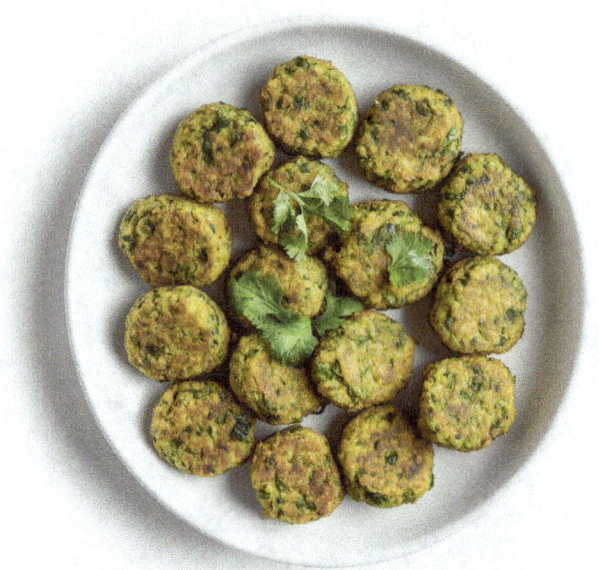

HÄHNCHEN-RAMEN-SCHÜSSEL

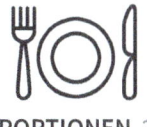
PORTIONEN 2

ZUBEREITUNGSZEIT 15 Min

GARZEIT 15 Min

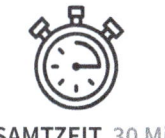
GESAMTZEIT 30 Min

ZUTATEN

- 1 Hühnerbrust, ohne Knochen und Haut
- 170 Gramm Reisnudeln
- 1 großes Ei
- 750 ml Hühnerbrühe
- 1 Teelöffel Kokosnuss-Aminosäuren
- ½ Tasse Kohl, in Scheiben geschnitten
- ½ Tasse Karotten, gerieben
- ¼ Lauch (nur der weiße Teil), gehackt
- ½ Teelöffel Ingwerpulver
- ¼ Teelöffel Asant (optional)

ZUBEREITUNG

1. Das Ei in einem mittelgroßen Topf mit genügend Wasser bedecken, sodass es 2,5 cm untergetaucht ist. Zum Kochen bringen und vom Herd nehmen. Abdecken und für 7 Minuten ruhen lassen für ein weichgekochtes Ei, oder länger für ein hartgekochtes Ei. Das Ei mit einer Zange oder einem Schaumlöffel herausnehmen und in eine Schüssel mit Eiswasser geben, um den Garprozess zu stoppen. Nach dem Abkühlen das Ei schälen und halbieren. Beiseite stellen.

2. Die Hühnerbrühe und die Kokosnuss-Aminosäuren in einem anderen Topf zum Kochen bringen. Die Hühnerbrust hinzufügen und garen, bis sie durchgegart ist, etwa 8-10 Minuten. Das Hähnchen herausnehmen, etwas abkühlen lassen und dann mit zwei Gabeln zupfen. Das zerkleinerte Hähnchen zurück in die Brühe geben.

3. Den geschnittenen Kohl, den gehackten Lauch und die geriebenen Karotten zum Topf mit der Hühnerbrühe und dem zerkleinerten Hähnchen geben. 3-5 Minuten köcheln lassen, bis das Gemüse zart ist.

4. Die Reisnudeln in den Topf geben. Nach Packungsanweisung kochen, normalerweise etwa 3-5 Minuten. Die Menge der Brühe nach Bedarf anpassen, indem mehr Hühnerbrühe oder Wasser hinzugefügt wird, um sicherzustellen, dass die Nudeln bedeckt sind. Mit Ingwerpulver, Asant und Salz nach Geschmack würzen.

5. Die Suppe vom Herd nehmen. Das Ramen heiß servieren und jede Schüssel mit einer Hälfte des gekochten Eis garnieren.

PRO PORTION (etwa 2 Tassen) Kalorien: 272; Fett: 5g; Eiweiß: 24g; Kohlenhydrate: 27g; Ballaststoffe: 2g

THAI-HÄHNCHEN-WRAPS

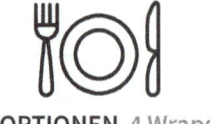

PORTIONEN 4 Wraps

ZUBEREITUNGSZEIT 20 Min

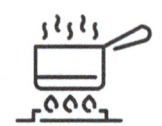

GARZEIT 20 Min

GESAMTZEIT 40 Min

ZUTATEN

1 Hähnchenbrust ohne Haut, in Streifen oder Würfel geschnitten

1 ½ Esslöffel Olivenöl, aufgeteilt

1 Tasse Kohl, fein geschnitten

1 mittelgroße Karotte, gerieben

¼ Teelöffel Asafoetida

4 glutenfreie Tortillas (oder siehe S. 171)

Salz nach Geschmack

Erdnusssauce:

2 Esslöffel Erdnusscreme (ohne zugesetzten Zucker oder Öle)

¼ Tasse Kokosnuss-Aminosäuren

1 Esslöffel Ahornsirup

1 Teelöffel Sesamöl (optional)

¼ Teelöffel gemahlener Ingwer

3 Esslöffel frischer Koriander, gehackt

PRO PORTION (1 Wrap) Kalorien: 220; Fett: 9g; Eiweiß: 12g; Kohlenhydrate: 20g; Ballaststoffe: 3g

ZUBEREITUNG

1. In einer Pfanne bei mittlerer Hitze 1 EL Olivenöl erhitzen. Das Hähnchen hinzufügen, Asafoetida darüber streuen und gut umrühren. Braten, bis es durchgegart ist (Kerntemperatur 74 °C). Mit Salz abschmecken.

2. Währenddessen alle Zutaten für die Erdnusssauce (Erdnusscreme, Kokos-Aminos, Ahornsirup, Sesamöl, Ingwer, Koriander) in einer kleinen Schüssel zu einer glatten Sauce verrühren. Beiseitestellen.

3. In derselben Pfanne ½ EL Olivenöl erhitzen. Kohl und Karotte hinzufügen und 2–3 Minuten bei mittlerer bis hoher Hitze anbraten, bis das Gemüse bissfest ist.

4. Eine glutenfreie Tortilla auf einem Teller auslegen. Das Hähnchen und das Gemüse darauf verteilen, mit der Erdnusssauce beträufeln. Nach Belieben mit frischem Basilikum oder gehackten Erdnüssen garnieren.

5. Die Tortilla einrollen und die Wraps kalt oder bei Zimmertemperatur servieren. Guten Appetit!

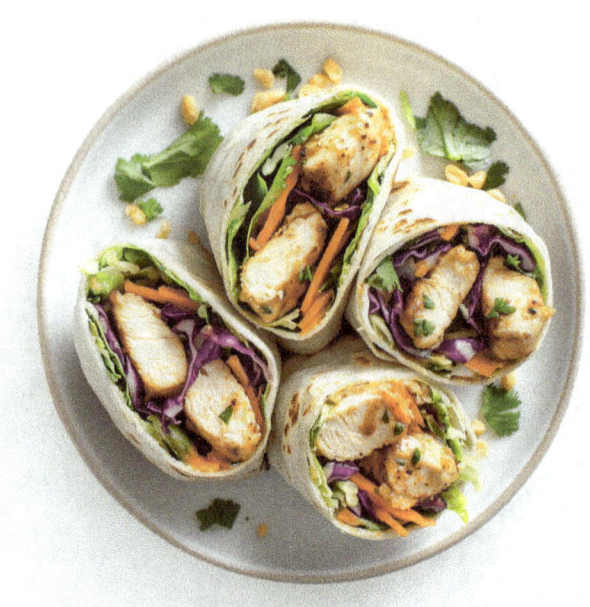

FISCH-TACOS

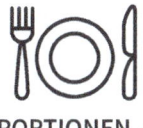

PORTIONEN 4

ZUBEREITUNGSZEIT 15 Min

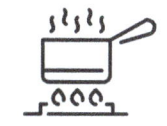

GARZEIT 20 Min

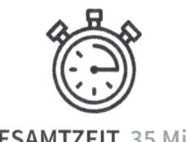

GESAMTZEIT 35 Min

ZUTATEN

450 Gramm Weißfischfilets (wie Kabeljau oder Tilapia)

1 Esslöffel Olivenöl, geteilt

½ Teelöffel gemahlener Kreuzkümmel

½ Teelöffel getrockneter Oregano

½ Teelöffel süßes Paprikapulver (optional, falls verträglich)

¼ Teelöffel Salz (oder nach Geschmack)

1 Esslöffel frische Limettenabrieb (optional)

1 Tasse geraspelter Rot- und Grünkohl

4 glutenfreie Tortillas (oder siehe S. 171)

2 Esslöffel frischer Koriander, gehackt

Avocadosoße zum Garnieren (optional, siehe S. 176)

ZUBEREITUNG

1. Tupfe die Fischfilets mit Küchenpapier trocken und würze beide Seiten mit Kreuzkümmel, Oregano, Paprikapulver (falls verwendet) und Salz. Bestreue die Filets mit Limettenabrieb für eine zitronige Note.

2. Erhitze ½ Esslöffel Olivenöl in einer Antihaftpfanne bei mittlerer Hitze. Wenn das Öl heiß ist, gib die Fischfilets hinzu und brate sie 3-4 Minuten auf jeder Seite, oder bis der Fisch gar ist und sich leicht mit einer Gabel zerteilen lässt. Nimm sie aus der Pfanne und stelle sie beiseite.

3. Gib in dieselbe Pfanne den restlichen ½ Esslöffel Olivenöl. Füge den geraspelten Kohl hinzu und brate ihn bei mittlerer Hitze 5-7 Minuten an. Rühre dabei gelegentlich um, bis der Kohl weich ist, aber noch etwas Biss hat. Würze bei Bedarf mit einer Prise Salz.

4. Erhitze die Tortillas in einer trockenen Pfanne bei mittlerer Hitze etwa 30 Sekunden pro Seite, oder bis sie weich und biegsam sind.

5. Zerteile den gegarten Fisch in kleinere Stücke und verteile ihn auf die Tortillas. Bedecke jeden Taco mit einer großzügigen Portion angebratenem Kohl und beträufle ihn mit der Avocadosoße.

6. Streue frischen Koriander über die Tacos und serviere sie sofort.

PRO PORTION (1 Taco) Kalorien: 210; Fett: 5g; Eiweiß: 26g; Kohlenhydrate: 10g; Ballaststoffe: 2g

KOREANISCHE REISSCHÜSSEL

PORTIONEN 2 Schalen

ZUBEREITUNGSZEIT 20 Min

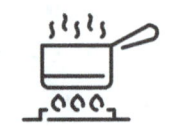
GARZEIT 25 Minr

GESAMTZEIT 45 Min

ZUTATEN

15 g mageres Putenhackfleisch (ca. ⅔ Tasse)

1 Ei, verquirlt

1 Möhre, in Julienne

1 kleine Rote Bete, gerieben (Flüssigkeit ausdrücken)

1 Tasse Spinat, gewaschen

Prise Asafoetida (optional)

1 TL Salz (nach Geschmack mehr)

1 Tasse gekochter weißer Reis

1 TL Sesamöl (plus etwas zum Braten)

3 TL Kokosaminos

½ TL frischer Ingwer, gerieben

2 TL Ahornsirup

Sesamsamen (optional, für Erhaltungsphase)

PRO PORTION (1 mittelgroße Schüssel)
Kalorien: 335; Fett: 7g; Eiweiß: 30g;
Kohlenhydrate: 35g; Ballaststoffe: 2g

ZUBEREITUNG

1. In einer kleinen Schüssel Kokosaminos, Ingwer, Ahornsirup und Sesamöl verrühren. Beiseitestellen.
2. Etwas Öl in einer mittelgroßen Pfanne bei mittlerer Hitze erhitzen. Putenhackfleisch darin braten, bis es nicht mehr rosa ist. Die Sauce zugeben und etwa 5 Minuten köcheln lassen, bis sie eindickt.
3. Etwas Sesamöl in die Pfanne geben, Karotten mit einer Prise Salz hinzufügen und 3–5 Minuten anbraten, bis sie weich, aber noch bissfest sind. Herausnehmen und beiseitelegen.
4. Erneut etwas Öl in die Pfanne geben, Rote Bete mit Salz hinzufügen und etwa 5 Minuten anbraten. Ebenfalls beiseitelegen.
5. Dann Spinat mit etwas Sesamöl und Asafoetida in die Pfanne geben. Etwa 5 Minuten garen, bis er zusammenfällt. Mit Salz abschmecken und zur Seite stellen.
6. Pfanne säubern, einen Schuss Öl hinzufügen, das Ei hineingießen und stocken lassen (4–5 Minuten). Wenden und weitere 2–3 Minuten garen. Mit Salz würzen und in Streifen schneiden.
7. Den Reis auf zwei Schüsseln verteilen. Mit Putenfleisch, Gemüse und Eistreifen belegen. Nach Belieben mit Sesamsamen bestreuen und servieren.

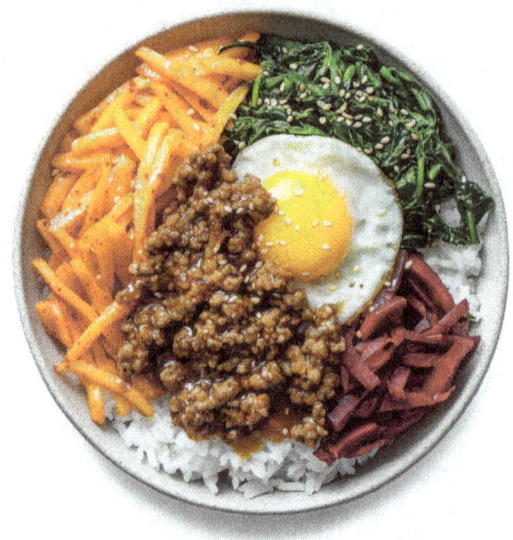

HÄHNCHEN-GRÜNKOHL-SUPPE

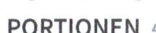
PORTIONEN 4

ZUBEREITUNGSZEIT 20 Min

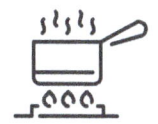
GARZEIT 30 Min

GESAMTZEIT 50 Min

ZUTATEN

- 1 Hühnerbrust ohne Haut und Knochen
- 1-2 Tassen Grünkohl, in grobe Stücke geschnitten
- 1 ½ Tassen Möhren, geschält und gewürfelt
- 1 ½ Tassen Sellerie, gewürfelt
- 225 Gramm Baby Bella Pilze, in Scheiben geschnitten (etwa 3 Tassen)
- 5 Tassen Hühner- oder Gemüsebrühe
- 1 Esslöffel frischer Thymian
- 2-3 Esslöffel Pfeilwurzelmehl oder Kartoffelstärke
- ⅓ Tasse leichte Kokosmilch
- 1 Teelöffel Olivenöl
- Salz nach Geschmack

ZUBEREITUNG

1. Erhitze das Olivenöl in einem großen Topf oder Schmortopf bei mittlerer bis hoher Hitze. Gib die gewürfelten Möhren und Sellerie hinzu, würze mit einer Prise Salz und brate sie etwa 3 Minuten an, bis sie anfangen weich zu werden. Füge den frischen Thymian und die geschnittenen Pilze hinzu und vermische alles schnell.

2. Gieße die Hühner- oder Gemüsebrühe hinein und gib dann die Hühnerbrust in den Topf. Bring die Suppe zum Kochen und reduziere dann die Hitze auf niedrige Stufe. Decke den Topf mit einem Deckel ab und koche etwa 15-20 Minuten, oder bis das Gemüse weich und das Hähnchen vollständig durchgegart ist.

3. Während die Suppe köchelt, vermische in einer mittelgroßen Schüssel die Kartoffelstärke oder das Pfeilwurzelmehl, die Kokosmilch und ¼ Tasse Wasser zu einer glatten Mischung. Verwende einen Mixer oder Schneebesen, um alle Klumpen zu entfernen. Stelle die Mischung beiseite.

4. Sobald das Hähnchen gar ist, nimm es aus dem Topf und zerpflücke das Fleisch mit zwei Gabeln. Gib das zerpflückte Hähnchen zurück in den Topf.

5. Gieße die Pfeilwurzel-/Kokosmilchmischung langsam in die Suppe und rühre dabei ständig um. Lass die Suppe einige Minuten köcheln, bis sie leicht eindickt.

6. Füge den gehackten Grünkohl hinzu und lass die Suppe weitere 3-5 Minuten köcheln, bis der Grünkohl welk ist und die Suppe gut durchgewärmt ist.

7. Schmecke die Suppe ab und füge bei Bedarf mehr Salz hinzu. Heiß servieren und genießen!

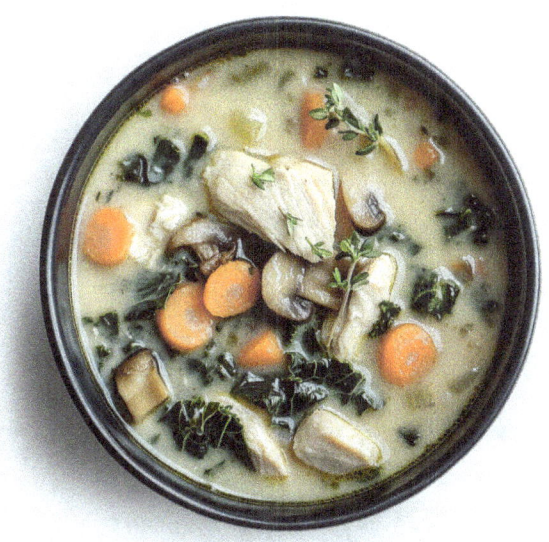

PRO PORTION (etwa 1 ½ Tassen) Kalorien: 117; Fett: 3g; Eiweiß: 11g; Kohlenhydrate: 8g; Ballaststoffe: 3g

PUTENHACKBRATEN MIT QUINOA

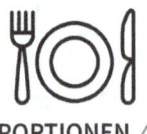

PORTIONEN 4

ZUBEREITUNGSZEIT 30 Min

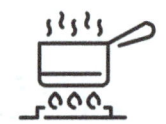

GARZEIT 50 Min

GESAMTZEIT 1 Std 20 Min

ZUTATEN

450 Gramm mageres Putenhack-kfleisch (etwa 2 Tassen)

¼ Tasse rohe Quinoa, gewaschen

½ Tasse Hühnerbrühe oder Wasser

2 Eier, verquirlt

1 Esslöffel Olivenöl

1 kleine Möhre, gerieben

¼ Tasse Lauch (nur der weiße Teil), fein gehackt

1 Teelöffel frischer Thymian, gehackt

1 Teelöffel frischer Rosmarin, gehackt

½ Teelöffel gemahlener Kreu-zkümmel

¼ Teelöffel gemahlener Oregano

1 Teelöffel Salz

ZUBEREITUNG

1. In einem kleinen Topf Quinoa und Hühnerbrühe bei mittlerer bis hoher Hitze zum Kochen bringen. Hitze reduzieren, abdecken und 15–20 Minuten köcheln lassen, bis die Flüssigkeit aufgenommen ist. Vom Herd nehmen und etwas abkühlen lassen.

2. Backofen auf 180 °C vorheizen, Rost in mittlerer Schiene platzieren. Ein Backblech mit Backpapier auslegen.

3. Olivenöl in einer großen Pfanne bei mittlerer Hitze erhitzen. Lauch und Möhre hinzufügen und ca. 5 Minuten anbraten, bis der Lauch weich und glasig ist. Vom Herd nehmen.

4. In einer großen Schüssel Putenhack, Quinoa, Gemüse, Eier, Kreuzkümmel, Thymian, Rosmarin, Oregano und Salz gründlich vermengen.

5. Mit angefeuchteten Händen einen Hackbraten formen und auf das Backblech legen. Etwa 50 Minuten backen, bis die Kerntemperatur 74 °C erreicht.

6. Nach dem Backen 10 Minuten ruhen lassen, dann in Scheiben schneiden und heiß servieren.

PRO PORTION (¼ des Hackbratens)
Kalorien: 286; Fett: 9g; Eiweiß: 40g;
Kohlenhydrate: 8g; Ballaststoffe: 1g

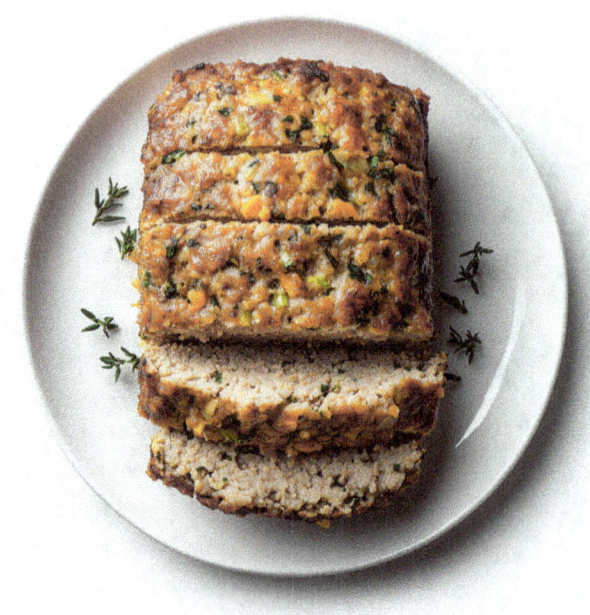

GEGRILLTE GARNELENSPIESSE

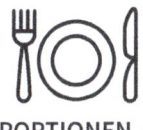   

PORTIONEN 4   **ZUBEREITUNGSZEIT** 15 Min   **GARZEIT** 8 Min   **GESAMTZEIT** 50 Min

ZUTATEN

450 Gramm große Garnelen, geschält und entdarmt (etwa 1 ¾ Tassen)

2 Zucchini, in Stücke geschnitten

2 Esslöffel Olivenöl

6-8 Champignons, halbiert

½ Teelöffel gemahlener Kreuzkümmel

1 Teelöffel getrockneter Oregano

1 Esslöffel frisches, gehacktes Basilikum

Abrieb von 1 Zitrone

½ Teelöffel Salz

ZUBEREITUNG

1. In einer flachen Schüssel das Olivenöl, den Kreuzkümmel, den Oregano, das frische Basilikum, den Zitronenabrieb und das Salz vermischen. Gut umrühren, um alles zu vermengen.

2. Die Garnelen, die Zucchinistücke und die halbierten Champignons abwechselnd auf Holzspieße stecken, um für Abwechslung zu sorgen.

3. Die fertigen Spieße in die Schüssel mit der Marinade legen und sicherstellen, dass sie gut bedeckt sind. Abdecken und mindestens 30 Minuten im Kühlschrank ziehen lassen, damit sich die Aromen verbinden können.

4. Den Grill auf mittlere bis hohe Hitze vorheizen. Die Grillroste leicht einfetten, um ein Anhaften zu vermeiden.

5. Die Garnelenspieße aus der Marinade nehmen und überschüssige Marinade abstreifen. Die Spieße auf den heißen Grill legen und etwa 3 Minuten pro Seite grillen, oder bis die Garnelen rosa und vollständig gegart sind.

6. Die gegrillten Garnelenspieße sofort servieren und mit deiner Lieblingsbeilage genießen!

ANMERKUNG

- Die Holzspieße 20-30 Minuten vor dem Grillen in Wasser einweichen, um zu verhindern, dass sie verbrennen.

PRO PORTION (2 Spieße) Kalorien: 216; Fett: 9g; Eiweiß: 27g; Kohlenhydrate: 4g; Ballaststoffe: 1g

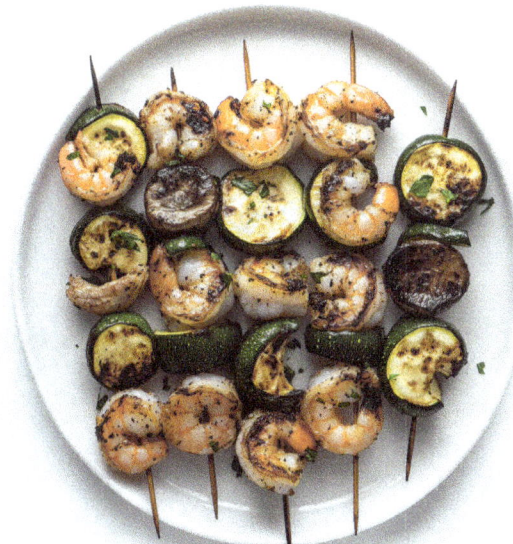

BUTTERNUSSKÜRBIS-PASTA

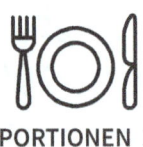 **PORTIONEN** 2

 **ZUBEREITUNGSZEIT** 10 Min

 **GARZEIT** 15 Min

 **GESAMTZEIT** 25 Min

ZUTATEN

½ Tasse Butternusskürbis, geschält und gewürfelt

1 mittelgroße Karotte, geschält und zerkleinert

2 Esslöffel Kokosmilch aus der Dose

1 Esslöffel Hefeflocken

½ Teelöffel getrockneter oder frischer Dill

Eine Prise Asafötida (optional)

Ein kleiner Schuss flüssige Aminosäuren oder Kokosaminos (optional, nach Geschmack anpassen)

170 Gramm glutenfreie Pasta deiner Wahl

Salz nach Geschmack

PRO PORTION (ungefähr 1 ½ Tassen)
Kalorien: 181; Fett: 4g; Eiweiß: 9g;
Kohlenhydrate: 20g; Ballaststoffe: 5g

ZUBEREITUNG

1. Bringe einen großen Topf Wasser zum Kochen. Gib die Pasta hinzu und koche sie nach Packungsanleitung bis sie al dente ist. Bewahre ¼ Tasse des Kochwassers auf, gieße die Pasta dann ab und stelle sie beiseite.

2. Während die Pasta kocht, bringe einen weiteren kleinen Topf mit Wasser zum Kochen. Füge die gehackte Karotte und den Butternusskürbis hinzu. Koche sie etwa 10-12 Minuten, bis sie weich und zart sind.

3. Sobald das Gemüse gar ist, gib es in einen Mixer oder eine Küchenmaschine. Füge die Kokosmilch, das aufbewahrte Nudelwasser, die Hefeflocken, den Dill, die Asafötida und die flüssigen Aminosäuren hinzu. Püriere alles, bis eine glatte und cremige Konsistenz entsteht. Passe die Konsistenz mit mehr Pastawasser an, falls nötig.

4. Gieße die Sauce in eine Pfanne und köchle sie 2-3 Minuten. Schmecke ab und passe die Würzung mit Salz oder mehr flüssigen Aminosäuren an, falls nötig.

5. Gib die gekochte Pasta zur Sauce und vermische alles gut. Serviere heiß und genieße!

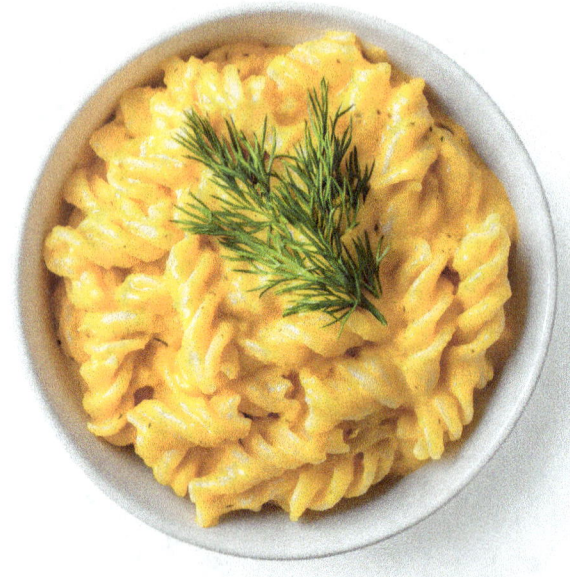

HÜHNEREINTOPF MIT LINSEN

  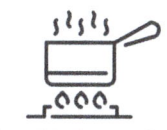 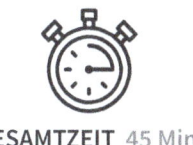

PORTIONEN 3 ZUBEREITUNGSZEIT 10 Min GARZEIT 35 Min GESAMTZEIT 45 Min

ZUTATEN

- ½ Tasse rote Linsen, gewaschen
- ½ Pfund mageres Hackhuhn (ungefähr 1 Tasse)
- 2 Tassen Hühnerbrühe oder Wasser
- ½ Lauchstange (nur der weiße Teil), gehackt
- 1 mittelgroße Möhre, geschält und gewürfelt
- 1 ½ Esslöffel Olivenöl
- ¼ Teelöffel Asafoetida (optional)
- ½ Esslöffel getrockneter Thymian
- ½ Teelöffel gemahlener Kreuzkümmel
- ¼ Teelöffel gemahlener Koriander
- Salz nach Geschmack

ZUBEREITUNG

1. Erhitze das Olivenöl in einem großen Topf bei mittlerer Hitze. Gib das Hackhuhn hinzu und brate es an, bis es goldbraun und vollständig durchgegart ist.

2. Gib den gehackten Lauch und die gewürfelte Möhre in den Topf. Dünste sie 3-4 Minuten an, bis das Gemüse leicht weich wird.

3. Füge Thymian, Kreuzkümmel, Koriander und Asafoetida (falls verwendet) hinzu. Koche alles etwa 1 Minute, bis es duftet.

4. Gib die roten Linsen dazu und gieße die Hühnerbrühe oder das Wasser darüber. Bringe alles zum Kochen, reduziere dann die Hitze. Decke den Topf ab und lasse alles 20-25 Minuten köcheln, bis die Linsen weich sind und der Eintopf eingedickt ist. Rühre gelegentlich um.

5. Schmecke ab und füge bei Bedarf mehr Salz hinzu. Heiß servieren und genießen!

PRO PORTION (ungefähr 1 Tasse) Kalorien: 207; Fett: 10g; Eiweiß: 18g; Kohlenhydrate: 8g; Ballaststoffe: 2g

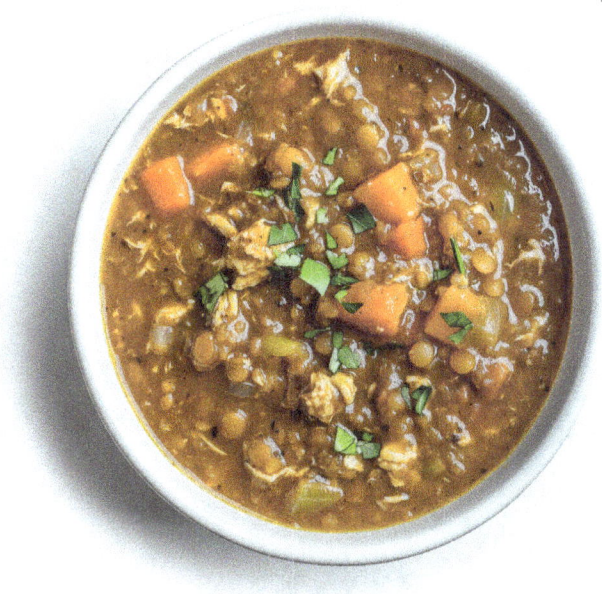

GEGRILLTER WOLFSBARSCH

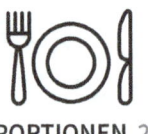
PORTIONEN 2

ZUBEREITUNGSZEIT 5 Min

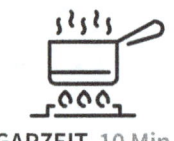
GARZEIT 10 Min

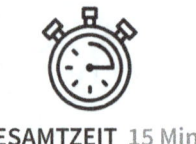
GESAMTZEIT 15 Min

ZUTATEN

2 Wolfsbarschfilets, mit oder ohne Haut

1 Esslöffel Olivenöl

¼ Teelöffel Salz

¼ Teelöffel Asafoetida (optional)

½ Esslöffel Ghee (optional, für die Erhaltungsphase)

Abrieb von 1 Zitrone

Frischer Koriander zum Garnieren (optional)

ZUBEREITUNG

1. Die Wolfsbarschfilets mit Küchenpapier trocken tupfen. Beide Seiten des Fisches mit Asafoetida, Salz und Zitronenabrieb würzen.

2. Eine Gusseisenpfanne bei mittlerer bis hoher Hitze erwärmen. Olivenöl und Ghee (falls verwendet) hinzufügen und erhitzen, bis es geschmolzen und heiß ist.

3. Die Wolfsbarschfilets in die heiße Pfanne legen. Etwa 4 Minuten braten, bis die Ränder goldbraun und knusprig sind. Die Filets vorsichtig wenden und weitere 4-5 Minuten garen, oder bis der Fisch in Schichten zerfällt und gut durchgegart ist.

4. Mit einem Korianderzweig garnieren und für zusätzliche Frische mit etwas mehr Zitronenabrieb bestreuen.

PRO PORTION (1 Wolfsbarschfilet)
Kalorien: 185; Fett: 9g; Eiweiß: 23g;
Kohlenhydrate: 0g; Ballaststoffe: 0g

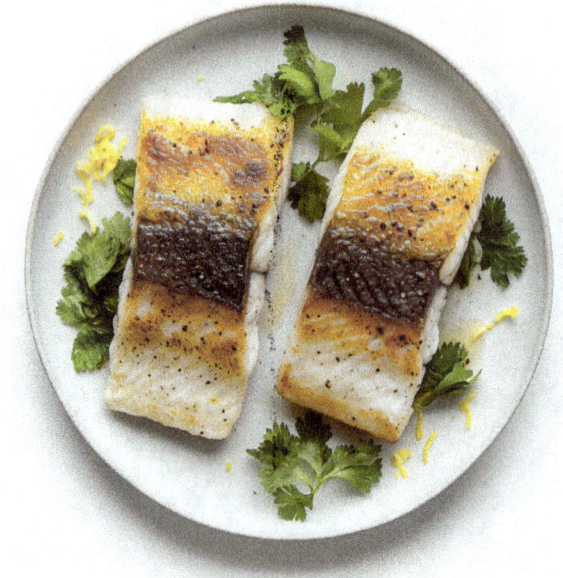

GEMÜSE-BRATLINGE

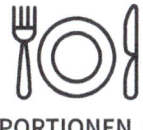 **PORTIONEN** 4

 **ZUBEREITUNGSZEIT** 15 Min

 **GARZEIT** 15 Min

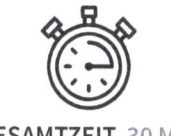 **GESAMTZEIT** 30 Min

ZUTATEN

3 Tassen frischer Babyspinat, fein gehackt

2 Esslöffel Olivenöl, aufgeteilt

1 mittelgroße Pastinake, geschält und gerieben

½ Tasse Karotte, geschält und gerieben

¼ Lauch (nur der weiße Teil), in dünne Scheiben geschnitten und gewaschen

¼ Tasse Kalamata- oder schwarze Oliven, fein gewürfelt (optional)

2 Eier, verquirlt

¼ Tasse Kokos- oder Mandelmehl

½ Teelöffel gemahlener Kreuzkümmel

1 Teelöffel getrockneter Oregano

½ Teelöffel Salz

ZUBEREITUNG

1. In einer mittelgroßen Pfanne 1 Esslöffel Olivenöl bei mittlerer Hitze erwärmen. Den Lauch hinzufügen und kochen, bis er weich ist, etwa 3-4 Minuten. Den Spinat untermischen und kochen, bis er zusammenfällt. Vom Herd nehmen und in eine große Rührschüssel geben.

2. In dieselbe Schüssel die geriebene Pastinake, die geriebene Karotte, die gewürfelten Oliven (falls verwendet), den Kreuzkümmel, den Oregano und das Salz hinzufügen. Gut vermischen.

3. Die verquirlten Eier zur Gemüsemischung gießen, gefolgt vom Kokos- oder Mandelmehl. Mischen, bis die Zutaten gut verbunden sind und zusammenhalten können.

4. Die Mischung zu Burgern formen, die etwa 1,3 cm dick und 5-7,5 cm breit sind.

5. Den restlichen Esslöffel Olivenöl in derselben Pfanne bei mittlerer Hitze erwärmen. Wenn das Öl heiß ist, die Burger hinzufügen und 5-7 Minuten pro Seite braten, oder bis sie goldbraun und knusprig sind.

6. Die Burger heiß servieren und als leichte Mahlzeit oder als Beilage genießen.

PRO PORTION (2 Burger) Kalorien: 133; Fett: 7g; Eiweiß: 5g; Kohlenhydrate: 7g; Ballaststoffe: 5g

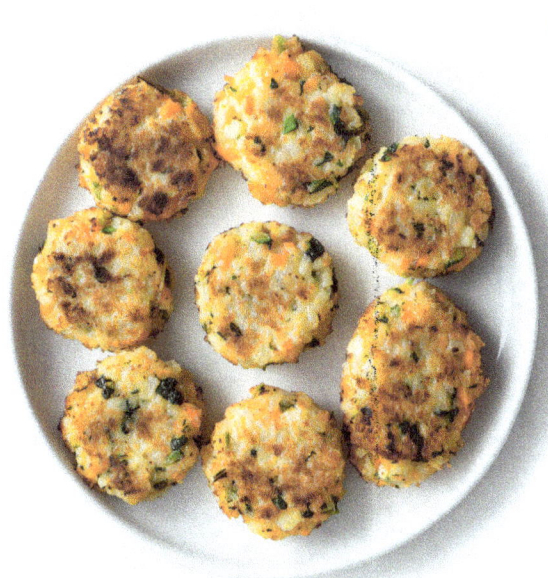

ZA'ATAR-HÄHNCHENSTREIFEN

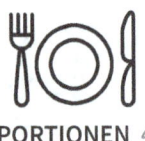

PORTIONEN 4

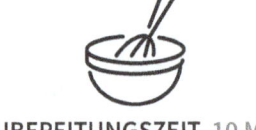

ZUBEREITUNGSZEIT 10 Min

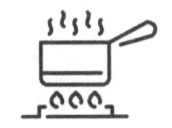

GARZEIT 10 Min

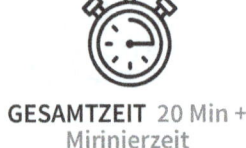

GESAMTZEIT 20 Min + Mirinierzeit

ZUTATEN

450 Gramm Hähnchenfilets (etwa 2 Tassen)

1 Esslöffel Olivenöl

1 Teelöffel Wasser

¼ Teelöffel getrockneter Thymian (oder Oregano als Alternative)

½ Teelöffel gemahlenes Kurkuma

½ Teelöffel Kreuzkümmel

¼ Teelöffel gemahlener Koriander

¼ Teelöffel geröstete Sesamsamen

¼ Teelöffel Sumach

½ Teelöffel Salz

Frischer Koriander zum Garnieren (optional)

PRO PORTION (3 Hähnchenstreifen)
Kalorien: 140; Fett: 4g; Eiweiß: 26g;
Kohlenhydrate: 0g; Ballaststoffe: 0g

ZUBEREITUNG

1. In einer kleinen Schüssel Olivenöl, Wasser, Thymian (oder Oregano), Kurkuma, Kreuzkümmel, gemahlenen Koriander, Sesamsamen, Sumach und Salz zu einer Paste vermischen.

2. Die Hähnchenfilets in einen Liter-Gefrierbeutel geben. Die Gewürzpaste hinzufügen, den Beutel verschließen und schütteln, um das Hähnchen gleichmäßig zu bedecken. 2-3 Stunden im Kühlschrank marinieren lassen, damit die Aromen sich verbinden können.

3. Den Grill oder die Grillpfanne bei mittlerer bis hoher Hitze vorheizen. Die Grillroste reinigen und einfetten, um ein Anhaften zu verhindern.

4. Sobald der Grill heiß ist, die Hähnchenfilets portionsweise hinzufügen. Pro Portion 7-10 Minuten grillen oder bis die Kerntemperatur 74°C erreicht und das Hähnchen gut durchgegart ist. Je nach Größe deines Grills musst du dies möglicherweise in zwei oder drei Portionen machen.

5. Das gegrillte Hähnchen mit der gewünschten Beilage servieren. Mit frischem Koriander garnieren für eine geschmackliche Note.

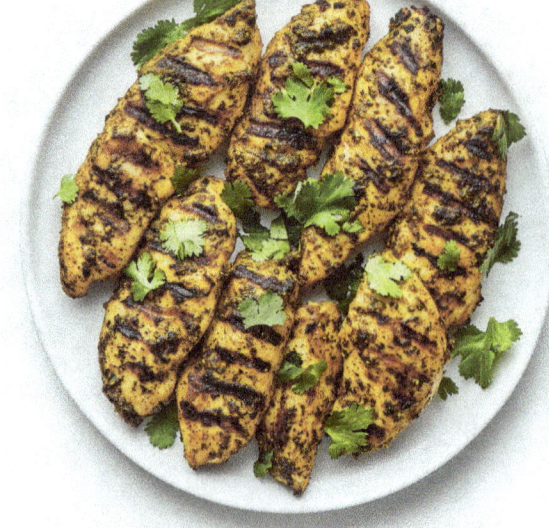

SCHWEDISCHE FLEISCHBÄLLCHEN

 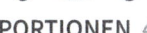  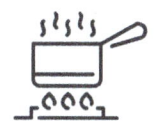 

PORTIONEN 4   ZUBEREITUNGSZEIT 20 Min   GARZEIT 50 Min   GESAMTZEIT 1 Std 10 Min

ZUTATEN

450 Gramm mageres Putenhackfleisch (etwa 2 Tassen)

1 großes Ei

½ Tasse glutenfreie Semmelbrösel

1 Esslöffel gehackte Petersilie

½ Teelöffel Asafötida (optional)

1 Teelöffel Kokosamino

½ Teelöffel getrockneter Oregano

Pilzsoße:

1 Tasse geschnittene Champignons

½ Lauch (nur der weiße Teil),
gewürfelt

2 Tassen Hühnerbrühe

¼ Tasse Kokosmilch aus der Dose

1 Esslöffel Olivenöl

½ Esslöffel flüssiges Amino oder
Kokosamino

2 Esslöffel Kartoffelstärke oder
Pfeilwurzmehl

¼ Teelöffel Salz

ZUBEREITUNG

1. Heize den Ofen auf 200°C vor.

2. In einer großen Schüssel vermische das Putenhackfleisch, das Ei, die glutenfreien Semmelbrösel, die
gehackte Petersilie, die Asafötida, 1 Teelöffel flüssiges
Amino und den getrockneten Oregano.

3. Forme 12-15 Fleischbällchen aus der Mischung und
lege sie auf ein mit Backpapier ausgelegtes Backblech.

4. Backe sie 17-20 Minuten, oder bis die Innentemperatur 68°C erreicht und die Fleischbällchen oben goldbraun sind.

5. In einer kleinen Schüssel verrühre 1/2 Tasse der Hühnerbrühe mit der Kartoffelstärke (oder dem Pfeilwurzmehl) bis es glatt ist. Stelle es beiseite.

6. Erhitze das Olivenöl in einer großen Pfanne bei mittlerer Hitze. Gib die geschnittenen Champignons und
den gewürfelten Lauch hinzu und koche sie, bis die
Pilze weich und der Lauch durchscheinend sind, etwa
4-5 Minuten.

7. Gieße die restliche Hühnerbrühe in die Pfanne, zusammen mit der Brühe-Stärke-Mischung, der Kokosmilch
und 1/2 Esslöffel flüssiges Amino. Bring die Soße zum
Kochen und rühre häufig um, bis sie leicht eindickt.

8. Gib die gebackenen Fleischbällchen in die kochende
Soße. Lass sie weitere 10 Minuten in der Soße garen,
bis die Fleischbällchen eine Innentemperatur von
74°C erreicht haben und vollständig durchgegart sind.

9. Serviere die Fleischbällchen mit der Soße über der
Beilage deiner Wahl, und guten Appetit!

PRO PORTION (4 Fleischbällchen) Kalorien: 245; Fett: 4g; Eiweiß:
38g; Kohlenhydrate: 12g; Ballaststoffe: 0g

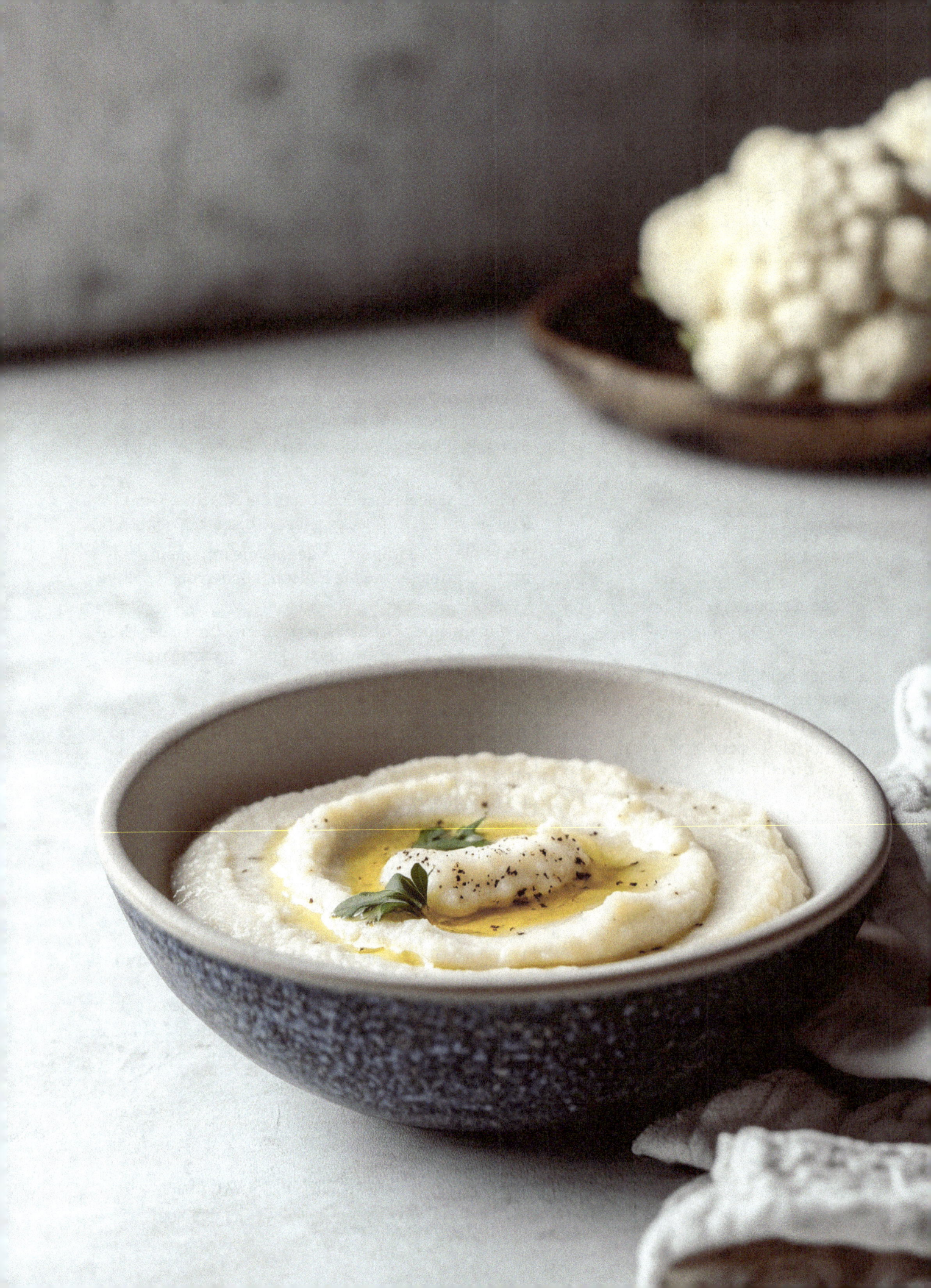

KAPITEL SECHS

BEILAGEN

STECKRÜBENPÜREE

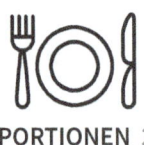
PORTIONEN 2

ZUBEREITUNGSZEIT 10 Min

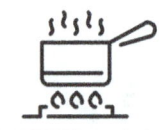
GARZEIT 30 Min

GESAMTZEIT 40 Min

ZUTATEN

2 mittelgroße Steckrüben, geschält und in 2,5 cm große Stücke geschnitten

1 Esslöffel Olivenöl

½ Teelöffel Salz, und mehr nach Geschmack

1 Esslöffel gehackte Petersilie zum Garnieren (optional)

ZUBEREITUNG

1. In einen großen Topf die Steckrübenstücke geben und mit ausreichend Wasser bedecken, sodass sie etwa 2,5 cm unter der Wasseroberfläche liegen. ½ Teelöffel Salz hinzufügen und umrühren.

2. Das Wasser bei hoher Hitze zum Kochen bringen, dann die Hitze auf mittlere Stufe reduzieren und die Steckrüben kochen lassen, bis sie weich sind, was normalerweise zwischen 25 und 35 Minuten dauert.

3. Wenn die Steckrüben weich sind, das Wasser abgießen und die Steckrüben zurück in den Topf geben.

4. Das Olivenöl zu den gekochten Steckrüben geben. Mit einer Gabel oder einem Kartoffelstampfer pürieren, bis die gewünschte Konsistenz erreicht ist.

5. Das Steckrübenpüree probieren und bei Bedarf mehr Salz hinzufügen.

6. Das Steckrübenpüree heiß servieren, garniert mit gehackter Petersilie.

PRO PORTION (etwa 1 Tasse)
Kalorien: 202; Fett: 7g; Eiweiß: 4g;
Kohlenhydrate: 24g; Ballaststoffe: 9g

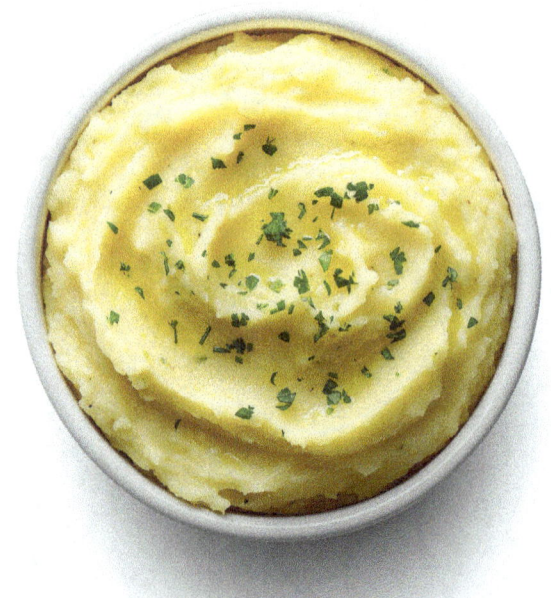

REIS MIT CHAMPIGNONS

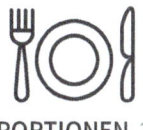 **PORTIONEN** 2

 **ZUBEREITUNGSZEIT** 5 Min

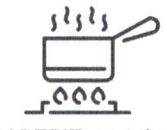 **GARZEIT** 20 Min

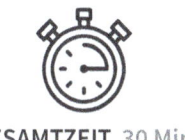 **GESAMTZEIT** 30 Min

ZUTATEN

170 Gramm Champignons, in Scheiben geschnitten (etwa 2 ⅓ Tassen)

1 Tasse ungekochter weißer Reis

2 Tassen Gemüse- oder Hühnerbrühe (oder Wasser)

1 Teelöffel Olivenöl

6-8 Thymianzweige, Blätter abgezupft

Salz nach Geschmack

ZUBEREITUNG

1. Erhitze das Olivenöl in einem Topf bei mittlerer bis hoher Hitze. Gib die geschnittenen Champignons hinzu und brate sie etwa 4 bis 5 Minuten an, bis sie beginnen zu bräunen. Würze sie während der letzten Minute mit Salz und Thymianblättern.

2. Nimm die Hälfte der gebratenen Champignons aus dem Topf und lege sie beiseite.

3. Gib den Reis und die Brühe in denselben Topf. Bringe die Mischung zum Kochen und reduziere dann die Hitze. Decke den Topf ab und lass alles 10-15 Minuten köcheln, oder bis der Reis gar ist und die gesamte Brühe aufgesogen wurde.

4. Mische die beiseite gelegten Champignons unter den gekochten Reis. Schmecke mit zusätzlichem Salz und Thymian ab, falls nötig.

5. Lockere den Reis vor dem Servieren mit einer Gabel auf, um die Körner zu trennen und die Champignons gleichmäßig zu verteilen. Serviere ihn heiß als Beilage oder als leichtes Hauptgericht.

PRO PORTION (etwa 1 Tasse) Kalorien: 376; Fett: 3g; Eiweiß: 9g; Kohlenhydrate: 73g; Ballaststoffe: 2g

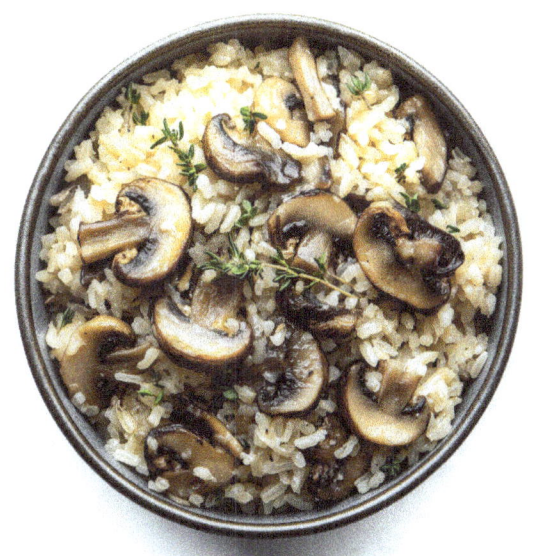

GERÖSTETER BROKKOLI

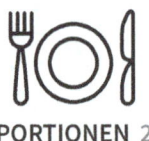 **PORTIONEN** 2    **ZUBEREITUNGSZEIT** 10 Min   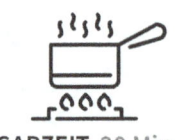 **GARZEIT** 20 Min   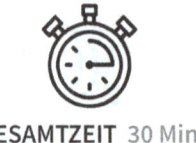 **GESAMTZEIT** 30 Min

ZUTATEN

225 Gramm Brokkoli, in Röschen geschnitten (etwa 2 ½ Tassen)

2 Teelöffel Olivenöl

Salz nach Geschmack

¼ Tasse veganer Parmesan (optional, für die Erhaltungsphase; siehe S. 181)

ZUBEREITUNG

1. Heize den Ofen auf 200°C vor. Lege ein Backblech mit Backpapier aus oder fette es leicht mit Öl ein.

2. Vermische in einer Schüssel die Brokkoliröschen mit dem Olivenöl und einer Prise Salz, bis sie gut bedeckt sind.

3. Verteile die Brokkoliröschen in einer einzelnen Schicht auf dem vorbereiteten Backblech. Backe sie für 15 bis 22 Minuten oder bis die Ränder schön gebräunt sind.

4. Nimm den Brokkoli aus dem Ofen und bestreue ihn sofort mit veganem Parmesan, falls du ihn verwendest.

PRO PORTION (etwa 1 Tasse)
Kalorien: 78; Fett: 5g; Eiweiß: 3g; Kohlenhydrate: 4g; Ballaststoffe: 3g

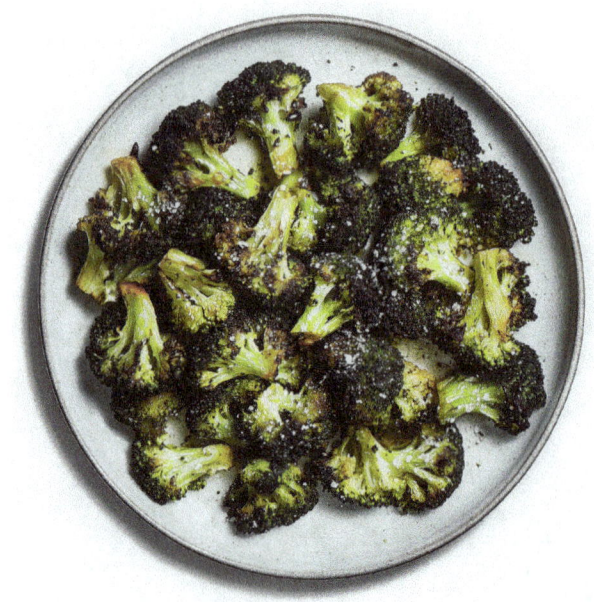

SAUTIERTE ROSENKOHL

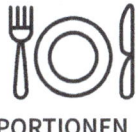
PORTIONEN 2

ZUBEREITUNGSZEIT 10 Min

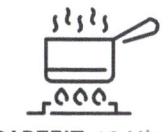
GARZEIT 10 Min

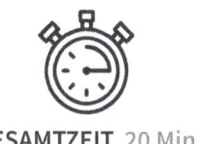
GESAMTZEIT 20 Min

ZUTATEN

- 170 Gramm Rosenkohl, in Julienne geschnitten oder geraspelt (ungefähr 2 Tassen)
- 1 Esslöffel Olivenöl
- ½ Teelöffel Asafoetida (optional)
- ½ Teelöffel Salz
- ¼ Tasse veganer Parmesan (optional, für die Erhaltungsphase; siehe S. 181)

ZUBEREITUNG

1. Erhitze das Olivenöl in einer Antihaftpfanne bei mittlerer bis hoher Hitze. Bewege die Pfanne, um den Boden mit Öl zu bedecken, sobald es heiß und glänzend ist.

2. Gib den geraspelten Rosenkohl, die Asafoetida und das Salz in die Pfanne. Brate alles 6 bis 8 Minuten unter gelegentlichem Rühren an, bis der Rosenkohl gleichmäßig gebräunt und innen zart ist.

3. Nimm die Pfanne vom Herd. Wenn gewünscht, vermische den gekochten Rosenkohl mit dem veganen Parmesan.

4. Genieße den warmen Rosenkohl als Beilage, der eine schmackhafte Mischung aus leicht süßen und nussigen Aromen bietet, die durch den optionalen Käse noch verstärkt werden.

PRO PORTION (ca. 1 Tasse) Kalorien: 96; Fett: 7g; Eiweiß: 3g; Kohlenhydrate: 4g; Ballaststoffe: 3g

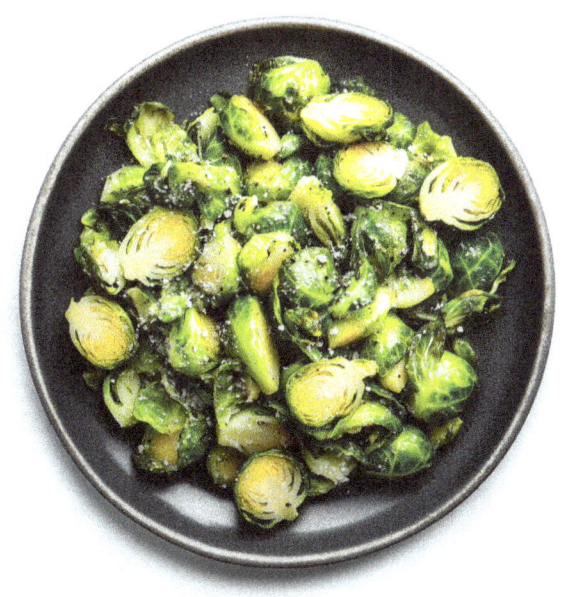

QUINOA-PILAF MIT CHAMPIGNONS

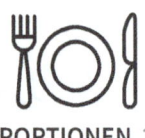

PORTIONEN 2

ZUBEREITUNGSZEIT 15 Min

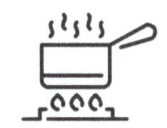

GARZEIT 20 Min

GESAMTZEIT 35 Min

ZUTATEN

1 kleine Möhre, geschält und gerieben

½ Tasse Quinoa, abgespült

1 Tasse Gemüsebrühe

56 Gramm Champignons, ohne Stiel und in dünne Scheiben geschnitten (etwa ¾ Tasse)

1 ½ Esslöffel Olivenöl, geteilt

½ Lauch (nur der weiße Teil), in dünne Scheiben geschnitten und abgespült

¼ Teelöffel Asafoetida

2 Esslöffel frische Petersilie, gehackt

½ Teelöffel getrockneter Thymian

¼ Tasse Pinienkerne oder Pekannüsse, gehackt (optional)

Salz nach Geschmack

ZUBEREITUNG

1. In einem mittelgroßen Topf Quinoa und Gemüsebrühe vermischen. Zum Kochen bringen, Hitze reduzieren, abdecken und etwa 15 Minuten köcheln lassen, bis die Quinoa gar ist und die Flüssigkeit aufgesogen wurde.

2. Während die Quinoa kocht, 1 Esslöffel Olivenöl in einer großen Pfanne bei mittlerer Hitze erwärmen. Die geriebenen Möhren, den Lauch und den Thymian hinzufügen und etwa 5 bis 7 Minuten kochen, bis die Möhren weich sind.

3. Die Champignons und den restlichen ½ Esslöffel Olivenöl in die Pfanne geben. Unter häufigem Rühren weiterkochen, bis die Champignons weich und gut durchgegart sind. Mit Salz und Asafoetida würzen.

4. Die gekochte Quinoa in die Pfanne mit dem Gemüse geben. Die gehackte Petersilie und die Pinienkerne oder Pekannüsse (optional) untermischen. Abschmecken und bei Bedarf nachwürzen. Heiß servieren.

PRO PORTION (etwa 1 Tasse)
Kalorien: 275; Fett: 12g; Eiweiß: 7g;
Kohlenhydrate: 29g; Ballaststoffe: 4g

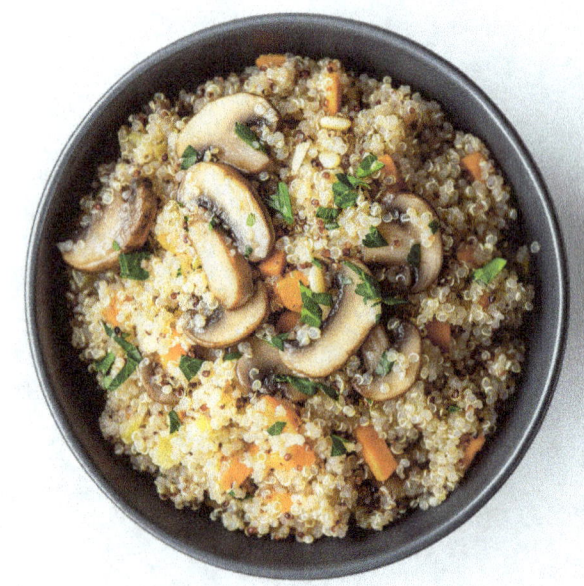

SÜSSKARTOFFELPÜREE

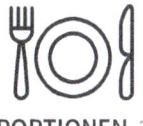 **PORTIONEN** 2

 **ZUBEREITUNGSZEIT** 10 Min

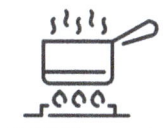 **GARZEIT** 20 Min

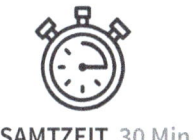 **GESAMTZEIT** 30 Min

ZUTATEN

- 2 mittelgroße Süßkartoffeln, geschält und in 2,5 cm Stücke geschnitten
- ½ Tasse ungesüßte Mandelmilch (oder andere pflanzliche Milch)
- 1 Teelöffel frisch geriebener Ingwer (optional)
- ½ Teelöffel Salz

ZUBEREITUNG

1. Die Süßkartoffelstücke in einen großen Topf geben und mit Wasser bedecken, sodass sie mindestens 2,5 cm unter der Wasseroberfläche liegen. Bei mittlerer bis hoher Hitze zum Kochen bringen.

2. Den Topf abdecken und weitere 15-20 Minuten kochen lassen, bis die Süßkartoffeln weich sind.

3. Das Wasser abgießen und die Süßkartoffeln zurück in den Topf geben. Mandelmilch, geriebenen Ingwer (falls verwendet) und Salz hinzufügen. Mit einem Kartoffelstampfer die Mischung zerdrücken, bis sie glatt ist.

4. Das Süßkartoffelpüree gut umrühren, um sicherzustellen, dass alle Zutaten gleichmäßig vermischt sind.

5. Das Süßkartoffelpüree sofort servieren, perfekt als Beilage für Festtagsessen oder alltägliche Abendessen.

PRO PORTION (etwa 1 Tasse) Kalorien: 109; Fett: 1g; Eiweiß: 2g; Kohlenhydrate: 18g; Ballaststoffe: 4g

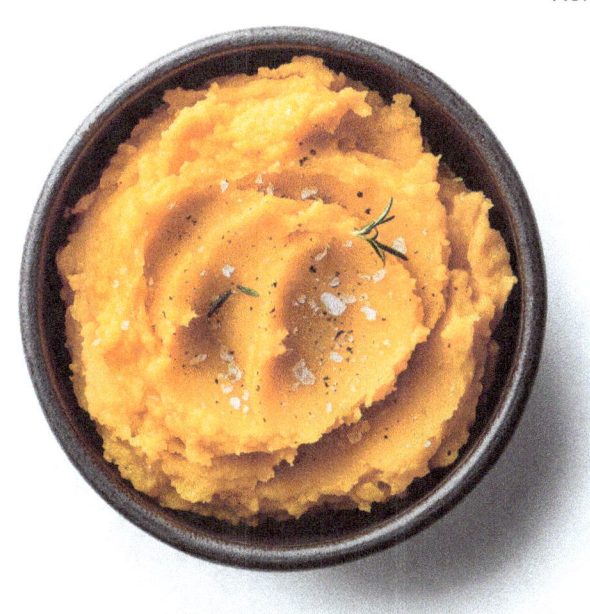

GEBRATENER GRÜNKOHL-KOKOS-REIS

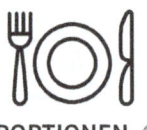

PORTIONEN 4

ZUBEREITUNGSZEIT 15 Min

GARZEIT 20 Min

GESAMTZEIT 35 Min

ZUTATEN

- 1 Bund Grünkohl, Stiele entfernt und Blätter fein gehackt
- ½ Tasse ungesüßte Kokosraspeln
- 2 Tassen gekochter weißer Reis
- 1 Tasse dünn geschnittene Karotten
- 2 Esslöffel frisch gehackte Petersilie
- 1 verquirltes Ei
- 1 Eiweiß
- ½ Teelöffel Asafoetida (optional)
- 2 Teelöffel Kokosöl, aufgeteilt
- 1 Esslöffel Kokosamino-Sauce
- ¼ Teelöffel Salz
- Frischer Koriander (optional, zur Garnierung)

PRO PORTION (ungefähr 1 Tasse)
Kalorien: 231; Fett: 10g; Eiweiß: 5g;
Kohlenhydrate: 26g; Ballaststoffe: 3g

ZUBEREITUNG

1. 1 Teelöffel Kokosöl in einem Wok oder einer Antihaftpfanne bei mittlerer bis hoher Hitze erhitzen. Die Eier hinzufügen und unter gelegentlichem Rühren kochen, bis sie gestockt und leicht fest sind. Die Eier in eine Schüssel geben und beiseite stellen. Die Pfanne bei Bedarf mit Küchenpapier auswischen.

2. Den restlichen TL Kokosöl in die Pfanne geben. Petersilie, Grünkohl und Karotten hinzufügen und unter Rühren 2–3 Minuten braten, bis das Gemüse weich und der Grünkohl zusammengefallen ist. Mit Salz und Asafoetida würzen. Zum Ei in die Schüssel geben.

3. In derselben Pfanne die Kokosraspeln hinzufügen und unter häufigem Rühren kochen, bis sie leicht gebräunt sind, etwa 1-2 Minuten.

4. Den gekochten Reis in die Pfanne mit den gerösteten Kokosraspeln geben. Umrühren, um alles zu vermischen, und kochen, bis der Reis vollständig erhitzt ist, etwa 3 Minuten.

5. Die Eier und das Gemüse wieder in die Pfanne geben. Die Kokosamino-Sauce hinzufügen und alles gut vermischen.

6. Die Reismischung in Schüsseln verteilen. Nach Belieben mit frischen Korianderblättern garnieren.

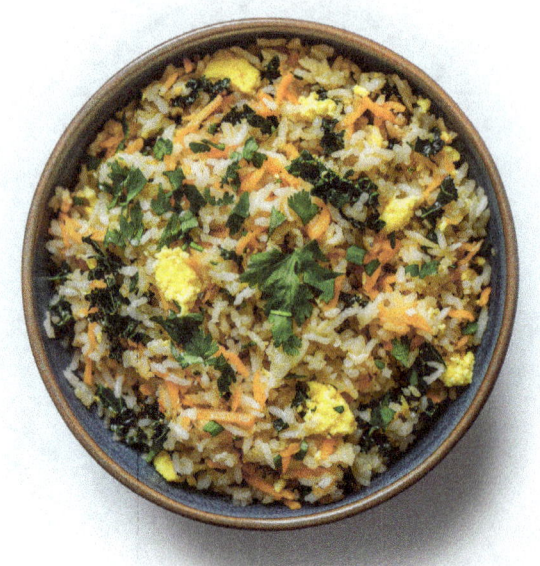

RAHMSPINAT

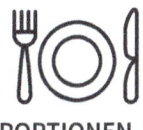 **PORTIONEN** 2

 **ZUBEREITUNGSZEIT** 5 Min

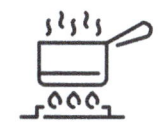 **GARZEIT** 10 Min

 **GESAMTZEIT** 15 Min

ZUTATEN

1 Bund Spinat, ohne Stiele und gehackt

½ Tasse ungesüßte Mandelmilch

1 Esslöffel Olivenöl

1 Teelöffel Kartoffelstärke oder Pfeilwurzelmehl

½ Teelöffel Salz

Eine Prise gemahlene Muskatnuss (optional, für die Erhaltungsphase)

ZUBEREITUNG

1. Erhitze das Olivenöl in einem großen Topf bei mittlerer bis hoher Hitze, bis es glänzt. Füge den gehackten Spinat, das Salz und die Muskatnuss (falls verwendet) hinzu. Koche alles etwa 3 Minuten oder bis der Spinat zusammengefallen ist.

2. Während der Spinat kocht, vermische die Mandelmilch und die Kartoffelstärke oder das Pfeilwurzelmehl in einer kleinen Schüssel. Gieße diese Mischung über den zusammengefallenen Spinat.

3. Koche weiter und rühre ständig um, bis die Sauce eindickt, etwa 1 Minute. Schmecke bei Bedarf mit Salz ab.

4. Serviere den Rahmspinat heiß als Beilage zu deinen Lieblingsgerichten.

PRO PORTION (etwa ½ Tasse) Kalorien: 112; Fett: 8g; Eiweiß: 5g; Kohlenhydrate: 3g; Ballaststoffe: 4g

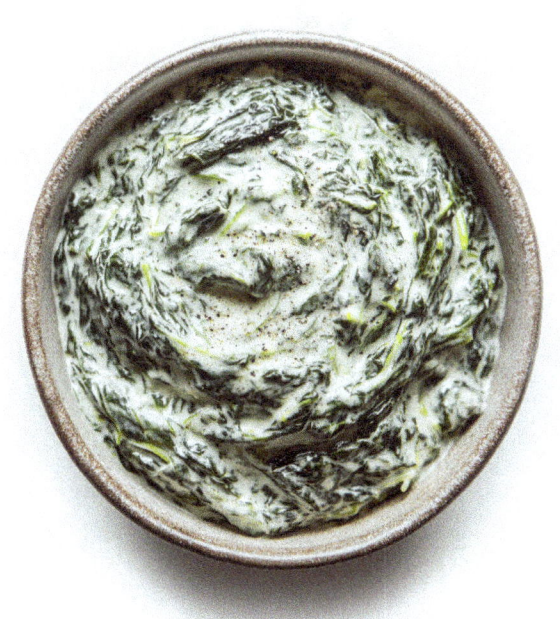

BLUMENKOHLPÜREE

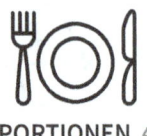
PORTIONEN 4

ZUBEREITUNGSZEIT 5 Min

GARZEIT 15 Min

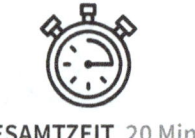
GESAMTZEIT 20 Min

ZUTATEN

1 mittelgroßer Blumenkohl, in Röschen zerteilt

2 Esslöffel Olivenöl

1 Teelöffel getrockneter Oregano

¼ Teelöffel Asafoetida (optional)

½ Teelöffel Salz, oder nach Geschmack

ZUBEREITUNG

1. Gib die Blumenkohlröschen in einen Topf mit kochendem Wasser und koche sie für 10-15 Minuten, oder bis sie weich sind. Alternativ kannst du die Röschen auch im Dampfgarer über kochendem Wasser für die gleiche Zeit garen.

2. Lass den Blumenkohl gut abtropfen und einige Minuten ruhen, damit überschüssige Feuchtigkeit verdampfen kann. Dieser Schritt ist entscheidend, um ein cremiges und nicht wässriges Püree zu erhalten.

3. Gib den Blumenkohl in eine Küchenmaschine oder einen Mixer. Füge Olivenöl, Kräuter, Asafoetida (falls verwendet) und Salz hinzu. Püriere alles, bis eine glatte, lockere Konsistenz entsteht. Schmecke mit Salz ab.

4. Garniere das Püree nach Wunsch mit frischen, gehackten Kräutern und einem zusätzlichen Spritzer Olivenöl. Serviere es sofort und genieße!

PRO PORTION (etwa 1 Tasse)
Kalorien: 96; Fett: 7g; Eiweiß: 2g;
Kohlenhydrate: 4g; Ballaststoffe: 3g

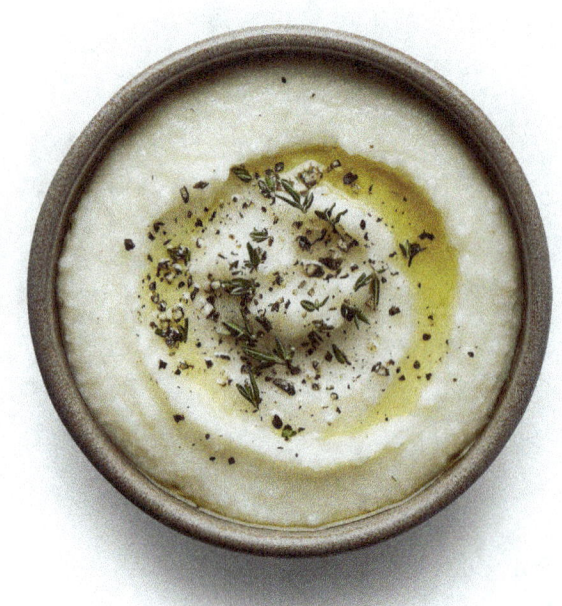

REIS-LINSEN-PILAW

PORTIONEN 4

ZUBEREITUNGSZEIT 10 Min

GARZEIT 50 Min

GESAMTZEIT 60 Std

ZUTATEN

½ Tasse braune Linsen

½ Tasse ungekochter Basmatireis oder Langkornreis

1 Esslöffel Olivenöl

¼ Lauch (nur den weißen Teil), gehackt

1 Tasse Gemüsebrühe (oder Wasser)

¼ Teelöffel gemahlener Kreuzkümmel

½ Teelöffel gemahlener Koriander

¼ Teelöffel gemahlenes Kurkuma (optional)

4 Tassen Wasser

½ Teelöffel Salz

ZUBEREITUNG

1. In einem großen Topf 4 Tassen Wasser bei hoher Hitze zum Kochen bringen. Die Linsen hinzufügen und etwa 25 Minuten bei mittlerer Hitze köcheln lassen. Nach 20 Minuten alle paar Minuten prüfen, bis die Linsen weich sind. Abgießen und beiseite stellen.

2. In der Zwischenzeit in einem kleinen Topf 1 Tasse Gemüsebrühe (oder Wasser) zum Kochen bringen. Den Reis hinzufügen, abdecken und die Hitze reduzieren. 20-25 Minuten köcheln lassen, bis die Flüssigkeit verdampft ist. Vom Herd nehmen und abgedeckt stehen lassen.

3. Während Reis und Linsen kochen, das Olivenöl in einer mittelgroßen Antihaftpfanne bei mittlerer bis hoher Hitze erwärmen. Den gehackten Lauch, Salz, Kreuzkümmel, Koriander und Kurkuma hinzufügen. Unter häufigem Rühren kochen, bis der Lauch weich wird und leicht braun wird.

4. Die gekochten Linsen in die Pfanne mit dem Lauch geben. Dann den gekochten Reis hinzufügen und alles gut miteinander vermischen.

5. Falls nötig, die Würzung anpassen und den Pilaw heiß servieren.

PRO PORTION (ungefähr ¾ Tasse) Kalorien: 202; Fett: 4g; Eiweiß: 7g; Kohlenhydrate: 31g; Ballaststoffe: 3g

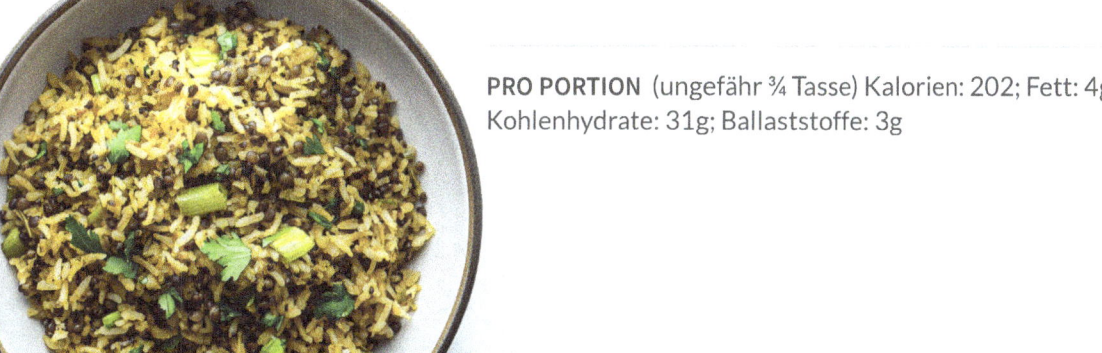

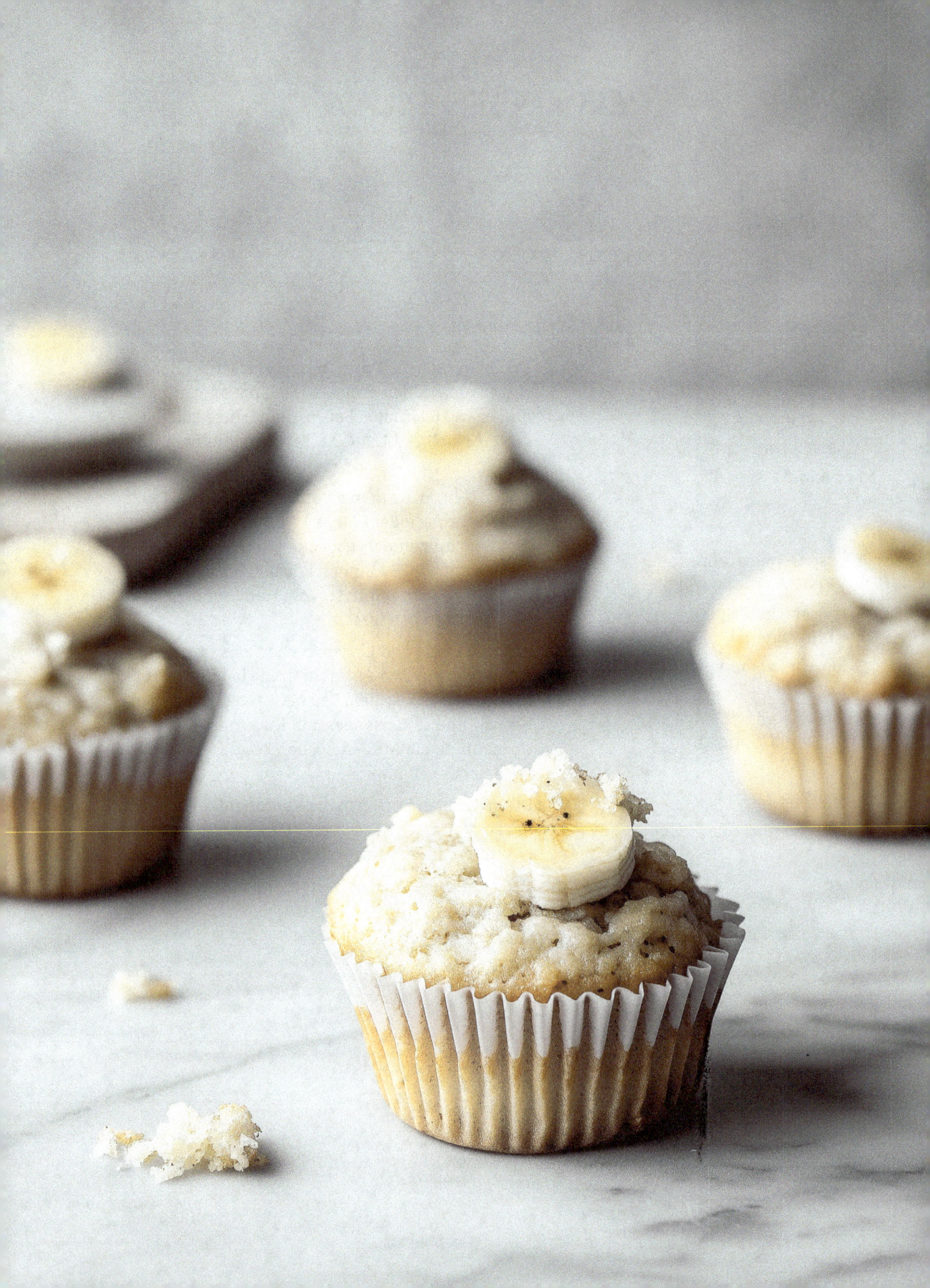

KAPITEL SIEBEN

VORSPEISEN UND DESSERTS

GEBACKENE ZUCCHINI-POMMES

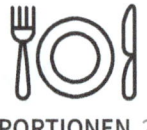 **PORTIONEN** 2

 **ZUBEREITUNGSZEIT** 10 Min

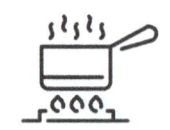 **GARZEIT** 20 Min

 **GESAMTZEIT** 30 Min

ZUTATEN

2 mittelgroße Zucchini

¼ Tasse Hefeflocken

1 großes Ei, verquirlt

⅓ Tasse Mandelmehl oder glutenfreies Allzweckmehl

¼ Teelöffel Asafötida (optional)

½ Teelöffel Salz

ZUBEREITUNG

1. Den Backofen auf 220°C vorheizen. Ein Backblech mit Backpapier auslegen.

2. Jede Zucchini längs halbieren und dann jede Hälfte nochmals längs teilen, um acht lange Sticks pro Zucchini zu erhalten. Diese Sticks quer durchschneiden, um insgesamt 16 Sticks aus jeder Zucchini zu machen.

3. In einer mittelgroßen Schüssel die Hefeflocken, das Mandelmehl, das Salz und die Asafötida (falls verwendet) vermischen.

4. In einer anderen Schüssel das Ei verquirlen.

5. Jeden Zucchinistick zuerst in das verquirlte Ei tauchen, überschüssiges Ei abtropfen lassen und dann in der Hefeflockenmischung wenden, bis alle Seiten gleichmäßig bedeckt sind.

6. Die panierten Zucchinisticks in einer einzigen Schicht auf das vorbereitete Backblech legen.

7. Im vorgeheizten Ofen 10 Minuten backen, dann jeden Stick wenden und weitere 10 Minuten backen oder bis sie goldbraun und knusprig sind.

8. Für extra Knusprigkeit das Backblech für 2 bis 3 Minuten unter den Grill stellen oder bis die Sticks noch goldbrauner und knuspriger sind.

PRO PORTION (ungefähr 1 ½ Tassen)
Kalorien: 119; Fett: 6g; Eiweiß: 8g;
Kohlenhydrate: 5g; Ballaststoffe: 4g

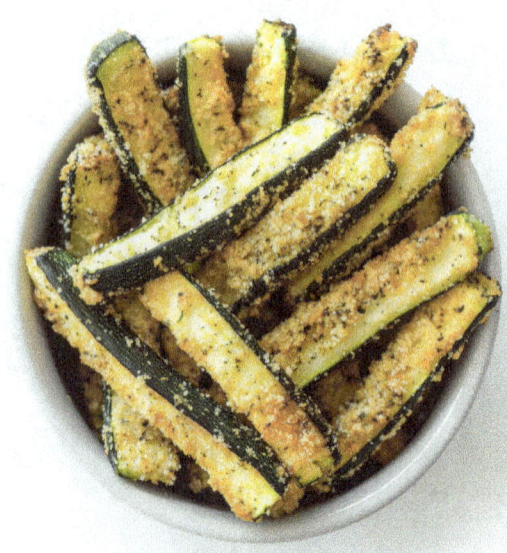

BROKKOLI-KROKETTEN

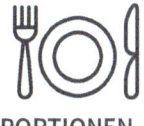
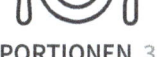
PORTIONEN 3

ZUBEREITUNGSZEIT 20 Min

GARZEIT 30 Min

GESAMTZEIT 50 Min

ZUTATEN

2 Tassen Brokkoliröschen

1 mittelgroße Kartoffel

1 großes Ei

3 Esslöffel Nährhefe

¼ Tasse Mandelmehl (oder glutenfreie Semmelbrösel)

1 Teelöffel getrockneter Oregano

1 Teelöffel getrocknete Petersilie

½ Teelöffel Asafoetida (optional)

½ Teelöffel Salz

ZUBEREITUNG

1. Den Backofen auf 200 °C vorheizen und ein Backblech mit Backpapier auslegen.

2. Die Brokkoliröschen etwa 3-5 Minuten dämpfen, dann schnell mit kaltem Wasser abspülen, um den Garprozess zu stoppen. Gut abtropfen lassen und mit Küchenpapier trocken tupfen.

3. Den Brokkoli in einer Küchenmaschine fein hacken. In ein sauberes Küchentuch geben und so viel Wasser wie möglich auspressen.

4. In der Zwischenzeit die Kartoffel in einen Topf mit kaltem Wasser geben und zum Kochen bringen. Bei schwacher Hitze etwa 12-15 Minuten köcheln lassen, bis sie weich ist. Etwas abkühlen lassen, dann schälen und mit der groben Seite einer Reibe reiben.

5. In einer großen Schüssel die geriebene Kartoffel, den gehackten Brokkoli, das Ei, die Nährhefe, das Mandelmehl, den Oregano, die Petersilie, die Asafoetida (falls verwendet) und das Salz vermischen. Gut durchmischen.

6. Etwa 1½ bis 2 Esslöffel der Mischung nehmen und kleine Kroketten formen. Auf das vorbereitete Backblech legen.

7. 10 Minuten backen, dann die Kroketten wenden und weitere 10-15 Minuten backen, bis sie goldbraun und knusprig sind.

PRO PORTION (etwa 5 Kroketten) Kalorien: 153; Fett: 7g; Eiweiß: 9g; Kohlenhydrate: 10g; Ballaststoffe: 5g

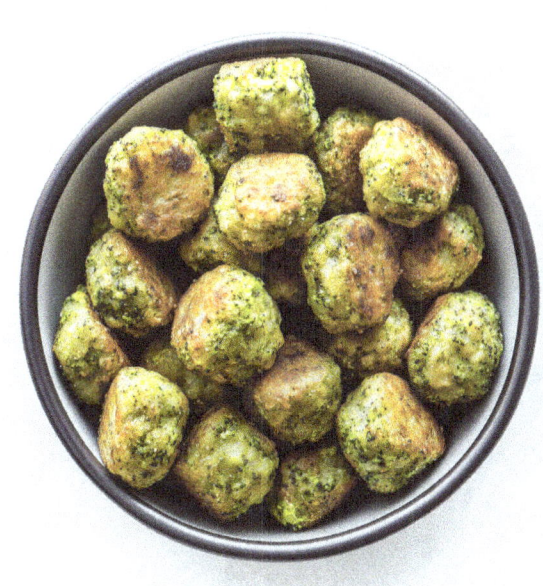

KÜRBISBROT

PORTIONEN 10 Scheiben

ZUBEREITUNGSZEIT 10 Min

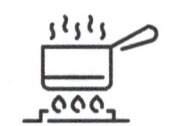

GARZEIT 50-60 Min

GESAMTZEIT 1 Std 10 Min

ZUTATEN

1 Tasse Kürbispüree aus der Dose (kein Kürbishkuchenfüllung)

2 große Eier

1 ½ Tassen glutenfreies Universalmehl

¼ Teelöffel Xanthan-Gummi (weglassen, wenn deine Mehlmischung es bereits enthält)

¼ Tasse Avocadoöl oder geruchsfreies Kokosöl

½ Tasse Ahornsirup oder Honig

2 Teelöffel Vanilleextrakt

1 Teelöffel Natron

½ Teelöffel Backpulver

¼ Teelöffel Salz

1 Teelöffel gemahlener Zimt (während der Heilungsphase weglassen)

PRO PORTION (etwa 1 Scheibe)
Kalorien: 178; Fett: 7g; Eiweiß: 2g;
Kohlenhydrate: 26g; Ballaststoffe: 1g

ZUBEREITUNG

1. Heize den Backofen auf 180°C vor. Fette eine 23 x 13 cm Brotbackform mit glutenfreiem Backspray ein.

2. In einer großen Schüssel Kürbis, Natron, Backpulver und Salz vermengen. Ahornsirup (oder Honig) und Vanilleextrakt hinzufügen und gut verrühren. Dann Eier und Öl zugeben und die Masse glatt rühren.

3. Nach und nach das glutenfreie Mehl, den Zimt (falls verwendet) und das Xanthan-Gummi hinzufügen, bis der Teig glatt und dick ist.

4. Gieße den Teig in die vorbereitete Form und glätte die Oberfläche mit einem Spatel. Backe das Brot 50-60 Minuten, oder bis ein in die Mitte gesteckter Zahnstocher sauber herauskommt.

5. Lass das Brot etwa 10 Minuten in der Form abkühlen, dann stürze es auf ein Kuchengitter, damit es vollständig auskühlen kann.

ANMERKUNG

- Bewahre das abgekühlte Brot in einem luftdichten Behälter bei Raumtemperatur auf. Für eine längere Haltbarkeit wickle das vollständig ausgekühlte Brot in Alufolie oder Frischhaltefolie ein, lege es in einen Gefrierbeutel und friere es für bis zu 3 Monate ein.

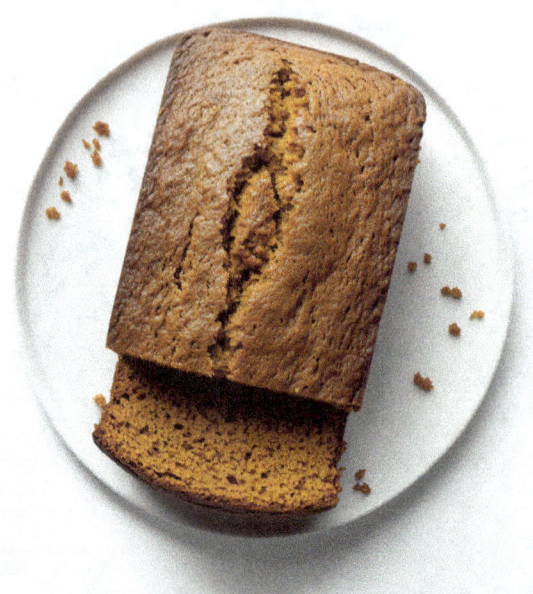

KOKOSKEKSE

PORTIONEN 14-16 Kekse

ZUBEREITUNGSZEIT 15 Min

GARZEIT 12 Min

GESAMTZEIT 55 Min

ZUTATEN

1 Tasse glutenfreies Universalmehl

½ Tasse Hafermehl

½ Tasse ungesüßte Kokosflocken

1 reife Banane, zerdrückt

1 großes Ei

1 Eiweiß

2 Esslöffel geschmolzenes Kokosöl

¼ Tasse Ahornsirup

½ Tasse entsteinte, gehackte Datteln (optional)

½ Teelöffel Backpulver

1 Teelöffel Vanilleextrakt

¼ Teelöffel Salz

ZUBEREITUNG

1. Heize den Ofen auf 180°C vor. Lege ein großes Backblech mit Backpapier aus.

2. Vermische in einer mittelgroßen Schüssel die zerdrückte Banane, das Kokosöl, den Ahornsirup, das Ei, das Eiweiß und den Vanilleextrakt.

3. Siebe in einer anderen Schüssel das glutenfreie Mehl, das Hafermehl, das Backpulver und das Salz.

4. Gib nach und nach die feuchten Zutaten zu den trockenen, bis alles gut vermischt ist. Füge die gehackten Datteln und die Kokosflocken hinzu.

5. Decke die Schüssel ab und stelle den Teig für 30 Minuten in den Kühlschrank, damit er fest wird.

6. Forme mit einem Löffel oder mit den Händen Teigportionen von je 2 Esslöffeln und platziere sie mit einigen Zentimetern Abstand auf dem vorbereiteten Backblech. Drücke die Oberseite jedes Kekses leicht flach.

7. Backe die Kekse 9 bis 12 Minuten, oder bis die Ränder beginnen, goldbraun zu werden.

8. Nimm sie aus dem Ofen und lasse die Kekse einige Minuten auf dem Blech abkühlen, bevor du sie auf ein Kuchengitter überträgst, um sie vollständig auskühlen zu lassen.

PRO PORTION (ungefähr 1 Keks) Kalorien: 103; Fett: 4g; Eiweiß: 1g; Kohlenhydrate: 14g; Ballaststoffe: 1g

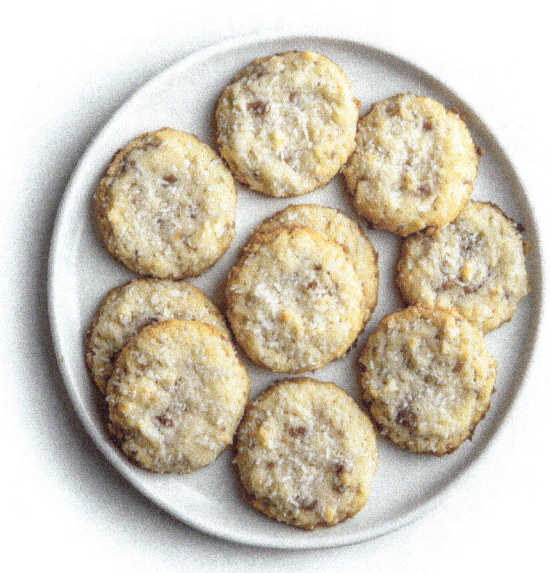

BANANENMUFFINS

  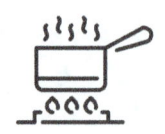 

PORTIONEN 12 Muffins **ZUBEREITUNGSZEIT** 15 Min **GARZEIT** 25 Min **GESAMTZEIT** 40 Min

ZUTATEN

3 mittelgroße reife Bananen, zerdrückt (ungefähr 1 ½ Tassen)

1 ¾ Tassen glutenfreies Allzweckmehl

¼ Tasse Mandelmilch oder andere pflanzliche Milch

¼ Tasse geschmolzenes Kokosöl

¼ Tasse Ahornsirup oder Honig (je nach Süße der Bananen anpassen)

1 großes Ei, verquirlt

1 Teelöffel Natron

½ Teelöffel Backpulver

1 Teelöffel Vanilleextrakt (optional)

¼ Teelöffel Salz

PRO PORTION (etwa 1 Muffin)
Kalorien: 152; Fett: 5g; Eiweiß: 1g;
Kohlenhydrate: 23g; Ballaststoffe: 1g

ZUBEREITUNG

1. Den Ofen auf 177°C vorheizen. Eine Muffinform für 12 Muffins mit Antihaftspray einsprühen oder mit Papierförmchen auslegen.

2. In einer mittleren Schüssel Mehl, Natron, Backpulver und Salz vermischen. Beiseite stellen.

3. In einer großen Schüssel Kokosöl und Ahornsirup oder Honig miteinander vermischen. Das Ei, die zerdrückten Bananen, die Mandelmilch und den Vanilleextrakt (falls verwendet) hinzufügen und gut verrühren.

4. Die trockenen Zutaten nach und nach zu den feuchten Zutaten geben und nur so lange rühren, bis alles verbunden ist.

5. Den Teig gleichmäßig in die vorbereitete Muffinform verteilen.

6. 20-25 Minuten backen oder bis ein in die Mitte eines Muffins eingeführter Zahnstocher sauber herauskommt.

7. Die Muffins einige Minuten in der Form abkühlen lassen, bevor sie auf ein Kuchengitter zum vollständigen Auskühlen übertragen werden.

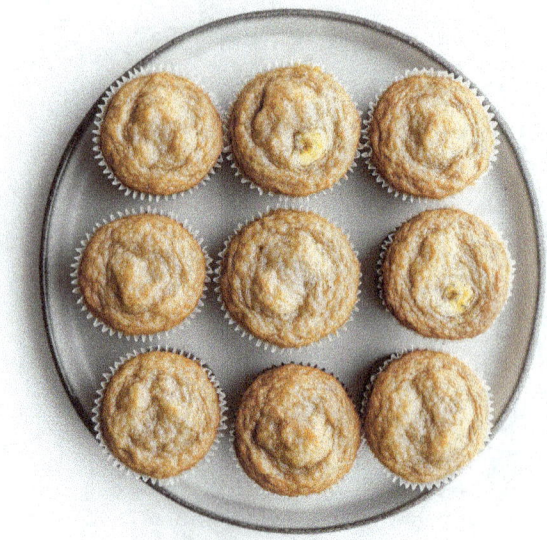

JOHANNISBROT-KUCHEN

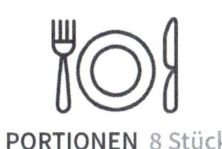 **PORTIONEN** 8 Stück

 **ZUBEREITUNGSZEIT** 10 Min

 **GARZEIT** 30 Min

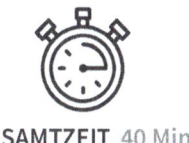 **GESAMTZEIT** 40 Min

ZUTATEN

¾ Tasse glutenfreies Mehrkornmehl

5 Esslöffel Johannisbrotpulver

2 Eier

½ Tasse Ahornsirup oder Honig

3 Esslöffel geschmolzenes Kokosöl

½ Teelöffel Natron

1 Teelöffel Vanilleextrakt

¼ Teelöffel Salz

ZUBEREITUNG

1. Heize den Ofen auf 163°C vor. Fette eine 20x20 cm Backform ein und stelle sie beiseite.

2. In einer mittelgroßen Schüssel mische das Mehl, das Johannisbrotpulver, das Natron und das Salz.

3. In einer anderen Schüssel vermische die Eier, den Ahornsirup oder Honig, das Kokosöl und den Vanilleextrakt. Schlage alles, bis es eine gleichmäßige Masse ergibt.

4. Füge nach und nach die trockenen Zutaten zu den feuchten hinzu und rühre, bis sie gerade vermischt sind.

5. Gieße den Teig in die vorbereitete Form und verteile ihn gleichmäßig.

6. Backe den Kuchen für 25-30 Minuten oder bis ein in die Mitte gesteckter Zahnstocher sauber herauskommt.

7. Lasse den Kuchen in der Form abkühlen, bevor du ihn in Quadrate schneidest.

PRO PORTION (etwa 1 Stück) Kalorien: 160; Fett: 6g; Eiweiß: 2g; Kohlenhydrate: 24g; Ballaststoffe: 2g

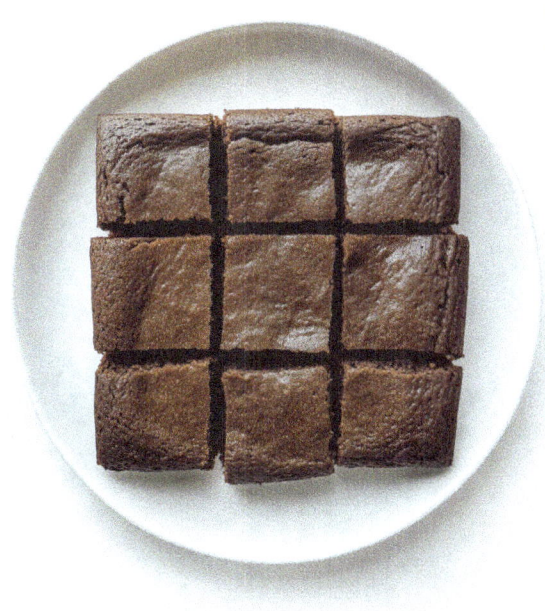

HAFERRIEGEL

 **PORTIONEN** 10 Riegel    **ZUBEREITUNGSZEIT** 15 Min   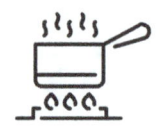 **GARZEIT** 20 Min    **GESAMTZEIT** 35 Min

ZUTATEN

2 ½ Tassen Haferflocken (Schnellkochvariante)

2 große Eier

½ Tasse ungesüßtes Apfelmus (oder zerdrückte Banane als Ersatz)

½ Tasse Ahornsirup oder Honig (Ahornsirup auf ¼ Tasse reduzieren, wenn Banane verwendet wird)

¾ Tasse ungesüßte Mandelmilch

1 Teelöffel Vanilleextrakt

1 ½ Teelöffel Backpulver

½ Teelöffel Natron

½ Teelöffel Salz

1 Teelöffel gemahlener Zimt (während der Heilungsphase weglassen)

PRO PORTION (etwa 1 Riegel)
Kalorien: 145; Fett: 2g; Eiweiß: 4g;
Kohlenhydrate: 24g; Ballaststoffe: 2g

ZUBEREITUNG

1. Heize den Backofen auf 175°C vor. Fette eine quadratische Backform (23x23 cm) ein oder lege sie mit Backpapier aus, um das Herausnehmen zu erleichtern.

2. Schlage in einer großen Schüssel die Eier, Mandelmilch, das Apfelmus oder die zerdrückte Banane und den Vanilleextrakt gut zusammen.

3. Gib die Haferflocken, den Ahornsirup oder Honig, das Backpulver, das Natron, das Salz und den Zimt (falls verwendet) hinzu. Mische alles gut durch, bis alle Zutaten verbunden sind.

4. Füge bei Bedarf optionale zusätzliche Zutaten deiner Wahl hinzu.

5. Gieße den Teig in die vorbereitete Form und verteile ihn gleichmäßig.

6. Backe im vorgeheizten Ofen für 20-25 Minuten oder bis die Ränder goldbraun sind und ein Zahnstocher, der in die Mitte gestochen wird, sauber herauskommt.

7. Lasse die Riegel in der Form 5-10 Minuten abkühlen, bevor du sie in 16 Portionen schneidest.

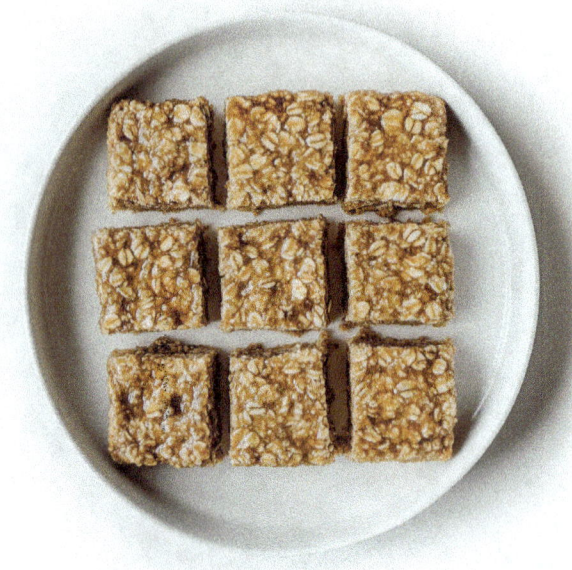

WASSERMELONEN-SORBET

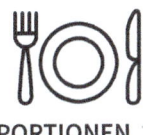  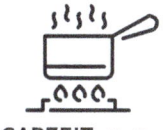 

PORTIONEN 2   **ZUBEREITUNGSZEIT** 10 Min   **GARZEIT** n. z.   **GESAMTZEIT** 12 Min

ZUTATEN

2 Tassen frische kernlose Wassermelone, in 2-5 Zentimeter große Stücke geschnitten

⅔ Tasse ungesüßte Kokosmilch

1 Esslöffel Ahornsirup oder Honig

Ein 2,5 Zentimeter großes Stück Ingwer, geschält und gerieben

ZUBEREITUNG

1. Die Wassermelonenstücke über Nacht einfrieren.

2. Die gefrorene Wassermelone, Kokosmilch, Ingwer und Ahornsirup in einen Mixer geben. Etwa 10 Mal pulsieren, um alles zu vermischen. Mit einem Löffel umrühren.

3. Bei hoher Geschwindigkeit mixen, bis die Masse glatt ist, bei Bedarf mehr Kokosmilch hinzufügen, um die gewünschte Konsistenz zu erreichen.

4. Für eine weiche Textur sofort servieren. Für eine festere Textur in einen gefrierfesten Behälter geben und 3-4 Stunden einfrieren.

PRO PORTION (ca. 1 Tasse) Kalorien: 70; Fett: 1g; Eiweiß: 1g; Kohlenhydrate: 14g; Ballaststoffe: 1g

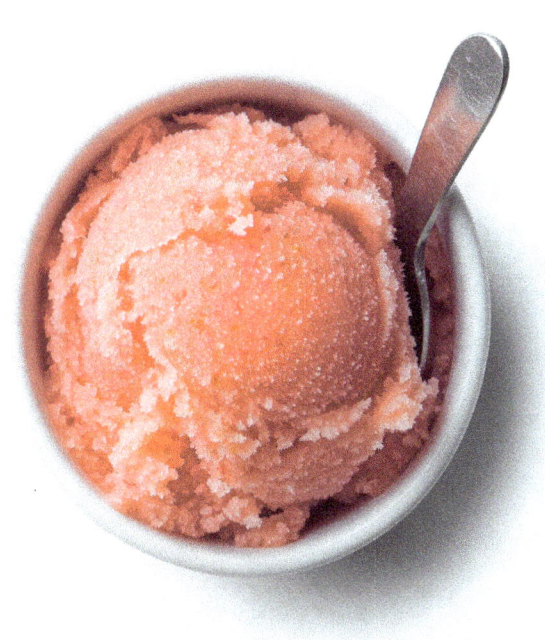

VEGANES SPIRULINA-EIS

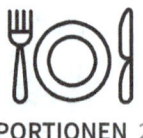
PORTIONEN 2

ZUBEREITUNGSZEIT 10 Min

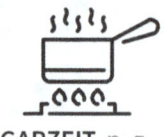
GARZEIT n. z.

GESAMTZEIT 10 Min

ZUTATEN

3 reife Bananen, in Scheiben geschnitten und eingefroren

¼ Tasse Mandelmilch oder andere pflanzliche Milch

1 Teelöffel blaue oder grüne Spirulina

ZUBEREITUNG

1. Die gefrorenen Bananen aus dem Gefrierschrank nehmen und etwa 5 Minuten antauen lassen.

2. Die Bananen, die Mandelmilch und die Spirulina in einen Mixer geben.

3. Auf hoher Stufe mixen, bis eine glatte, cremige Konsistenz entsteht. Falls vorhanden, einen Stößel verwenden, um die Zutaten in Richtung der Klingen zu drücken und eine gleichmäßigere Mischung zu erhalten.

4. Das vegane Eis sofort servieren, um die beste Textur zu erhalten, oder in einen gefriergeeigneten Behälter umfüllen, wenn eine festere Konsistenz gewünscht wird.

PRO PORTION (etwa 1 Tasse)
Kalorien: 168; Fett: 1g; Eiweiß: 2,6g;
Kohlenhydrate: 37g; Ballaststoffe: 4,7g

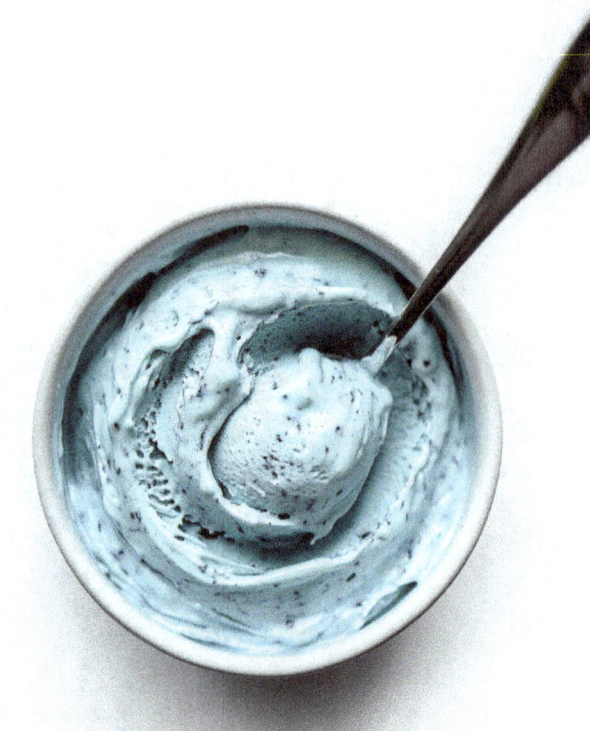

KÜRBISMUFFINS

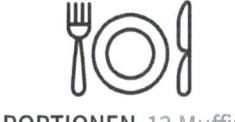   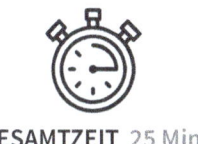

PORTIONEN 12 Muffins   **ZUBEREITUNGSZEIT** 10 Min   **GARZEIT** 15 Min   **GESAMTZEIT** 25 Min

ZUTATEN

1 ¼ Tassen Kürbispüree

1 ½ Tassen glutenfreies Allzweckmehl

2 große Eier

1 Teelöffel Vanilleextrakt

¼ Tasse geschmolzenes Kokosöl

½ Tasse Ahornsirup oder Honig

½ Teelöffel Backpulver

1 Teelöffel Natron

1 Teelöffel gemahlener Zimt (während der Heilungsphase weglassen)

ZUBEREITUNG

1. Den Backofen auf 180°C vorheizen. Eine 12er-Muffinform großzügig mit Antihaft-Backspray einsprühen.

2. In einer Schüssel das Kürbispüree, die Eier, den Vanilleextrakt und das geschmolzene Kokosöl vermischen. Umrühren, bis alles gut vermengt ist.

3. Das glutenfreie Mehl, den Ahornsirup (oder Honig), das Backpulver, das Natron und den Zimt (falls verwendet) hinzufügen. Verrühren, bis der Teig gleichmäßig ist.

4. Den Teig gleichmäßig auf die 12 Vertiefungen der Form verteilen und jede fast bis zum Rand füllen.

5. Im vorgeheizten Ofen 15 bis 17 Minuten backen oder bis ein in die Mitte eines Muffins gesteckter Zahnstocher sauber herauskommt.

6. Die Form aus dem Ofen nehmen und die Muffins etwa 10 bis 15 Minuten in der Form abkühlen lassen, bevor sie auf ein Kuchengitter gelegt werden, um vollständig abzukühlen.

PRO PORTION (1 Muffin) Kalorien: 150; Fett: 5g; Eiweiß: 2g; Kohlenhydrate: 22g; Ballaststoffe: 1g

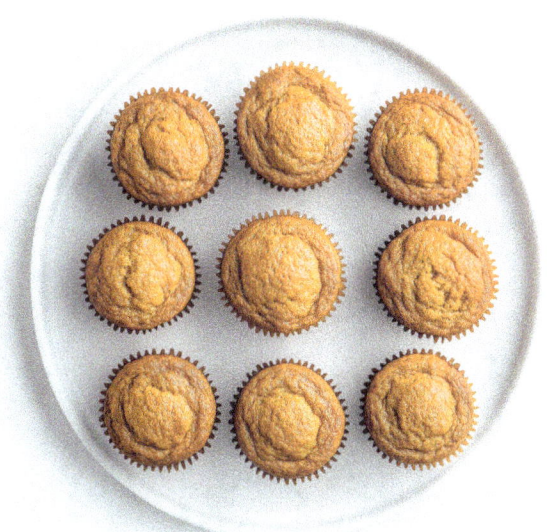

KNUSPRIGE KAROTTENCHIPS

  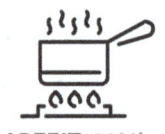 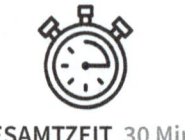

PORTIONEN 2 **ZUBEREITUNGSZEIT** 10 Min **GARZEIT** 20Min **GESAMTZEIT** 30 Min

ZUTATEN

3 mittelgroße Karotten

1 Esslöffel Olivenöl oder geschmolzenes Kokosnussöl

¼ Esslöffel Salz

¼ Teelöffel gemahlener Kreuzkümmel

¼ Teelöffel gemahlener Zimt (optional, für die Erhaltungsphase)

ZUBEREITUNG

1. Heize den Ofen auf 220°C vor. Lege mehrere große Backbleche mit Backpapier aus.

2. Schneide die oberen Enden der Karotten ab. Benutze eine Mandoline auf der dünnsten Einstellung und schneide die Karotten diagonal, beginnend am dickeren Ende, um längliche, sehr dünne Scheiben zu erhalten. Höre auf zu schneiden, wenn du das dünnere Ende der Karotte erreichst, um Verschwendung zu vermeiden.

3. Vermische in einer großen Schüssel die Karottenscheiben, das Olivenöl, das Meersalz, den Kreuzkümmel und den Zimt (falls verwendet). Rühre alles um, bis die Scheiben gleichmäßig bedeckt sind.

4. Verteile die Karottenscheiben in einer einzigen Schicht auf den vorbereiteten Backblechen und stelle sicher, dass sie sich nicht überlappen.

5. Backe sie im vorgeheizten Ofen 12-15 Minuten lang, bis die Ränder anfangen, sich zu kräuseln und knusprig zu werden.

6. Wende alle Chips und backe sie weitere 5-8 Minuten, bis auch die andere Seite knusprig ist.

7. Lass die Chips vollständig auf den Blechen abkühlen, bevor du sie in einen luftdichten Behälter gibst, wo sie bis zu 2 Wochen aufbewahrt werden können.

PRO PORTION (ungefähr 1 Tasse)
Kalorien: 97; Fett: 7g; Eiweiß: 1g;
Kohlenhydrate: 6g; Ballaststoffe: 2g

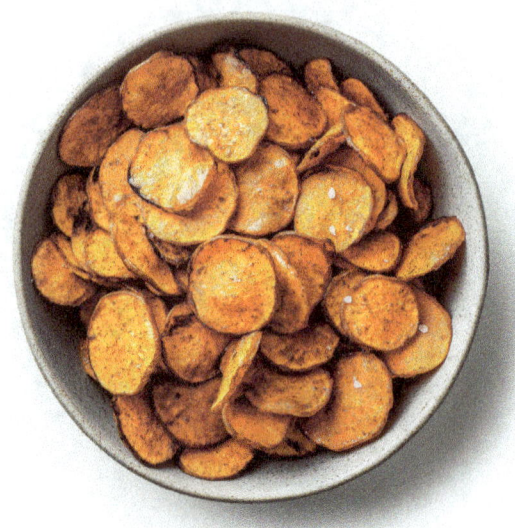

INGWERPLÄTZCHEN

PORTIONEN 10-12 Plätzchen

ZUBEREITUNGSZEIT 15 Min

GARZEIT 10 Min

GESAMTZEIT 25 Min

ZUTATEN

1 ½ Tassen Mandelmehl

½ Tasse Kokosmehl

2 Medjool-Datteln, entsteint

3 Esslöffel Ahornsirup oder Honig

2 Esslöffel Avocadoöl oder geruchsneutrales Kokosöl

½ Teelöffel Backpulver

2 Teelöffel gemahlenen Ingwer

1 Teelöffel Vanilleextrakt

½ Teelöffel gemahlenen Zimt (optional, für die Erhaltungsphase)

¼ Teelöffel gemahlene Muskatnuss (optional, für die Erhaltungsphase)

¼ Teelöffel Salz

ZUBEREITUNG

1. Gib die Datteln, den Ahornsirup (oder Honig), das Avocadoöl und 2 Esslöffel Wasser in einen Mixer. Püriere alles etwa 1 Minute lang zu einer gleichmäßigen Masse.

2. Füge Mandelmehl, Kokosmehl, Backpulver, Ingwer, Vanilleextrakt, Zimt, Muskatnuss und Salz hinzu. Pulsiere, bis sich ein Teig bildet. Gib den Teig in eine große Schüssel. Knete ihn mit der Hand, um sicherzustellen, dass alle Zutaten gut vermischt sind.

3. Forme eine Kugel aus dem Teig, decke die Schüssel mit Frischhaltefolie ab und stelle sie für 2 Stunden in den Kühlschrank, damit der Teig fest wird.

4. Heize den Ofen auf 175°C vor. Lege zwei Backbleche mit Backpapier aus.

5. Lege den gekühlten Teig zwischen zwei Blätter Backpapier auf eine ebene Fläche. Rolle ihn mit einem Nudelholz auf etwa 6 mm Dicke aus.

6. Verwende einen Lebkuchenmann-Ausstecher, um die Plätzchen auszustechen, und lege sie mit etwa 2,5 cm Abstand auf die vorbereiteten Bleche. Knete die Teigreste wieder zusammen und wiederhole den Vorgang, bis der gesamte Teig aufgebraucht ist.

7. Backe die Plätzchen im vorgeheizten Ofen etwa 8-10 Minuten, bis die Ränder leicht gebräunt sind. Achte darauf, sie nicht zu lange zu backen, da die Plätzchen leicht verbrennen können.

8. Lass die Plätzchen auf den Blechen abkühlen, bevor du sie in einen Behälter umfüllst. Sie können bis zu 2 Tage im Kühlschrank aufbewahrt werden.

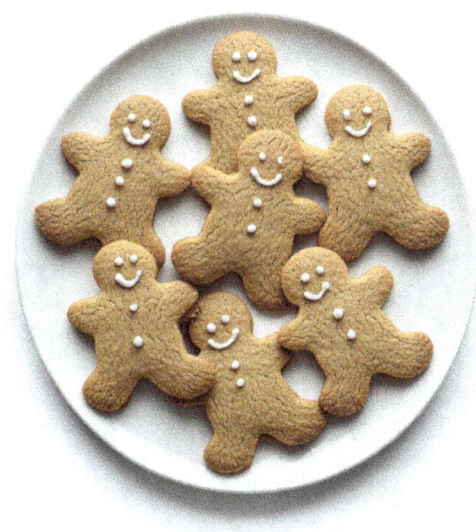

PRO PORTION (etwa 1 Plätzchen) Kalorien: 133; Fett: 9g; Eiweiß: 4g; Kohlenhydrate: 6g; Ballaststoffe: 3g

CREMIGE JOHANNISBROT-MOUSSE

PORTIONEN 4

ZUBEREITUNGSZEIT 10 Min

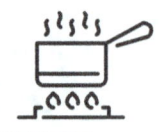

GARZEIT n. z.

GESAMTZEIT 10 Min

ZUTATEN

2 reife Hass-Avocados, geschält und entkernt

4 Medjool-Datteln, entkernt

¼ Tasse Johannisbrotpulver

½ Tasse ungesüßte Mandelmilch

2 Esslöffel Ahornsirup oder Honig

1 Teelöffel Vanilleextrakt

Eine Prise Salz

2 Esslöffel geröstete Kokosraspeln (optional, zur Dekoration)

ZUBEREITUNG

1. Gib die Avocados, Datteln, das Johannisbrotpulver, die Mandelmilch, den Ahornsirup, den Vanilleextrakt und eine Prise Salz in eine Küchenmaschine.

2. Mixe alles, bis die Mischung glatt und cremig ist, was etwa 3 Minuten dauern kann. Halte gelegentlich an, um die Seiten der Schüssel abzuschaben und sicherzustellen, dass alle Zutaten gut vermischt sind.

3. Sobald alles vollständig zu einer glatten Konsistenz vermischt ist, probiere und passe die Süße oder den Salzgehalt nach deinem Geschmack an.

4. Verteile die Mousse auf vier Servierschälchen. Wenn gewünscht, garniere mit gerösteten Kokosraspeln.

5. Serviere sofort für die beste Textur oder friere die Mousse für eine spätere Verwendung ein.

PRO PORTION (etwa ½ Tasse)
Kalorien: 89; Fett: 11g; Eiweiß: 2g;
Kohlenhydrate: 27g; Ballaststoffe: 8g

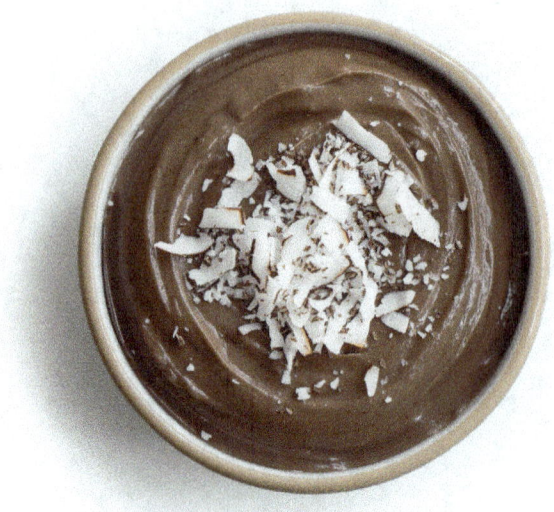

KÜRBIS-DONUTS

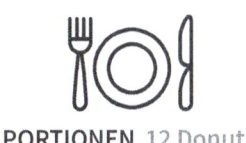 **PORTIONEN** 12 Donuts

 **ZUBEREITUNGSZEIT** 20 Min

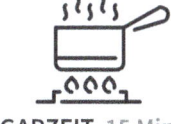 **GARZEIT** 15 Min

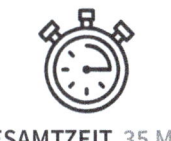 **GESAMTZEIT** 35 Min

ZUTATEN

- 1 Tasse Kürbispüree aus der Dose (kein Kürbishkuchenfüllung)
- 1 ½ Tassen glutenfreies Allzweckmehl
- ½ Teelöffel Xanthangummi (weglassen, wenn dein Mehl es bereits enthält)
- 2 große Eier
- 1 Teelöffel Backpulver
- ½ Tasse Ahornsirup oder Honig
- ¼ Tasse Avocadoöl oder geruchloses Kokosöl
- 1 Teelöffel Vanilleextrakt
- ½ Teelöffel gemahlener Zimt (optional, für die Erhaltungsphase)
- ½ Teelöffel Salz

ZUBEREITUNG

1. Den Backofen auf 180°C vorheizen und eine Form für 12 Donuts mit glutenfreiem Kochspray einfetten.

2. In einer großen Schüssel Kürbispüree, Eier, Öl, Ahornsirup oder Honig und Vanilleextrakt vermischen, bis alles gut vermengt ist.

3. Glutenfreies Mehl, Xanthangummi (falls verwendet), Backpulver, Salz und Zimt hinzufügen. Alles verrühren, bis ein dicker, gleichmäßiger Teig entsteht.

4. Den Teig in einen großen Gefrierbeutel oder Spritzbeutel geben. Die Spitze abschneiden und die Donutform gleichmäßig befüllen.

5. 14-16 Minuten backen, bis die Donuts goldbraun und fest sind.

6. Auf ein Kuchengitter oder einen Teller zum Abkühlen legen.

7. Warm servieren oder vollständig abkühlen lassen. Reste in einem luftdichten Behälter aufbewahren oder bis zu 3 Monate einfrieren, um sie später zu genießen.

PRO PORTION (1 Donut) Kalorien: 148; Fett: 5g; Eiweiß: 2g; Kohlenhydrate: 21g; Ballaststoffe: 1g

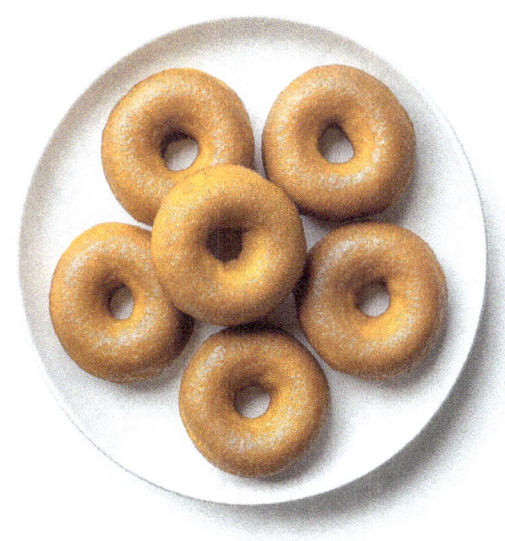

PUFFREISRIEGEL

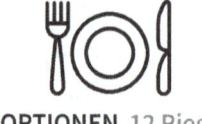

PORTIONEN 12 Riegel

ZUBEREITUNGSZEIT 10 Min

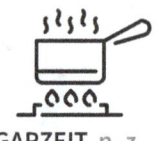

GARZEIT n. z.

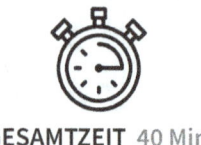

GESAMTZEIT 40 Min

ZUTATEN

- 3 Tassen einfache Puffreis-Cerealien
- ¼ Tasse Nusscreme (achte darauf, dass keine Zucker oder Öle zugesetzt sind)
- ⅓ Tasse Ahornsirup
- ¼ Tasse Wasser
- 1 Esslöffel Johannisbrotkernmehl (optional, für einen schokoladigen Geschmack)

ZUBEREITUNG

1. In einem kleinen Topf Nusscreme, Ahornsirup, Wasser und Johannisbrotkernmehl (falls verwendet) vermischen. Die Mischung bei mittlerer Hitze erwärmen und dabei ständig rühren, bis sie glatt und gut vermischt ist.

2. Die Puffreis-Cerealien in eine große Schüssel geben.

3. Die heiße Nusscreme-Mischung über die Puffreis-Cerealien gießen. Gut umrühren, bis alle Cerealien gleichmäßig bedeckt sind.

4. Ein Backblech mit Backpapier auslegen. Die Cerealienmischung auf das ausgelegte Blech geben und gleichmäßig verteilen.

5. Das Blech etwa 30 Minuten in den Gefrierschrank stellen, damit die Riegel fest werden.

6. Nachdem die Riegel fest geworden sind, aus dem Gefrierschrank nehmen und in die gewünschten Größen schneiden.

7. Die Puffreis-Riegel in einem luftdichten Behälter im Kühlschrank aufbewahren.

PRO PORTION (1 Riegel) Kalorien: 70; Fett: 3g; Eiweiß: 1g; Kohlenhydrate: 9g; Ballaststoffe: 1g

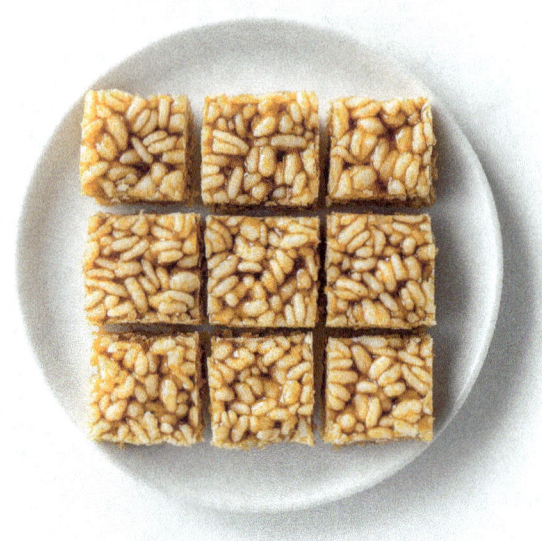

SÜSSKARTOFFEL-BROWNIES

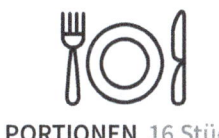 **PORTIONEN** 16 Stück

 **ZUBEREITUNGSZEIT** 10 Min

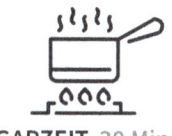 **GARZEIT** 30 Min

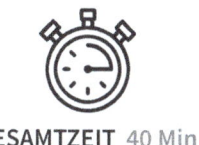 **GESAMTZEIT** 40 Min

ZUTATEN

1 ½ Tassen Süßkartoffelpüree (vorher gebacken, gekocht oder gedämpft)

⅓ Tasse Johannisbrotkernmehl

¼ Tasse Haferflockenmehl oder Mandelmehl

¼ Tasse Nusscreme nach Wahl oder geschmolzenes Kokosöl (siehe Anmerkung)

¼ Tasse Ahornsirup oder Honig

1 Teelöffel Vanilleextrakt (optional)

Eine Prise Salz

ZUBEREITUNG

1. Heize den Ofen auf 175°C vor. Fette eine 20x20 cm Backform ein und lege sie mit Backpapier aus. Stelle sie beiseite.

2. Gib alle Zutaten in eine Küchenmaschine und püriere, bis eine homogene Mischung entsteht. Alternativ kannst du alle Zutaten in einer Schüssel kombinieren, beginnend mit den feuchten Zutaten gefolgt von den trockenen, um eine gleichmäßige Mischung zu gewährleisten.

3. Gieße den Teig in die vorbereitete Form. Verwende einen Spatel, um den Teig gleichmäßig in der Form zu verteilen und die Oberfläche zu glätten.

4. Stelle die Form in den vorgeheizten Ofen und backe für 25-30 Minuten oder bis die Mitte sich fest anfühlt und die Ränder beginnen, sich von den Seiten der Form zu lösen.

5. Lass die Brownies vollständig in der Form abkühlen, bevor du sie schneidest. Dies hilft ihnen, sich richtig zu setzen, und erleichtert das Schneiden in Quadrate. Serviere sie warm oder bei Zimmertemperatur.

ANMERKUNGEN

- Wenn du Nusscreme wählst, stelle sicher, dass sie cremig ist und keine zugesetzten Zucker oder Öle enthält.

- Die Wahl zwischen Haferflockenmehl und Mandelmehl kann die Textur beeinflussen; Haferflockenmehl macht sie tendenziell etwas dichter als Mandelmehl.

PRO PORTION (ungefähr 1 Stück) Kalorien: 77; Fett: 3g; Eiweiß: 2g; Kohlenhydrate: 10g; Ballaststoffe: 2g

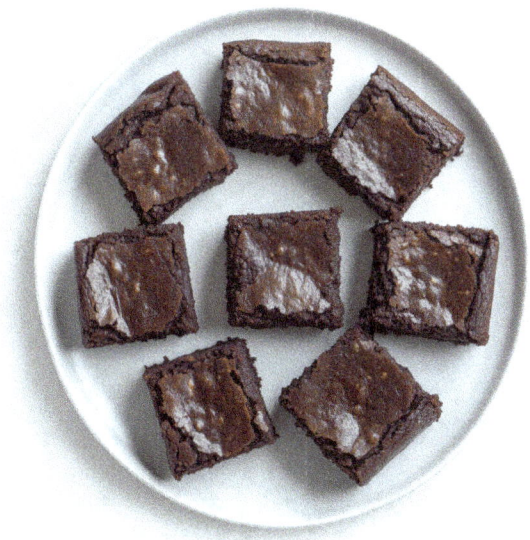

DATTEL-ENERGIEBÄLLCHEN

PORTIONEN 12-14 Kugeln

ZUBEREITUNGSZEIT 10 Min

GARZEIT n. z.

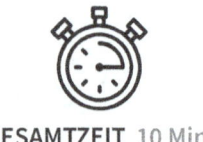

GESAMTZEIT 10 Min

ZUTATEN

- 1 Tasse entsteinte Medjool-Datteln
- ½ Tasse Walnüsse (können bei Bedarf durch andere Nüsse ersetzt werden)
- ½ Tasse ungesüßte Kokosraspel
- ½ Teelöffel Vanilleextrakt (optional)
- ¼ Teelöffel Salz

ZUBEREITUNG

1. Gib die entsteinten Datteln, Walnüsse, Kokosraspel, Vanilleextrakt (falls verwendet) und Salz in eine Küchenmaschine mit S-förmigem Messer.
2. Pulsiere mehrmals, bis die Mischung krümelig ist, aber zusammenhält, wenn du sie zwischen den Fingern zusammendrückst. Verarbeite sie nicht zu lange.
3. Nimm mit einem 28-Gramm-Kekslöffel oder einem Esslöffel etwas von der Mischung und drücke sie fest zusammen.
4. Forme Bällchen, indem du die Mischung zwischen deinen Händen rollst und achte darauf, dass jedes Bällchen fest zusammenhält.
5. Die Dattel-Energiebällchen können sofort gegessen oder für später aufbewahrt werden.
6. Lege sie in einen luftdichten Behälter und bewahre sie bis zu 2 Wochen im Kühlschrank auf oder friere sie bis zu 3 Monate ein.

ANMERKUNG

- Wenn die Mischung zu trocken ist, um Bällchen zu formen, kannst du etwas mehr Datteln oder einen Teelöffel Wasser hinzufügen, damit sie besser zusammenhält.

PRO PORTION (1 Bällchen)
Kalorien: 96; Fett: 4g; Eiweiß: 1g;
Kohlenhydrate: 13g; Ballaststoffe: 2g

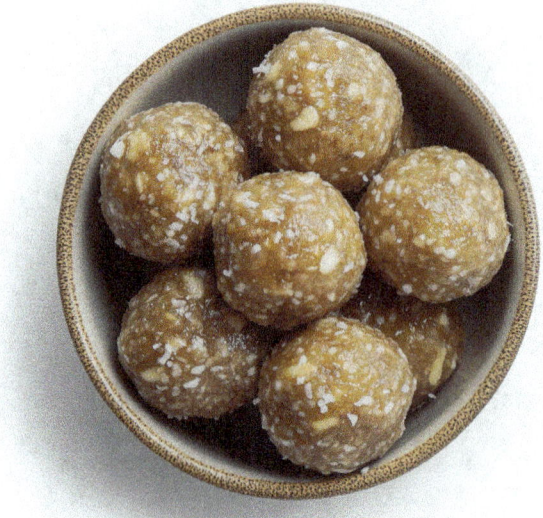

GEBACKENE MANIOK-POMMES

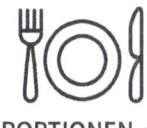

PORTIONEN 4

ZUBEREITUNGSZEIT 20 Min

GARZEIT 25 Min

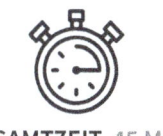

GESAMTZEIT 45 Min

ZUTATEN

2 große Maniokwurzeln
2 Esslöffel Olivenöl
¾ Teelöffel Salz

Avocado-Dip:

1 reife Avocado
2 Esslöffel Mandelmilch
(oder ¼ Tasse milchfreien
Naturjoghurt für die
Erhaltungsphase)
Abrieb von 1 Zitrone
¼ Tasse frischer Koriander
Salz nach Geschmack

ZUBEREITUNG

1. Den Backofen auf 230°C vorheizen.
2. Einen großen Topf Wasser zum Kochen bringen. Die Enden jeder Maniokwurzel abschneiden, die Wurzeln quer halbieren und auf die abgeschnittenen Enden stellen. Mit einem scharfen Messer vorsichtig die wachsartige äußere Schale entfernen.
3. Jede Maniok-Hälfte der Länge nach halbieren und dann nochmals vierteln, sodass insgesamt 16 Stücke entstehen. Den faserigen Kern aus jedem Stück entfernen.
4. Die Maniokstücke kochen, bis sie mit einer Gabel leicht zu durchstechen sind, etwa 8-10 Minuten. Mit einer Schaumkelle herausnehmen und auf ein mit Küchenpapier ausgelegtes Schneidebrett legen, damit sie trocknen können.
5. Den Maniok mit zusätzlichem Küchenpapier gut abtrocknen und dann in eine große Schüssel geben. Mit Olivenöl und Salz mischen, bis alles gut bedeckt ist.
6. Den Maniok in einer einzelnen Schicht auf einem großen Backblech verteilen.
7. Im vorgeheizten Ofen etwa 25 Minuten backen oder bis sie goldbraun und knusprig sind, dabei nach der Hälfte der Backzeit wenden.
8. Während der Maniok backt, Avocado, Mandelmilch, Zitronenabrieb und Koriander in einem Mixer oder einer Küchenmaschine zu einer glatten Masse verarbeiten. Mit Salz abschmecken.
9. Die heißen Maniok-Pommes mit dem Avocado-Dip zum Eintunken servieren.

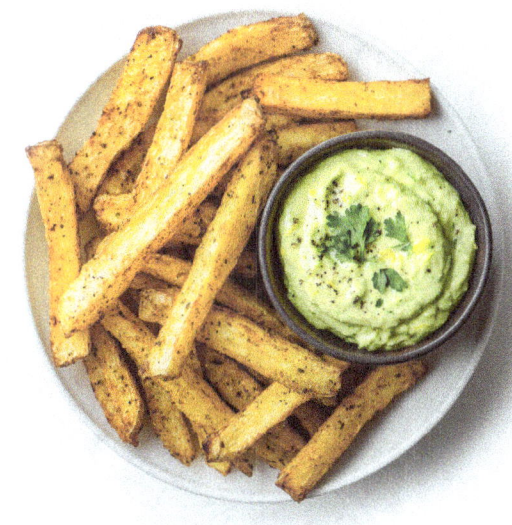

PRO PORTION (¼ der Maniok-Pommes) Kalorien: 298; Fett: 7g; Eiweiß: 2g; Kohlenhydrate: 54g; Ballaststoffe: 2g

MANGO-PUDDING

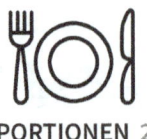

PORTIONEN 2

ZUBEREITUNGSZEIT 10 Min

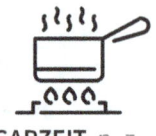

GARZEIT n. z.

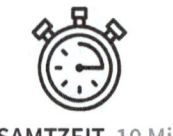

GESAMTZEIT 10 Min

ZUTATEN

2 mittelgroße Mangos, geschält und in Stücke geschnitten

1 Tasse leichte Kokosmilch oder ungesüßte Mandelmilch

2-4 Esslöffel Ahornsirup (je nach Süße der Mangos anpassen)

½ Tasse Wasser

1 Esslöffel geschmacksneutrale Gelatine

Eine Prise Salz

PRO PORTION (ca. 1 Tasse) Kalorien: 346; Fett: 8g; Eiweiß: 5g; Kohlenhydrate: 64g; Ballaststoffe: 3g

ZUBEREITUNG

1. Die Mangostücke in einer Küchenmaschine pürieren, bis eine sehr glatte Konsistenz entsteht.

2. Eine halbe Tasse Kokosmilch und den Ahornsirup zum pürierten Mango geben. Erneut mixen, bis alles gut vermischt ist.

3. In einem kleinen Topf das Wasser und die restliche halbe Tasse Kokosmilch kombinieren. Erhitzen, bis die Mischung leicht zu köcheln beginnt und Dampf abgibt. Vom Herd nehmen.

4. Die Gelatine gleichmäßig über die Oberfläche streuen und kräftig rühren, bis die Gelatine vollständig aufgelöst ist und keine Klumpen mehr vorhanden sind.

5. Die Gelatine-Mischung zum Mango-Püree in der Küchenmaschine geben. Mixen, bis alles gut vermischt und glatt ist. Abschmecken und bei Bedarf die Süße anpassen.

6. Die Mischung in kleine Förmchen oder Gläser füllen. Abdecken und im Kühlschrank mindestens 2-3 Stunden fest werden lassen. Der Pudding kann 2-3 Tage im Kühlschrank aufbewahrt werden.

ANMERKUNG

• Die Verwendung von ungesüßter Mandelmilch macht den Pudding fettärmer und etwas weniger cremig im Vergleich zur Verwendung von Kokosmilch.

DATTELN MIT JOHANNISBROTFÜLLUNG

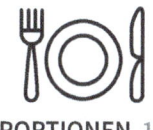 **PORTIONEN** 10

 **ZUBEREITUNGSZEIT** 15 Min

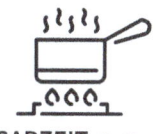 **GARZEIT** n. z.

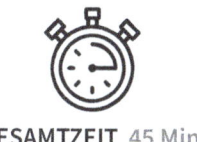 **GESAMTZEIT** 45 Min

ZUTATEN

10 Medjool-Datteln

¼ Tasse Mandelmus oder Erdnussmus (ohne zugesetzten Zucker oder Öle)

¼ Tasse gehackte oder zerkleinerte Mandeln

⅓ Tasse Kokosöl

¼ Tasse Johannisbrotkernmehl

2 Esslöffel Ahornsirup

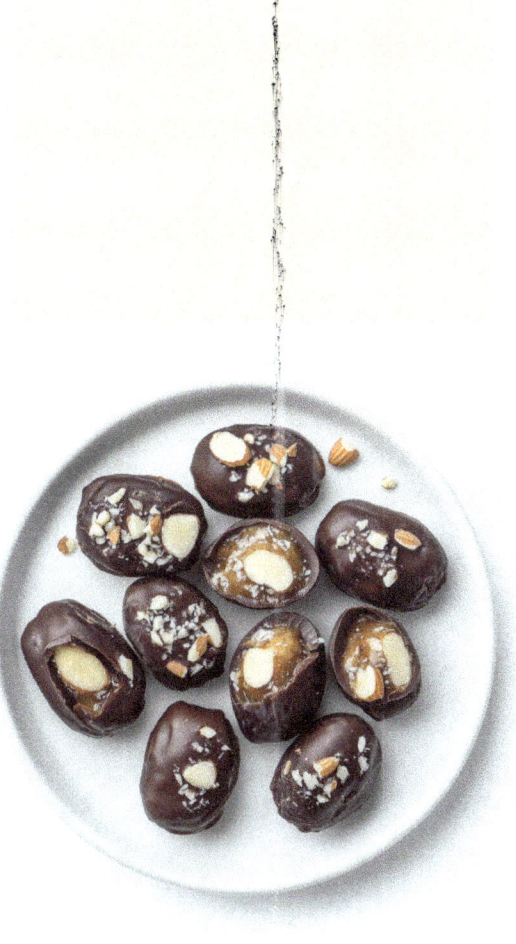

ZUBEREITUNG

1. Bereite ein Backblech oder einen Teller vor, indem du ihn mit Backpapier auslegst.

2. Mache einen vorsichtigen Schnitt in jede Dattel und entferne den Kern; lege sie auf das Backpapier.

3. Vermische in einer kleinen Schüssel das Mandelmus mit 2 Esslöffeln der zerkleinerten Mandeln. Rühre, bis alles gut vermischt ist.

4. Fülle jede Dattel mit ungefähr ½ Teelöffel der Mandelmus-Mischung.

5. Schmelze das Kokosöl in einem Topf bei niedriger Hitze oder in der Mikrowelle für etwa 30-60 Sekunden.

6. Sobald das Kokosöl geschmolzen ist, nimm es vom Herd. Gib nach und nach das Johannisbrotkernmehl hinzu und rühre dabei, bis eine gleichmäßige Mischung entsteht, und stelle sicher, dass keine Klumpen bleiben. Füge den Ahornsirup zur Johannisbrotkern-Mischung hinzu und rühre gut um.

7. Tauche jede gefüllte Dattel mit einer Gabel in die Johannisbrotkern-Mischung und achte darauf, dass sie vollständig bedeckt sind.

8. Lege die überzogenen Datteln zurück auf das Backpapier und bestreue sie mit den restlichen zerkleinerten Mandeln.

9. Kühle die Datteln, bis die Johannisbrotkernmehl-Schicht fest ist, etwa 30 Minuten.

10. Bewahre die gefüllten Johannisbrotkern-Datteln in einem luftdichten Behälter im Kühlschrank bis zu einer Woche auf.

PRO PORTION (1 gefüllte Dattel) Kalorien: 214; Fett: 12g; Eiweiß: 2g; Kohlenhydrate: 23g; Ballaststoffe: 3g

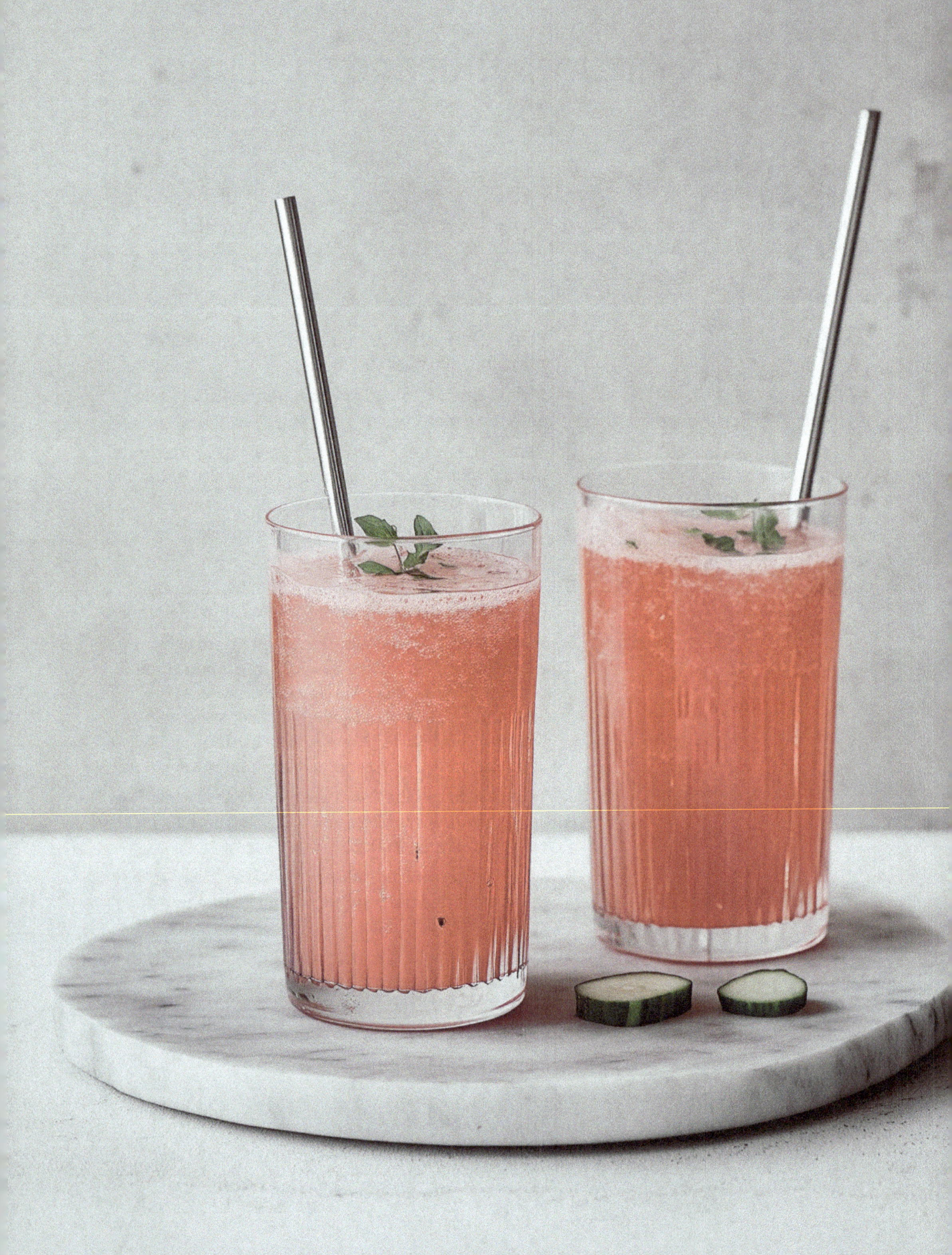

KAPITEL ACHT

SMOOTHIES UND GETRÄNKE

BANANEN-MANGO-SMOOTHIE

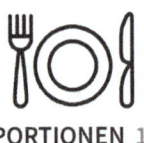

PORTIONEN 1

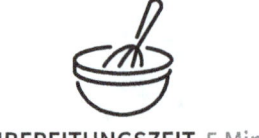

ZUBEREITUNGSZEIT 5 Min

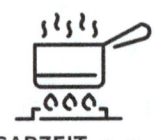

GARZEIT n. z.

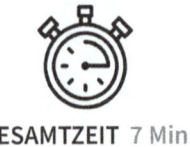

GESAMTZEIT 7 Min

ZUTATEN

- 1 mittelgroße Banane, in Scheiben geschnitten
- ¼ Tasse frische oder gefrorene Mango
- ½ Teelöffel frischer Ingwer, gerieben
- ½ Tasse Mandelmilch oder andere pflanzliche Milch

ZUBEREITUNG

1. Gib die Banane, die Mango, den Ingwer und die Mandelmilch in einen Mixer.

2. Mixe bei hoher Geschwindigkeit, bis die Mischung vollständig glatt ist. Passe die Konsistenz an, indem du bei Bedarf etwas mehr Mandelmilch hinzufügst.

3. Gieße den Smoothie in ein Glas und serviere ihn sofort, um seinen frischesten Geschmack zu genießen.

PRO PORTION (etwa 1 Tasse)
Kalorien: 158; Fett: 1g; Eiweiß: 2g;
Kohlenhydrate: 33g; Ballaststoffe: 4g

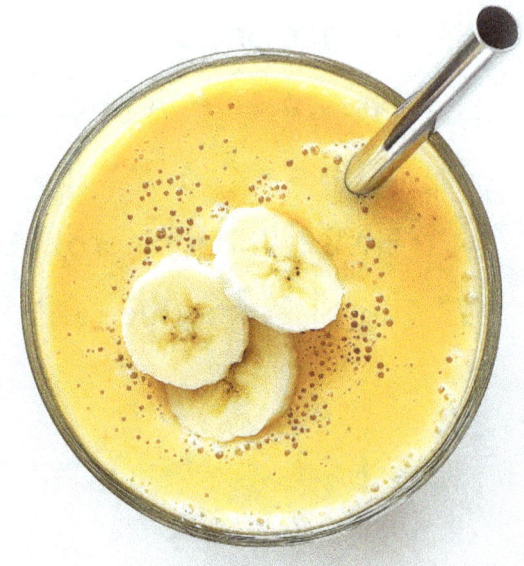

ERDBEER-ROTE-BETE-SMOOTHIE

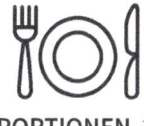
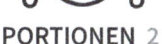

PORTIONEN 2

ZUBEREITUNGSZEIT 5 Min

GARZEIT n. z.

GESAMTZEIT 7 Min

ZUTATEN

1 Tasse gekochte und gewürfelte Rote Beete

1 Tasse ungesüßte Mandelmilch

½ Tasse gefrorene Erdbeeren

1 Esslöffel Ahornsirup oder Honig

ZUBEREITUNG

1. Die gekochte Rote Beete, Mandelmilch, gefrorene Erdbeeren und Ahornsirup (oder Honig) in einen Mixer geben.

2. Mixen, bis eine glatte und cremige Konsistenz erreicht ist.

3. Den Smoothie in Gläser gießen und sofort servieren.

ANMERKUNG

• Es wird empfohlen, die Rote Beete vor der Verwendung zu kochen, da rohes Gemüse während der Genesungsphase Magenprobleme verursachen kann.

PRO PORTION (ungefähr 1 ¼ Tassen) Kalorien: 89; Fett: 1g; Eiweiß: 2g; Kohlenhydrate: 17g; Ballaststoffe: 2,6g

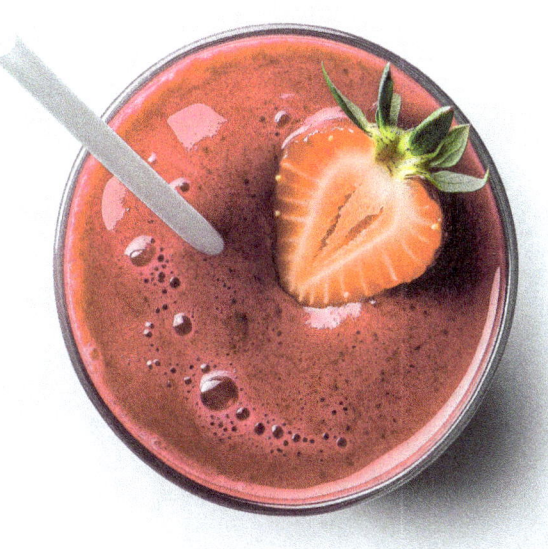

WASSERMELONEN-GURKEN-SAFT

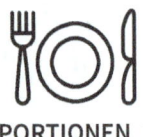
PORTIONEN 1

ZUBEREITUNGSZEIT 5 Min

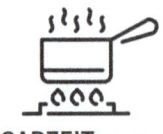
GARZEIT n. z.

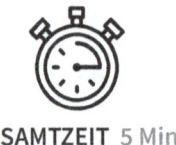
GESAMTZEIT 5 Min

ZUTATEN

- 1 ½ Tassen kernlose Wassermelone, gewürfelt
- ½ Tasse Salatgurke, in Scheiben geschnitten
- 1 Teelöffel Chiasamen (in der Heilungsphase weglassen)
- ½ Teelöffel Zitronenschale, gerieben (optional)

ZUBEREITUNG

1. Gib die gewürfelte Wassermelone, die Gurkenscheiben und die Zitronenschale (falls verwendet) in einen Mixer. Püriere alles, bis eine glatte Masse entsteht.

2. Seihe den Saft durch ein feines Sieb oder ein Mulltuch, um Fruchtfleisch zu entfernen und eine glattere Konsistenz zu erhalten.

3. Rühre die Chiasamen in den durchgeseihten Saft ein.

4. Stelle den Saft für mindestens 20 Minuten in den Kühlschrank, damit die Chiasamen aufquellen und den Saft leicht andicken können.

5. Serviere den Saft kalt als erfrischendes Getränk.

PRO PORTION (ungefähr 2 Tassen)
Kalorien: 66; Fett: 1g; Eiweiß: 1g;
Kohlenhydrate: 11g; Ballaststoffe: 2g

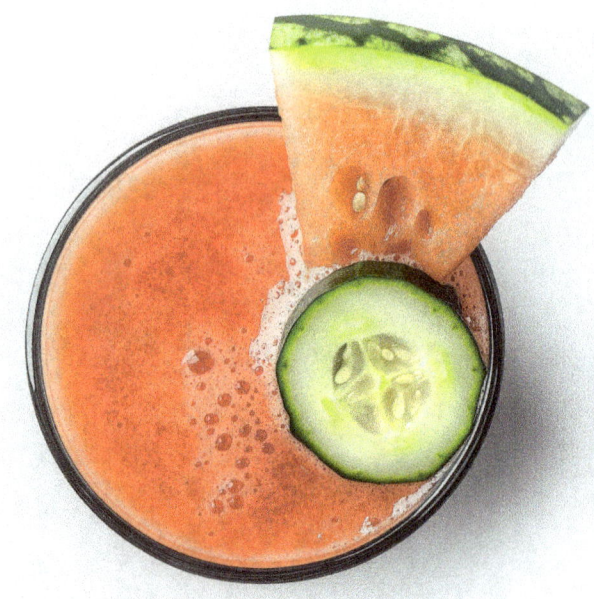

MELONEN-SMOOTHIE

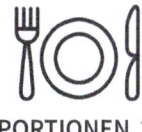 **PORTIONEN** 2

 **ZUBEREITUNGSZEIT** 5 Min

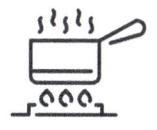 **GARZEIT** n. z.

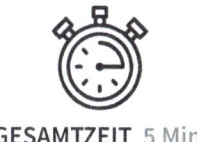 **GESAMTZEIT** 5 Min

ZUTATEN

- 1 ½ Tassen Cantaloupe-Melone, gewürfelt (andere Melonensorten können verwendet werden)
- 1 ½ Tassen Mandelmilch oder andere pflanzliche Milch
- ½ Tasse pflanzlicher Naturjoghurt (optional, für die Erhaltungsphase)
- 1-2 Esslöffel Ahornsirup oder Honig

ZUBEREITUNG

1. Gib die gewürfelte Melone, die Mandelmilch, den pflanzlichen Joghurt (falls verwendet) und den Ahornsirup in einen Mixer.

2. Mixe alle Zutaten, bis eine gleichmäßige Mischung entsteht.

3. Gieße den Smoothie in Gläser und serviere ihn sofort, um ein erfrischendes Getränk zu genießen.

PRO PORTION (etwa 1 ½ Tassen) Kalorien: 93; Fett: 2g; Eiweiß: 2g; Kohlenhydrate: 15g; Ballaststoffe: 1g

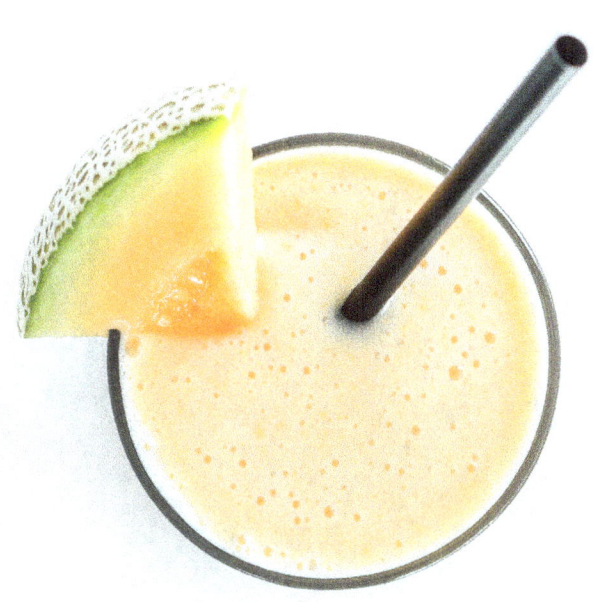

JOHANNISBROT-BANANEN-SMOOTHIE

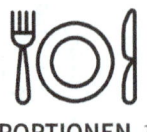

PORTIONEN 1

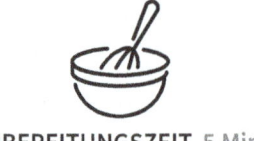

ZUBEREITUNGSZEIT 5 Min

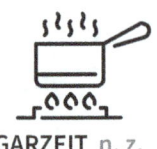

GARZEIT n. z.

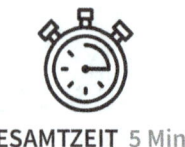

GESAMTZEIT 5 Min

ZUTATEN

1 gefrorene Banane

½ Tasse Mandelmilch oder andere pflanzliche Milch

1 Esslöffel Johannisbrotpulver

1 Esslöffel Mandelmus

1 Esslöffel Ahornsirup oder Honig (optional)

ZUBEREITUNG

1. Gib die gefrorene Banane, die Mandelmilch, das Johannisbrotpulver, das Mandelmus und den Ahornsirup (falls verwendet) in einen Mixer.

2. Mixe alles, bis eine gleichmäßige Konsistenz entsteht. Für einen flüssigeren Smoothie kannst du mehr Milch hinzufügen, bis du die gewünschte Konsistenz erreichst.

3. Gieße den Smoothie in ein Glas und serviere ihn sofort, um einen köstlichen und energiespendenden Snack zu genießen.

PRO PORTION (ca. 1 Tasse)
Kalorien: 233; Fett: 10g; Eiweiß: 5g;
Kohlenhydrate: 28g; Ballaststoffe: 7g

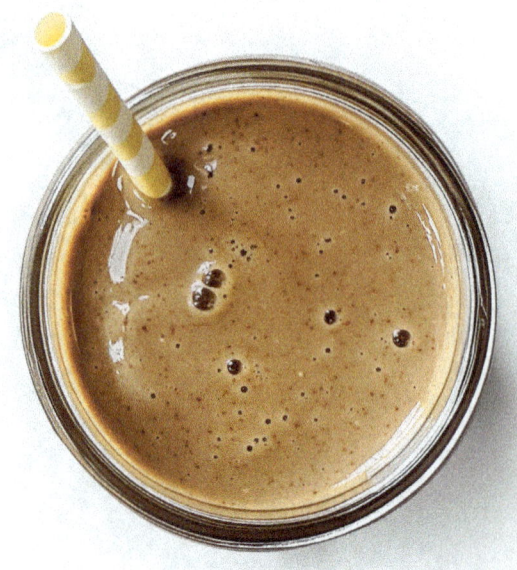

KAMILLEN-LATTE

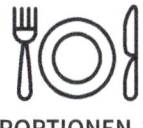 **PORTIONEN** 2

 **ZUBEREITUNGSZEIT** 5 Min

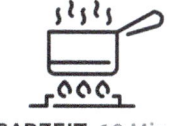 **GARZEIT** 10 Min

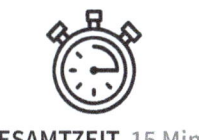 **GESAMTZEIT** 15 Min

ZUTATEN

1 ½ Tassen Wasser

1 ½ Tassen Mandelmilch oder andere pflanzliche Milch

2 Kamillentee-Beutel (oder 2 Teelöffel loser Tee)

2-4 Nelken, zerdrückt

1 Zimtstange

1 Esslöffel Ahornsirup oder Honig

ZUBEREITUNG

1. In einem kleinen Topf das Wasser zum Kochen bringen. Kamillentee, Zimtstange und Nelken hinzufügen. Vom Herd nehmen, abdecken und 10 Minuten ziehen lassen.

2. Während der Tee zieht, die Mandelmilch in einem anderen Topf bei mittlerer Hitze erwärmen. Ständig rühren, bis die Milch heiß und schaumig ist, etwa 5 Minuten.

3. Teebeutel, Zimtstange und Nelken aus dem Tee entfernen. Die Mischung kann gesiebt werden, um sicherzustellen, dass keine Reste übrig bleiben.

4. Den Ahornsirup oder Honig in die Teemischung einrühren.

5. Die heiße, schaumige Milch in den Tee gießen und vorsichtig umrühren, um alles zu vermischen.

6. Den Latte sofort servieren und die wohltuenden Aromen der Kamille genießen, die durch die Gewürze verfeinert werden.

PRO PORTION (etwa 1 Tasse) Kalorien: 52; Fett: 2g; Eiweiß: 0g; Kohlenhydrate: 7g; Ballaststoffe: 0g

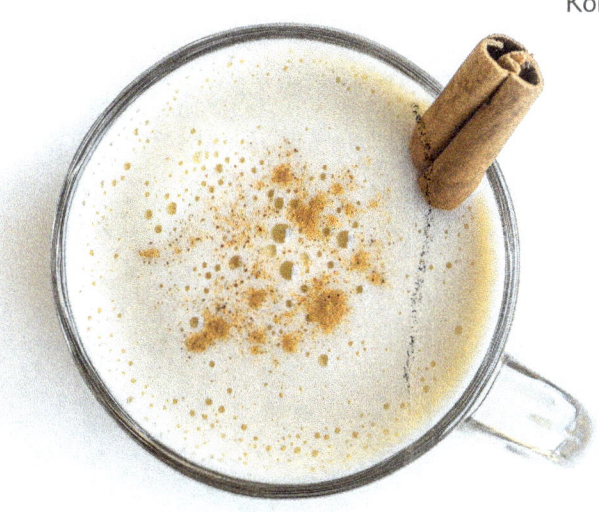

APFEL-KAROTTEN-ROTE-BETE-SAFT

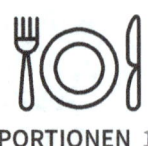
PORTIONEN 1

ZUBEREITUNGSZEIT 10 Min

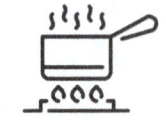
GARZEIT n. z.

GESAMTZEIT 10 Min

ZUTATEN

1 Red Delicious Apfel, geschält, entkernt und geviertelt

1 kleine Rote Bete, in Stücke geschnitten

1-2 mittelgroße Karotten, geschält und an den Enden gekürzt

½ Teelöffel frischer Ingwer, geschält

½ Tasse Wasser

ZUBEREITUNG

1. Gib den Apfel, die Rote Bete, die Karotten, den Ingwer und das Wasser in einen Mixer. Mixe alles auf hoher Stufe, bis alles vollständig zerkleinert ist, etwa 1-2 Minuten. Benutze bei Bedarf einen Stößel, um eine gleichmäßige Mischung zu gewährleisten.

2. Stelle ein feines Sieb über ein großes Gefäß und gieße die gemixte Mischung hindurch. Benutze einen Löffel oder Spatel, um auf das Fruchtfleisch zu drücken und so viel Saft wie möglich herauszupressen.

3. Entsorge das Fruchtfleisch. Gieße den gefilterten Saft in ein Servierglas. Du kannst ihn sofort genießen oder im Kühlschrank kühlen, bevor du ihn trinkst.

PRO PORTION (ungefähr 1 Tasse)
Kalorien: 185; Fett: 0g; Eiweiß: 2g;
Kohlenhydrate: 34g; Ballaststoffe: 9g

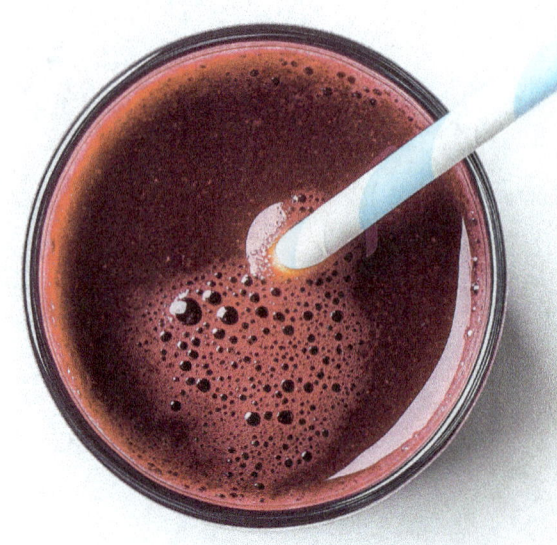

BIRNEN-INGWER-SMOOTHIE

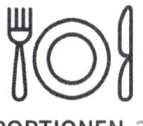
PORTIONEN 2

ZUBEREITUNGSZEIT 5 Min

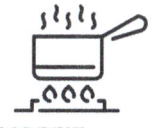
GARZEIT n. z.

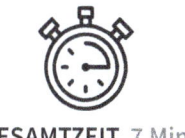
GESAMTZEIT 7 Min

ZUTATEN

2 reife Bosc-Birnen, geschält und in Stücke geschnitten

1 Tasse Mandelmilch oder andere pflanzliche Milch

½ Tasse natürlichen pflanzlichen Joghurt (optional, für Erhaltungsphase; siehe Anmerkung)

½ Teelöffel frischen geriebenen Ingwer

ZUBEREITUNG

1. Gib die Birnen, die Mandelmilch, den pflanzlichen Joghurt (falls verwendet) und den geriebenen Ingwer in einen Mixer.

2. Mixe alles, bis eine gleichmäßige Konsistenz entsteht.

3. Sofort servieren und den erfrischenden Geschmack genießen!

ANMERKUNG

• Wenn du keinen pflanzlichen Joghurt verwendest, kannst du eine Banane zur Mischung hinzufügen, um eine cremige Konsistenz zu erhalten.

PRO PORTION (etwa 1 Tasse) Kalorien: 190; Fett: 2g; Eiweiß: 2g; Kohlenhydrate: 35g; Ballaststoffe: 7g

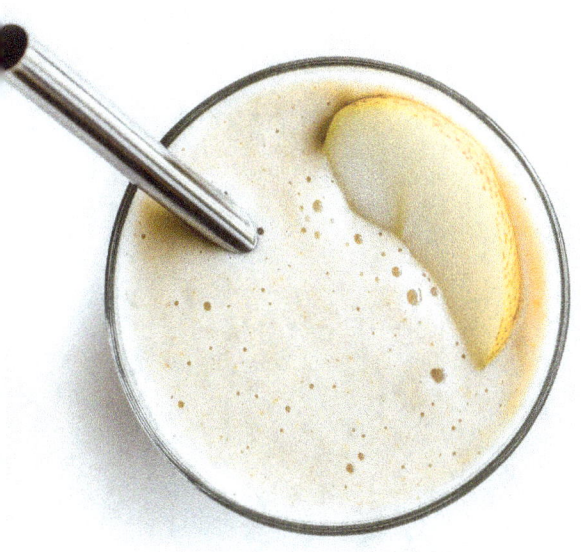

ZICHORIEN-LATTE

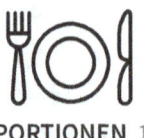
PORTIONEN 1

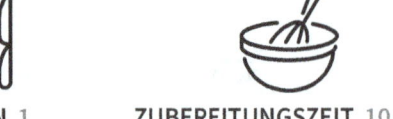
ZUBEREITUNGSZEIT 10 Min

GARZEIT 10 Min

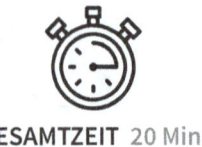
GESAMTZEIT 20 Min

ZUTATEN

- 1 Teelöffel Zichorienwurzelpulver
- 1 Tasse Wasser
- ¼ Tasse Kokosmilch oder andere pflanzliche Milch
- 1 Teelöffel Kokosöl
- 1 Teelöffel geschmacksneutrale Gelatine
- 1 Teelöffel Ahornsirup oder Honig
- ½ Teelöffel Johannisbrotkernmehl (optional)

ZUBEREITUNG

1. Beginne mit der Zubereitung der Zichorie. Wenn du eine Kaffeemaschine verwendest, gieße einfach das Wasser mit dem Zichorienwurzelpulver durch die Maschine. Alternativ kannst du das Wasser in einem kleinen Topf zum Kochen bringen, das Zichorienwurzelpulver hinzufügen und es 7-10 Minuten ziehen lassen, bevor du es abseihst.

2. Gib die zubereitete Zichorie in einen Mixer. Füge die Kokosmilch, das Kokosöl, den Ahornsirup oder Honig, die Gelatine und das Johannisbrotkernmehl hinzu, falls du es verwendest.

3. Mixe alles etwa eine Minute lang auf hoher Stufe oder bis die Mischung schaumig ist.

4. Serviere den Latte heiß und genieße ihn!

PRO PORTION (etwa 1 Tasse)
Kalorien: 87; Fett: 5g; Eiweiß: 3g;
Kohlenhydrate: 5g; Ballaststoffe: 0g

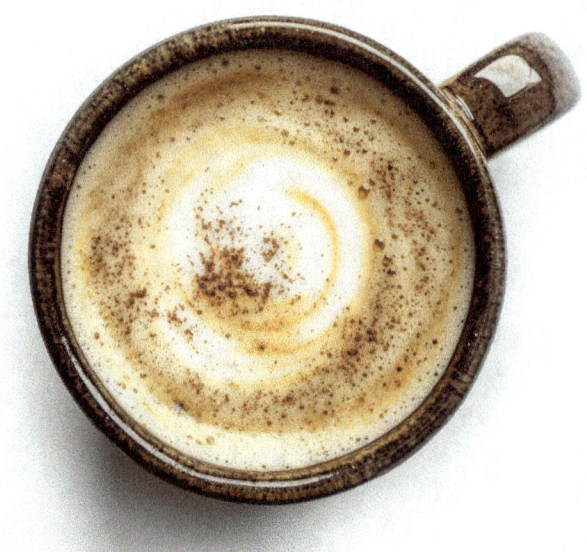

KARDAMOM-CHAI

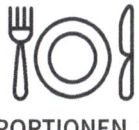 **PORTIONEN** 2

 **ZUBEREITUNGSZEIT** 5 Min

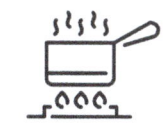 **GARZEIT** 15 Min

 **GESAMTZEIT** 20 Min

ZUTATEN

- 1 Tasse Mandelmilch oder andere pflanzliche Milch
- 2 Tassen Wasser
- Ein 3,8 cm großes Stück frischen Ingwer, geschält und in dünne Scheiben geschnitten
- 2 Sternanis
- ⅛ Teelöffel gemahlener Kardamom
- ¼ Teelöffel Zimtpulver
- ¼ Teelöffel gemahlene Muskatnuss
- 4 Beutel Löwenzahntee
- 1-2 Esslöffel Ahornsirup oder Honig (Süße nach Geschmack anpassen)

ZUBEREITUNG

1. In einem mittelgroßen Topf Wasser und Mandelmilch mischen. Bei mittlerer Hitze zum sanften Kochen bringen.

2. Ingwerscheiben, Sternanis, Kardamom, Zimt und Muskatnuss zur kochenden Flüssigkeit geben. Den Topf abdecken, die Hitze reduzieren und 5-10 Minuten köcheln lassen, damit die Gewürze ihre Aromen entfalten können.

3. Vom Herd nehmen. Die Löwenzahnteebeutel hinzufügen, abdecken und weitere 5 Minuten ziehen lassen.

4. Teebeutel entfernen und den Chai durch ein feines Sieb gießen, um alle festen Bestandteile und Gewürze zu entfernen.

5. Ahornsirup oder Honig hinzufügen, um den Chai nach deinem Geschmack zu süßen.

6. Den Chai heiß servieren und die aromatische Gewürzmischung sowie die wohltuenden Eigenschaften des Löwenzahntees genießen.

PRO PORTION (ca. 1 ½ Tassen) Kalorien: 44; Fett: 1g; Eiweiß: 0g; Kohlenhydrate: 7g; Ballaststoffe: 0g

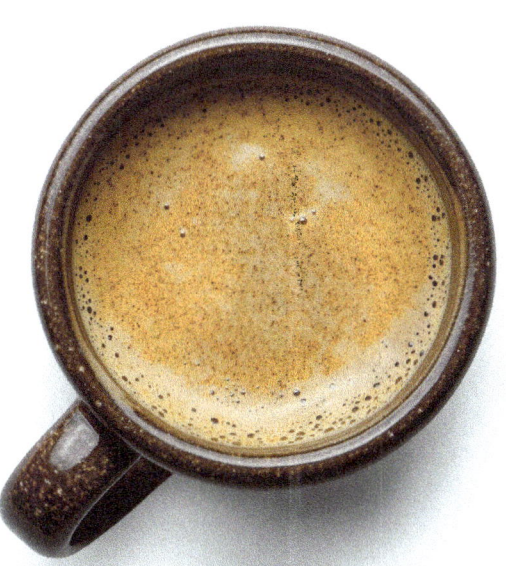

PAPAYA-ALOE-VERA-SMOOTHIE

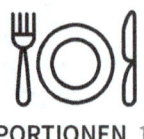 PORTIONEN 1

 ZUBEREITUNGSZEIT 5 Min

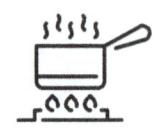 GARZEIT n. z.

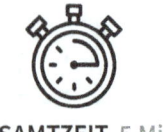 GESAMTZEIT 5 Min

ZUTATEN

1 Tasse gefrorene Papaya in Würfeln

1 Tasse ungesüßte Mandelmilch

2-4 Unzen Aloe-Vera-Gel

1 Esslöffel Ahornsirup oder Honig (Süße nach Geschmack anpassen)

ZUBEREITUNG

1. Gib die gefrorene Papaya, die Mandelmilch, das Aloe-Vera-Gel und den Ahornsirup oder Honig in einen Mixer.

2. Mixe alles bei hoher Geschwindigkeit, bis die Mischung glatt und cremig ist.

3. Gieße den Smoothie in ein großes Glas und genieße ihn sofort, um den besten Geschmack und Nährstoffgehalt zu erhalten.

PRO PORTION (ungefähr 2 Tassen)
Kalorien: 150; Fett: 3g; Eiweiß: 2g;
Kohlenhydrate: 27g; Ballaststoffe: 2g

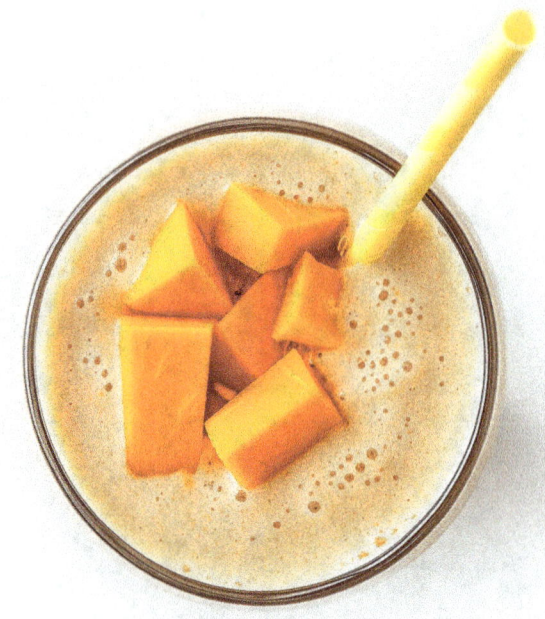

JASMIN-MILCHTEE

PORTIONEN 1

ZUBEREITUNGSZEIT 10 Min

GARZEIT n. z.

GESAMTZEIT 10 Min

ZUTATEN

2 Teelöffel loser Jasmintee
(oder 2 Jasminteebeutel;
siehe Anmerkung)

¾ Tasse heißes Wasser

½ Tasse ungesüßte Mandelmilch
(oder eine andere pflanzliche
Milch deiner Wahl)

½ Tasse Tapioka-Perlen (Boba),
nach Packungsanweisung
gekocht

1 Esslöffel Ahornsirup oder
Honig

ZUBEREITUNG

1. Gieße das heiße Wasser über die Teebeutel oder Jasminblätter und lasse sie 3 bis 7 Minuten ziehen, je nachdem, wie stark du den Tee magst. Wenn du losen Tee verwendest, siebe die Jasminblüten danach ab.

2. Entferne die Teebeutel oder siebe die Blätter ab und füge den Ahornsirup oder Honig hinzu, rühre um, bis er sich vollständig aufgelöst hat.

3. Mische die Mandelmilch mit dem gesüßten Tee und verrühre alles gut.

4. Während der Tee zieht, bereite die Tapioka-Perlen nach Packungsanweisung zu.

5. Gib die gekochten Boba-Perlen auf den Boden eines durchsichtigen Glases. Gieße die Jasmin-Milchtee-Mischung über die Perlen.

6. Du kannst den Tee heiß oder kalt genießen. Wenn du ihn kalt servierst, füge zerstoßenes Eis hinzu und trinke ihn mit einem breiten Boba-Strohhalm.

ANMERKUNG

• Wenn du Jasminteebeutel mit grünem Tee verwendest, achte darauf, dass sie koffeinfrei sind.

PRO PORTION (ungefähr 1 ½ Tassen) Kalorien: 342; Fett: 1g; Eiweiß: 1g; Kohlenhydrate: 80g; Ballaststoffe: 1g

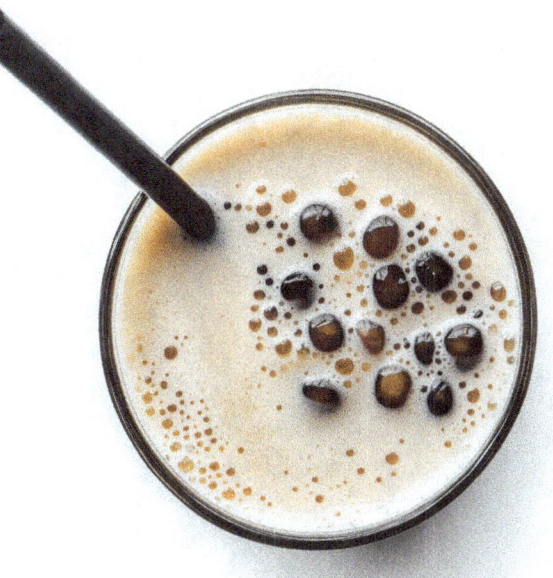

HEISSES JOHANNISBROT

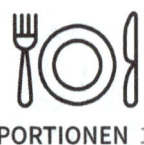 **PORTIONEN** 1

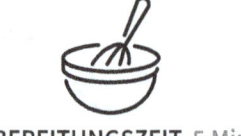 **ZUBEREITUNGSZEIT** 5 Min

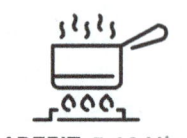 **GARZEIT** 5-10 Min

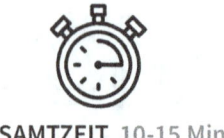 **GESAMTZEIT** 10-15 Min

ZUTATEN

1 Tasse ungesüßte Mandelmilch, und mehr nach Bedarf

1 Esslöffel Johannisbrotpulver

1 Esslöffel Ahornsirup oder Honig

1 Esslöffel Pfeilwurzelmehl (optional, zum Andicken)

½ Teelöffel Vanilleextrakt

Eine Prise Salz

Eine Prise Zimtpulver (optional, während der Heilungsphase weglassen)

ZUBEREITUNG

1. In einem Topf Mandelmilch, Johannisbrotpulver, Honig oder Ahornsirup und Salz vermischen. Die Mischung bei mittlerer Hitze erwärmen, bis sie zu dampfen beginnt.

2. Wenn du Pfeilwurzelmehl zum Andicken verwendest, vermische es in einer kleinen Schüssel mit einem Esslöffel Mandelmilch zu einer glatten Paste.

3. Die Pfeilwurzelpaste nach und nach unter ständigem Rühren in die heiße Johannisbrotmischung einarbeiten. Weiter rühren, bis die Mischung eindickt.

4. Sobald die Mischung eingedickt ist, den Topf vom Herd nehmen. Vanilleextrakt und eine Prise Zimt unterrühren, falls verwendet.

5. Das heiße Johannisbrotgetränk servieren und sofort genießen.

PRO PORTION (ungefähr 1 Tasse)
Kalorien: 130; Fett: 3g; Eiweiß: 1g;
Kohlenhydrate: 24g; Ballaststoffe: 2g

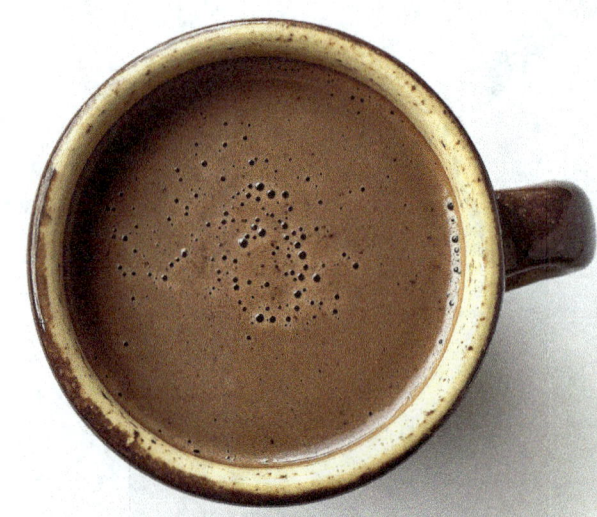

KÜRBIS-SMOOTHIE

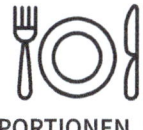
PORTIONEN 1

ZUBEREITUNGSZEIT 5 Min

GARZEIT n. z.

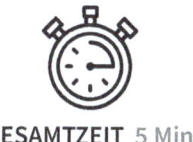
GESAMTZEIT 5 Min

ZUTATEN

½ Tasse Kürbispüree (achte darauf, dass es kein Kürbiskuchenfüllung ist)

4 Medjool-Datteln, entkernt

1 Tasse ungesüßte Mandelmilch (mehr bei Bedarf, um die Konsistenz anzupassen)

¼ Teelöffel Zimtpulver (optional, für die Erhaltungsphase)

ZUBEREITUNG

1. Falls die Datteln nicht weich sind, kannst du sie etwa 10 Minuten in warmem Wasser einweichen, um sie vor dem Mixen weicher zu machen, was eine geschmeidigere Konsistenz gewährleistet.

2. Gib das Kürbispüree, die eingeweichten Medjool-Datteln, die Mandelmilch und den Zimt (falls du ihn verwendest) in einen Mixer.

3. Mixe bei hoher Geschwindigkeit, bis alle Zutaten gut vermischt sind und die Mischung glatt ist. Falls der Smoothie zu dick ist, füge nach und nach mehr Mandelmilch hinzu, bis du die gewünschte Konsistenz erreicht hast.

4. Gieße den Smoothie in Gläser und serviere ihn sofort.

PRO PORTION (ungefähr 1 ½ Tassen) Kalorien: 347; Fett: 3g; Eiweiß: 4g; Kohlenhydrate: 73g; Ballaststoffe: 9g

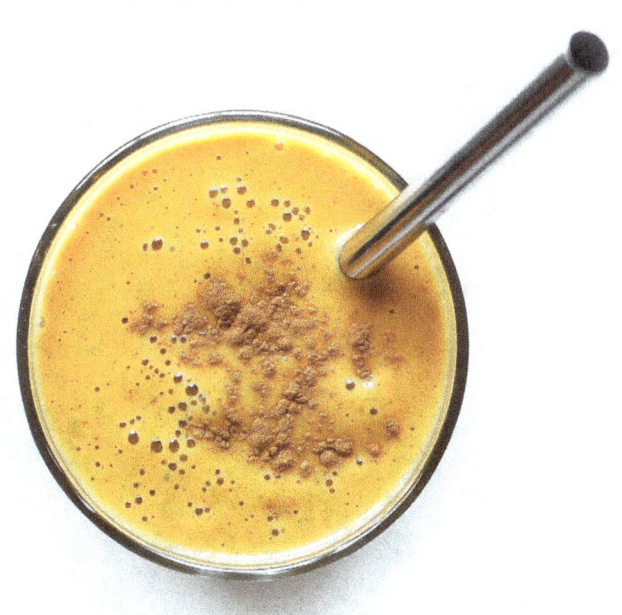

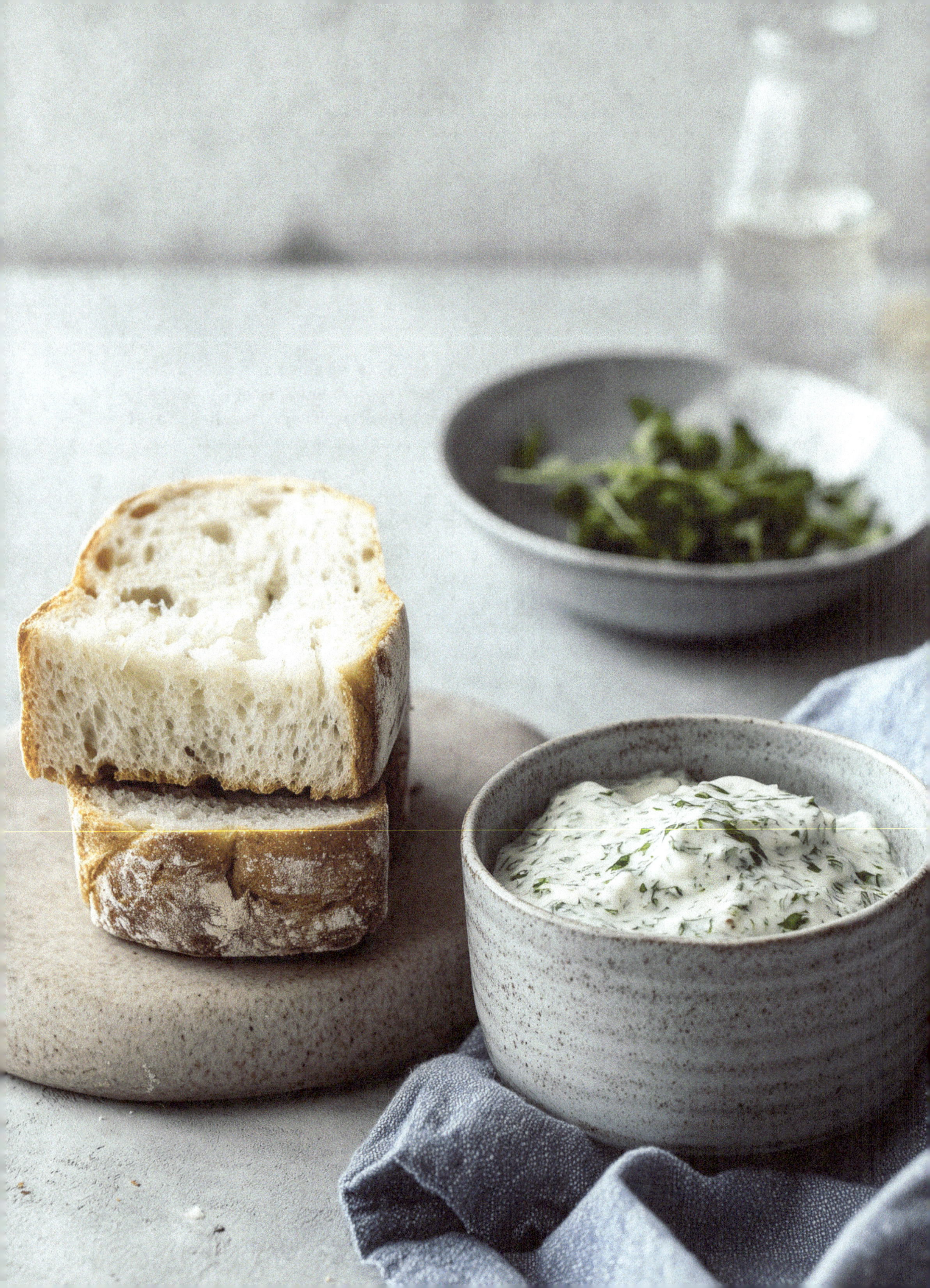

GRUNDNAHRUNGSMITTEL, DRESSINGS UND SOSSE

GLUTENFREIES BROT

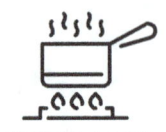

PORTIONEN 12 Scheiben   **ZUBEREITUNGSZEIT** 15 Min   **GARZEIT** 50 Min   **GESAMTZEIT** 1 Std 15 Min

ZUTATEN

- 2 ½ Tassen glutenfreies Allzweckmehl
- 2 Teelöffel Xanthan-Gummi (weglassen, wenn deine Mehlmischung es bereits enthält)
- 1 Teelöffel Backpulver
- 1 Tütchen Instant-Hefe (etwa 2 ¼ Teelöffel)
- 3 Esslöffel Olivenöl oder Avocadoöl
- ¼ Tasse Ahornsirup oder Honig
- 1 ½ Tassen lauwarmes Wasser (38-43°C)
- 3 Eiweiß
- 1 Teelöffel Salz

ZUBEREITUNG

1. Eine Kastenform (23 × 13 cm) oder eine Pullman-Form (23 × 10 cm) einfetten. Den Ofen auf 180 °C vorheizen und das Gitter mittig einschieben.

2. In einer großen Schüssel das glutenfreie Mehl, das Xanthan-Gummi (falls nötig), das Backpulver und die Instant-Hefe vermischen.

3. Der trockenen Mischung das Olivenöl, den Ahornsirup und das lauwarme Wasser hinzufügen. Mit einem Spatel bei niedriger Geschwindigkeit für 1 Minute verrühren.

4. Das Eiweiß und das Salz hinzugeben und bei mittlerer Geschwindigkeit für eine weitere Minute mischen, bis der Teig die Konsistenz eines dicken Kuchenteigs hat.

5. Den Teig in die vorbereitete Form gießen. Mit eingefetteter Frischhaltefolie und einem Küchentuch abdecken. An einem warmen Ort für 30 Minuten gehen lassen.

6. 50 Minuten backen oder bis das Brot goldbraun ist und die Innentemperatur 96-99°C erreicht hat.

7. Das Brot 10 Minuten in der Form abkühlen lassen, dann auf ein Kuchengitter legen, um vollständig auszukühlen und zu vermeiden, dass es matschig wird.

PRO PORTION (1 Scheibe) Kalorien: 143; Fett: 4g; Eiweiß: 2g; Kohlenhydrate: 24g; Ballaststoffe: 1g

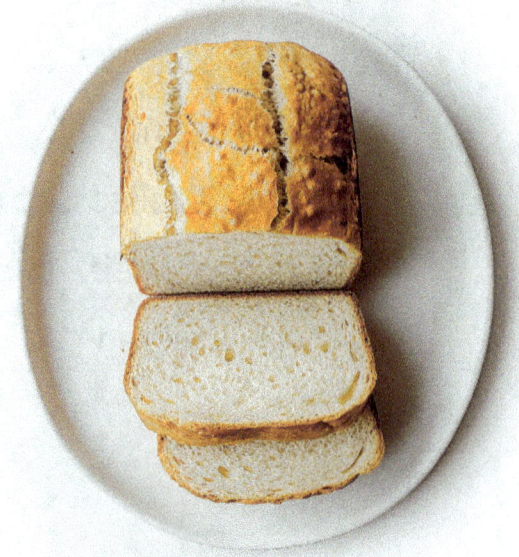

GLUTENFREIE MEHLMISCHUNG

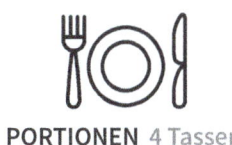  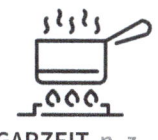 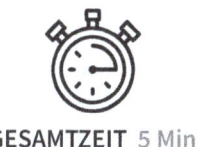

PORTIONEN 4 Tassen   **ZUBEREITUNGSZEIT** 5 Min   **GARZEIT** n. z.   **GESAMTZEIT** 5 Min

ZUTATEN

2 Tassen weißes Reismehl

1 Tasse Tapiokamehl

1 Tasse Kartoffelstärke

2 Teelöffel Xanthan-Gummi
(optional, wenn für Elastizität
beim Backen gewünscht)

ZUBEREITUNG

1. In einer großen Schüssel das weiße Reismehl,
   das Tapiokamehl, die Kartoffelstärke und das
   optionale Xanthan-Gummi mit einem Schneebesen
   gut vermischen. Stelle sicher, dass alle Zutaten
   gleichmäßig verteilt sind, um eine homogene
   Mischung zu erhalten.

2. Die Mehlmischung in einen luftdichten Behälter
   umfüllen. Den Behälter gut verschließen, um zu
   verhindern, dass Feuchtigkeit das Mehl beeinträchtigt.

3. Vor jedem Gebrauch den Behälter gut schütteln, um
   die Mehle wieder zu verteilen, da sie sich während der
   Lagerung absetzen können.

4. Die glutenfreie Mehlmischung an einem kühlen,
   trockenen Ort ohne direkte Sonneneinstrahlung
   aufbewahren. Bei richtiger Lagerung sollte die
   Mischung mehrere Monate frisch bleiben.

ANMERKUNG

- Diese Mischung kann im Verhältnis 1:1 als Ersatz
  in Rezepten verwendet werden, die glutenfreies
  Allzweckmehl erfordern, was sie zu einer vielseitigen
  Option für deine glutenfreien Backbedürfnisse macht.

PRO PORTION (ungefähr 1 Tasse) Kalorien: 575; Fett: 1g; Eiweiß: 4g;
Kohlenhydrate: 129g; Ballaststoffe: 5g

SPINACH WRAPS

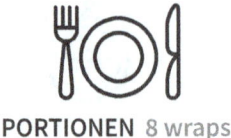 **PORTIONEN** 8 wraps

 **ZUBEREITUNGSZEIT** 20 Min

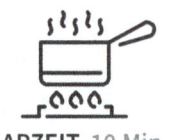 **GARZEIT** 10 Min

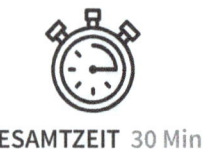 **GESAMTZEIT** 30 Min

ZUTATEN

2 Tassen Spinatblätter

2 Tassen Haferflocken (oder Hafermehl)

3 Tassen Wasser

1 Teelöffel Salz

ZUBEREITUNG

1. Das Wasser in einem Topf zum Kochen bringen, den Spinat hinzufügen und kochen, bis er verwelkt ist. Pürieren, bis eine homogene Brühe entsteht, abseihen und 2 Tassen davon beiseite stellen.

2. In einer Schüssel das Hafermehl und das Salz vermischen. Nach und nach die heiße Spinatbrühe hinzufügen, bis alles gut vermengt ist. Abkühlen lassen.

3. Den Teig in 8 Portionen teilen, Kugeln formen und jede zwischen Backpapier zu Scheiben von 20-25 cm flach drücken.

4. Eine Antihaftpfanne bei mittlerer bis hoher Hitze erwärmen. Die Tortillas jeweils etwa 30 Sekunden pro Seite backen, bis sie aufgehen und goldbraun sind.

5. Die Wraps unter einem Tuch warm halten, bis sie serviert werden.

PRO PORTION (1 Wrap) Kalorien: 78; Fett: 1g; Eiweiß: 3g; Kohlenhydrate: 11g; Ballaststoffe: 2g

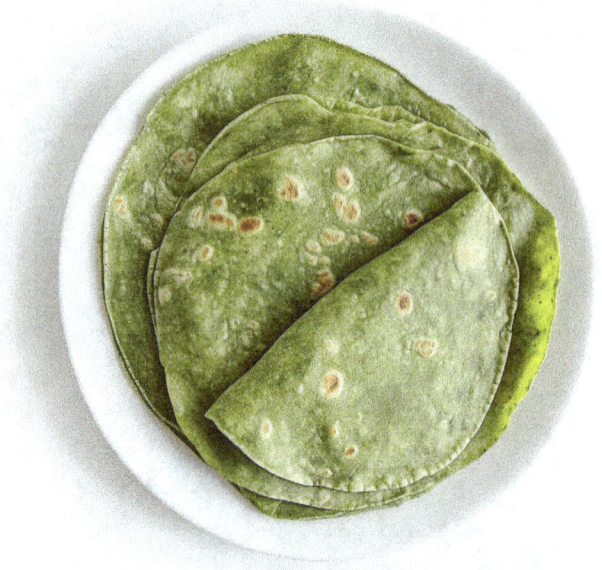

MANIOK-TORTILLAS

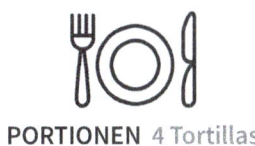 **PORTIONEN** 4 Tortillas

 **ZUBEREITUNGSZEIT** 15 Min

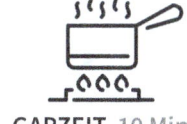 **GARZEIT** 10 Min

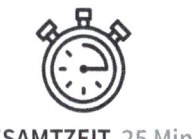 **GESAMTZEIT** 25 Min

ZUTATEN

1 Tasse Maniokmehl

2 Esslöffel Olivenöl

1 Tasse lauwarmes Wasser

½ Teelöffel Salz

ZUBEREITUNG

1. In einer Rührschüssel Maniokmehl mit Salz vermischen. Olivenöl und lauwarmes Wasser hinzufügen. Mit den Händen kneten, bis ein weicher Teig entsteht.

2. Den Teig auf eine glatte Oberfläche geben und leicht kneten, bis er kompakt ist und nicht mehr bröselt.

3. Den Teig in 4 gleiche Portionen teilen und aus jeder eine Kugel formen.

4. Eine Grillplatte bei mittlerer bis hoher Hitze vorheizen.

5. Eine Tortillapresse mit zwei Stücken Backpapier vorbereiten. Eine Teigkugel zwischen die Papierschichten legen und pressen, um eine Tortilla zu formen.

6. Das obere Papier vorsichtig abziehen, die Tortilla auf die Hand drehen und das zweite Stück Papier behutsam entfernen.

7. Die Tortilla sofort auf die vorgeheizte Grillplatte legen. Backen, bis sich Blasen bilden, dann wenden und auf der anderen Seite bräunen lassen. Vermeide es, die Tortilla zu wenden, bevor sich Blasen bilden, um zu verhindern, dass sie zerbricht.

8. Den Vorgang mit den restlichen Teigkugeln wiederholen.

9. Die Tortillas sofort servieren oder mit einem Tuch abgedeckt aufbewahren. Bei Bedarf in der Mikrowelle aufwärmen.

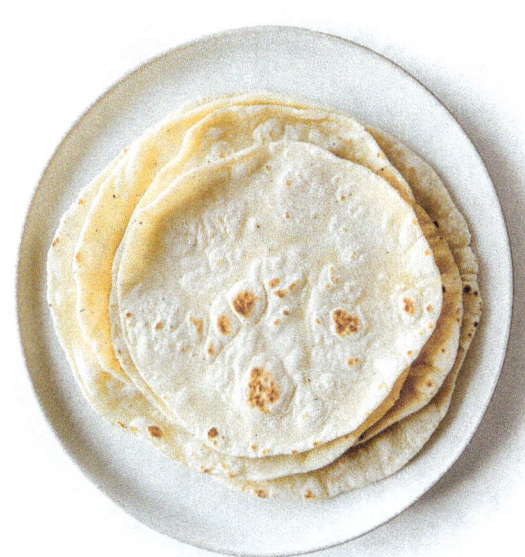

PRO PORTION (1 Tortilla) Kalorien: 164; Fett: 6g; Eiweiß: 2g; Kohlenhydrate: 24g; Ballaststoffe: 2g

HÜHNERBRÜHE

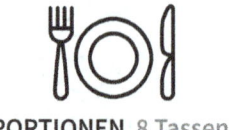
PORTIONEN 8 Tassen

ZUBEREITUNGSZEIT 10 Min

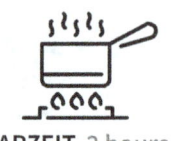
GARZEIT 2 hours

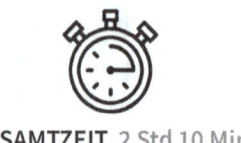
GESAMTZEIT 2 Std 10 Min

ZUTATEN

- 500 g bis 1 kg Hühnerknochen oder -teile (Flügel und Hälse sind ideal)
- 2 mittelgroße Möhren, grob geschnitten
- 2 Stangen Sellerie, grob geschnitten
- 1 Lorbeerblatt
- 2 Zweige frischer Thymian (oder ½ Teelöffel getrockneter Thymian)
- 4 Stiele frische Petersilie
- 8 Tassen Wasser
- ¼ Teelöffel Asafoetida (optional)
- ½ Teelöffel Salz (optional)

PRO PORTION (ca. 1 Tasse) Kalorien: 12; Fett: 0 g; Eiweiß: 0 g; Kohlenhydrate: 3 g; Ballaststoffe: 0 g

ZUBEREITUNG

1. In einem großen Suppentopf Hühnerknochen oder -teile, Möhren, Sellerie, Lorbeerblatt, Petersilienstiele und Thymian kombinieren.
2. Mit Wasser bedecken und bei mittlerer bis hoher Hitze zum Kochen bringen.
3. Die Hitze auf mittlere bis niedrige Stufe reduzieren und ohne Deckel 2 Stunden köcheln lassen, damit sich Aromen und Nährstoffe entfalten können.
4. Alternative Methode mit Schongarer: Alternativ alle Zutaten in einen Schongarer geben und auf niedriger Stufe für 24 Stunden einstellen.
5. Die Brühe durch ein feines Sieb abseihen, um die festen Bestandteile zu entfernen.
6. Über Nacht in den Kühlschrank stellen und das Fett entfernen, das sich an der Oberfläche bildet.
7. Die Brühe in luftdichten Behältern bis zu 5 Tage im Kühlschrank aufbewahren oder bis zu 6 Monate einfrieren.

ANMERKUNG

- Für eine Meeresfrüchte-Variante ersetzen Sie die Hühnerknochen durch Fischgräten, um einen leichten Fumet herzustellen, ideal zur Verfeinerung von Meeresfrüchtegerichten.

GEMÜSEBRÜHE

 **PORTIONEN** 8 Tassen

 **ZUBEREITUNGSZEIT** 10 Min

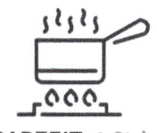 **GARZEIT** 1 Std

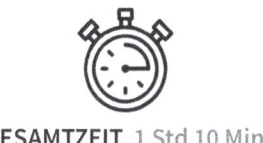 **GESAMTZEIT** 1 Std 10 Min

ZUTATEN

2 mittelgroße Karotten, geschält und in Stücke geschnitten

2 Stangen Sellerie, in Stücke geschnitten

1 Lauchstange (nur der weiße Teil), gewaschen und in Stücke geschnitten

1 Fenchelknolle, in Stücke geschnitten (optional, siehe Anmerkungen)

2 Lorbeerblätter

3 Zweige frische Petersilie

3 Zweige frischer Thymian oder 1 Teelöffel getrockneter Thymian

8 Tassen Wasser

½ Teelöffel Salz (optional)

ZUBEREITUNG

1. In einem großen Topf Karotten, Sellerie, Lauch, optionalen Fenchel, Lorbeerblätter, Petersilie, Thymian, Wasser und Salz (falls verwendet) kombinieren.

2. Bei hoher Hitze zum Kochen bringen, dann die Hitze reduzieren, abdecken und für 1 Stunde köcheln lassen, damit sich die Aromen vermischen.

3. Vom Herd nehmen und die Brühe durch ein feines Sieb abseihen, dabei die festen Bestandteile entsorgen.

4. Die Brühe etwa 30 Minuten abkühlen lassen, bevor sie in Glasbehälter zur Aufbewahrung umgefüllt wird.

5. Bis zu einer Woche im Kühlschrank aufbewahren oder für längere Lagerung einfrieren.

ANMERKUNG

- Das Weglassen des Fenchels beeinträchtigt den Gesamtgeschmack nicht. Du kannst ihn durch eine Prise Fenchelsamen ersetzen, um einen ähnlichen Effekt zu erzielen, wenn du möchtest.

PRO PORTION (etwa 1 Tasse) Kalorien: 8; Fett: 0 g; Eiweiß: 0 g; Kohlenhydrate: 2 g; Ballaststoffe: 0 g

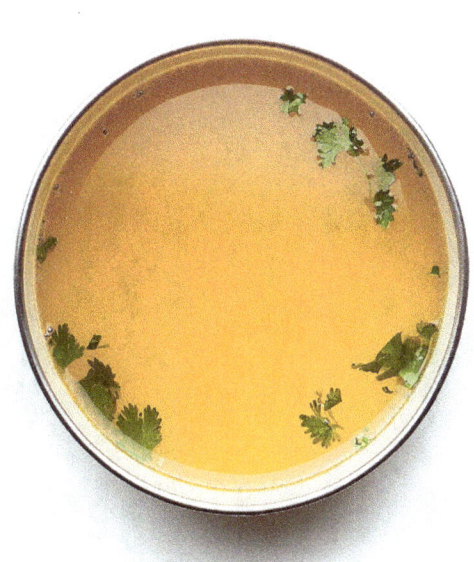

CREMIGES KRÄUTERDRESSING

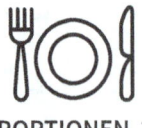

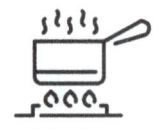

PORTIONEN 2   ZUBEREITUNGSZEIT 5 Min   GARZEIT n. z.   GESAMTZEIT 5 Min

ZUTATEN

- ½ Tasse pflanzlicher Naturjoghurt (siehe Anmerkung für eine Alternative in der Heilungsphase)
- 1 Teelöffel Zitronenschalenabrieb
- 1 Esslöffel frische gehackte Petersilie
- 1 Esslöffel frischer gehackter Thymian
- 1 Teelöffel frischer gehackter Rosmarin
- ¼ Teelöffel Salz

ZUBEREITUNG

1. In einer kleinen Schüssel alle Zutaten vermischen. Gut umrühren, bis alles vollständig vermengt ist.

ANMERKUNG

- Für eine Alternative während der Heilungsphase den pflanzlichen Joghurt durch ½ Tasse Seidentofu und 2 Esslöffel pflanzliche Milch ersetzen. Diese Zutaten in einem Mixer oder einer Küchenmaschine verarbeiten, bis eine glatte Konsistenz entsteht, dann die Kräuter, die Zitronenschale und das Salz hinzufügen und nochmals mixen, um alles zu vermischen. Die Konsistenz bei Bedarf mit mehr Milch anpassen.

PRO PORTION (ungefähr ¼ Tasse)
Kalorien: 55; Fett: 1g; Eiweiß: 1g;
Kohlenhydrate: 10g; Ballaststoffe: 1g

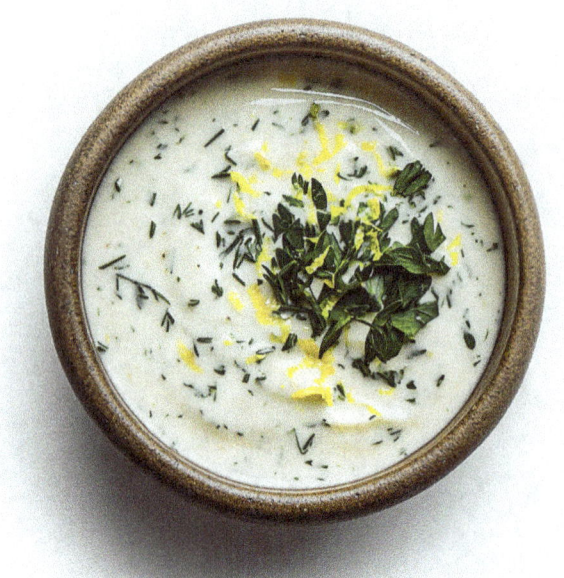

TOMATENFREIE NUDELSAUCE

PORTIONEN 4

ZUBEREITUNGSZEIT 15 Min

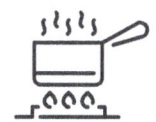
GARZEIT 35 Min

GESAMTZEIT 50 Min

ZUTATEN

1 Tasse gewürfelte Karotten (etwa 2 mittelgroße Karotten)

1 Tasse gewürfelten Butternusskürbis

1 Tasse gewürfelten Sellerie

1 mittelgroße Rote Bete, fein gewürfelt

2 Tassen Wasser

1 ½ Esslöffel Olivenöl

Je 1 Teelöffel der folgenden getrockneten oder frischen Kräuter: Thymian, Basilikum, Oregano und Rosmarin (bei frischen Kräutern auf 1 Esslöffel erhöhen)

1 Esslöffel Zitronenschale

1 Teelöffel Ahornsirup oder Honig

¼ Teelöffel Asafoetida (optional)

1 Teelöffel Salz, plus mehr nach Geschmack

ZUBEREITUNG

1. Erhitze das Olivenöl in einem großen Topf bei mittlerer Hitze. Gib Karotten, Sellerie und Kürbis dazu. Brate sie 4-5 Minuten an und rühre dabei häufig um. Füge einen Schuss Wasser hinzu, falls das Gemüse anfängt anzukleben.

2. Gib die Rote Bete, das Salz und die getrockneten Kräuter (oder frische, falls du die verwendest) hinzu. Brate alles weitere 1-2 Minuten an.

3. Gieße das Wasser, die Zitronenschale und den Ahornsirup oder Honig dazu. Bring die Mischung zum leichten Kochen, reduziere dann die Hitze und decke den Topf ab.

4. Lasse das Ganze etwa 30 Minuten köcheln, oder bis Karotten, Rote Bete und Kürbis weich sind.

5. Nimm den Topf vom Herd und lasse die Mischung leicht abkühlen. Püriere die Zutaten mit einem Stabmixer direkt im Topf, bis eine glatte Konsistenz entsteht. Alternativ kannst du die Mischung vorsichtig in einen Standmixer geben und pürieren.

6. Schmecke ab und passe den Salzgehalt nach Bedarf an.

PRO PORTION (etwa ½ Tasse) Kalorien: 106; Fett: 5g; Eiweiß: 1g; Kohlenhydrate: 11g; Ballaststoffe: 3g

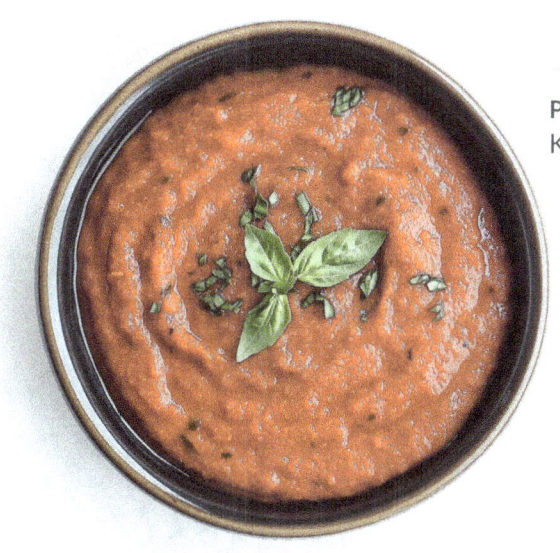

AVOCADO-SAUCE

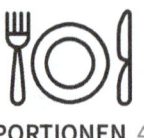
PORTIONEN 4

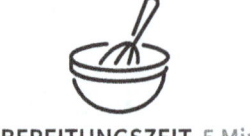
ZUBEREITUNGSZEIT 5 Min

GARZEIT n. z.

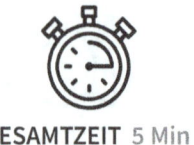
GESAMTZEIT 5 Min

ZUTATEN

1 reife Avocado

¼ Tasse Mandelmilch (oder milchfreier Joghurt für die Erhaltungsphase)

2 Esslöffel frischer Koriander, gehackt

Abrieb von 1 Limette

¼ Teelöffel Salz (oder nach Geschmack)

ZUBEREITUNG

1. Schneide die Avocado in der Mitte durch, entferne den Kern und gib das Fruchtfleisch in eine Küchenmaschine.

2. Füge die Mandelmilch (oder milchfreien Joghurt), den Koriander, den Limettenschalenabrieb und das Salz in die Küchenmaschine hinzu. Püriere alles, bis eine glatte, cremige Konsistenz entsteht.

3. Probiere die Sauce und passe die Würzung nach Bedarf an, indem du mehr Salz oder Mandelmilch hinzufügst, um die gewünschte Konsistenz zu erreichen.

4. Verwende diese Sauce als Topping für deine Tacos oder als Beilage zu anderen Gerichten.

ANMERKUNG

• Du kannst die Dicke anpassen, indem du mehr Mandelmilch für eine flüssigere Sauce oder weniger für eine dickere Konsistenz hinzufügst.

PRO PORTION (etwa ¼ Tasse)
Kalorien: 80; Fett: 7g; Eiweiß: 1g;
Kohlenhydrate: 4g; Ballaststoffe: 3g

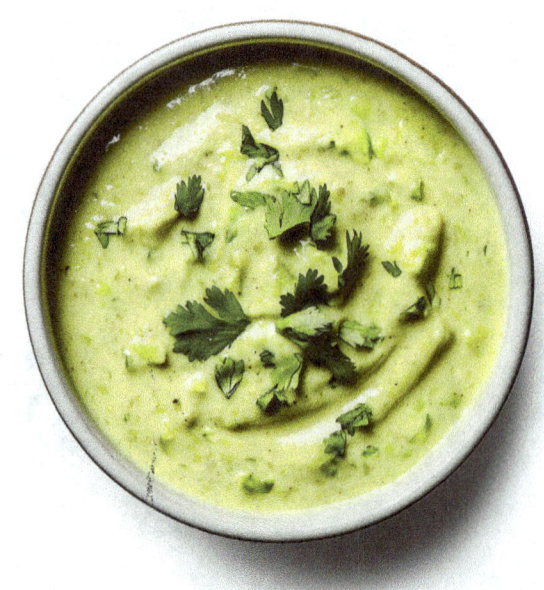

TZATZIKI-SAUCE

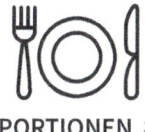

PORTIONEN 8

ZUBEREITUNGSZEIT 10 Min

GARZEIT n. z.

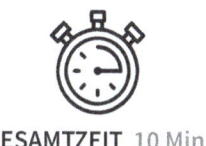

GESAMTZEIT 10 Min

ZUTATEN

- ½ Tasse ungesalzene rohe Cashewkerne, über Nacht eingeweicht
- ½ Tasse geriebene Salatgurke
- ⅓ Tasse Wasser
- 1 Esslöffel Zitronenschalenabrieb
- 1 Esslöffel frischer gehackter Dill
- ½ Teelöffel Salz

ZUBEREITUNG

1. Die eingeweichten Cashewkerne abspülen und abtropfen lassen.

2. Im Mixer die Cashewkerne, das Wasser, den Zitronenschalenabrieb und das Salz kombinieren. Bei hoher Geschwindigkeit mixen, bis die Mischung vollständig glatt und cremig ist, etwa 1-2 Minuten.

3. Die geriebene Gurke und den Dill in den Mixer geben. Kurz pulsieren, nur bis die Gurke untergemischt ist, aber noch etwas Textur beibehält und der Dill gleichmäßig verteilt ist.

4. Die Sauce in einen luftdichten Behälter geben und kühlen. Am besten am gleichen Tag verzehren.

ANMERKUNG

- Traditioneller Tzatziki wird mit Milchjoghurt hergestellt, was für manche Mägen problematisch sein kann. Für einen säuerlicheren Geschmack kannst du die Cashewkerne durch ½ Tasse milchfreien Joghurt ersetzen, wenn du das bevorzugst.

PRO PORTION (etwa 2 Esslöffel) Kalorien: 45; Fett: 3g; Eiweiß: 1g; Kohlenhydrate: 2g; Ballaststoffe: 0g

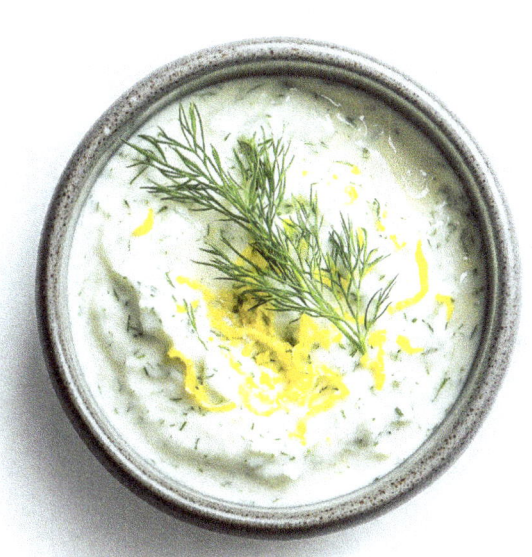

PAPAYA-DRESSING

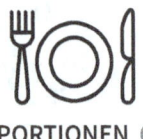
PORTIONEN 6

ZUBEREITUNGSZEIT 5 Min

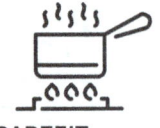
GARZEIT n. z.

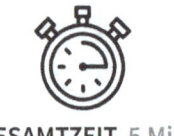
GESAMTZEIT 5 Min

ZUTATEN

½ mittelgroße Papaya, entkernt, geschält und in Stücke geschnitten

1½ Esslöffel Olivenöl

1 Teelöffel Zitronenschalenabrieb

1 Esslöffel frischer Thymian, gehackt

1 Teelöffel Ahornsirup oder Honig

¼ Tasse Wasser

½ Teelöffel Salz

ZUBEREITUNG

1. Gib die Papaya, das Olivenöl, den Zitronenschalenabrieb, den Thymian, den Ahornsirup (oder Honig) und das Salz in einen Mixer oder eine Küchenmaschine.

2. Mixe alles, bis die Mischung vollständig glatt ist. Wenn die Mischung zu dick ist, gib nach und nach Wasser hinzu, bis die gewünschte Konsistenz erreicht ist.

3. Probiere und passe die Würzung bei Bedarf an.

PRO PORTION (ca. 2 Esslöffel) Kalorien: 44; Fett: 3g; Eiweiß: 0g; Kohlenhydrate: 3g; Ballaststoffe: 0g

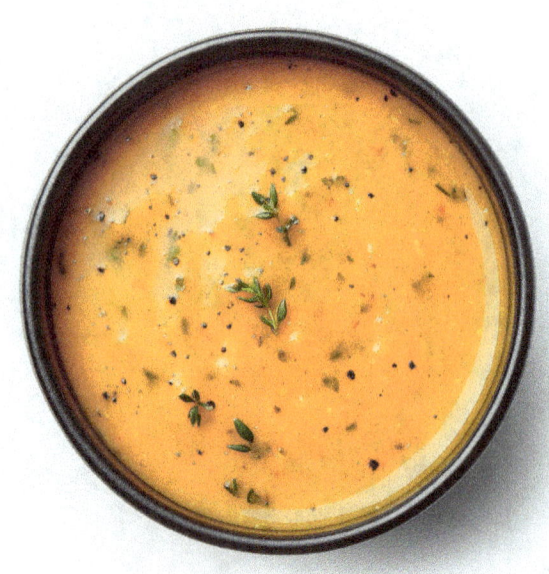

BUTTERNUT-KÜRBISSOSSE FÜR PASTA

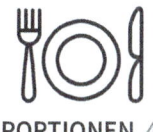

PORTIONEN 4

ZUBEREITUNGSZEIT 5 Min

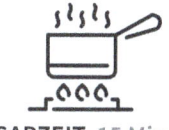

GARZEIT 15 Min

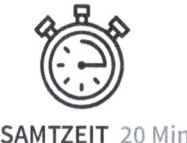

GESAMTZEIT 20 Min

ZUTATEN

½ Tasse Butternut-Kürbis, geschält und gewürfelt

1 mittelgroße Möhre, geschält und geschnitten

2 Esslöffel Kokosmilch aus der Dose

1 Esslöffel Nährhefe

½ Teelöffel getrockneter oder frischer Dill

Eine Prise Asafoetida (optional)

Ein kleiner Spritzer flüssige Aminosäuren oder Kokos-Aminosäuren (optional, nach Geschmack anpassen)

ZUBEREITUNG

1. Bringe einen kleinen Topf mit Wasser zum Kochen. Gib die geschnittene Möhre und den gewürfelten Butternut-Kürbis hinein. Koche sie, bis sie weich und zart sind, etwa 10-12 Minuten.

2. Gieße das Gemüse ab und gib es in einen Mixer oder eine Küchenmaschine. Füge die Kokosmilch, die Nährhefe, den Dill, das Asafoetida und einen Spritzer flüssige Aminosäuren hinzu.

3. Mixe alles, bis die Mischung glatt und cremig ist. Füge bei Bedarf Wasser hinzu, um die Konsistenz anzupassen.

4. Gib die Soße in einen Topf und lass sie 2-3 Minuten bei niedriger Hitze köcheln, damit sich die Aromen verbinden. Schmecke ab und passe die Würze mit Salz oder zusätzlichen Aminosäuren nach Bedarf an.

5. Serviere die Soße über deine Lieblingspasta.

PRO PORTION (etwa ¼ Tasse) Kalorien: 34; Fett: 1g; Eiweiß: 1g; Kohlenhydrate: 3g; Ballaststoffe: 1g

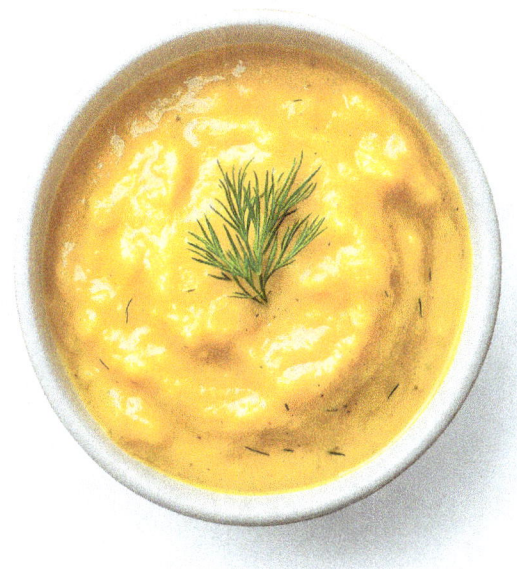

CREMIGE KÄSESOSSE

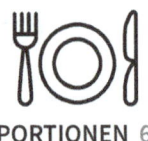

PORTIONEN 6

ZUBEREITUNGSZEIT 10 Min

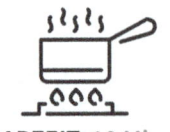

GARZEIT 10 Min

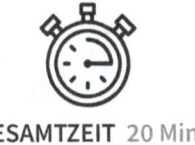

GESAMTZEIT 20 Min

ZUTATEN

- ¾ Tasse Kartoffeln, geschält und gewürfelt
- ¾ Tasse Süßkartoffeln, geschält und gewürfelt
- ¼ Tasse rohe Cashewnüsse (optional einweichen, siehe Anmerkung)
- 2 Esslöffel Olivenöl
- ¼ Tasse Wasser
- 1 Esslöffel Zitronenschalenabrieb
- 2 Esslöffel Nährhefe
- ¼ Teelöffel Asafoetida (optional, für mehr Tiefe)
- ½ Teelöffel Salz oder nach Geschmack

PRO PORTION (ungefähr ¼ Tasse)
Kalorien: 127; Fett: 7g; Eiweiß: 3g;
Kohlenhydrate: 11g; Ballaststoffe: 2g

ZUBEREITUNG

1. Die gewürfelten Kartoffeln und Süßkartoffeln in einen Topf geben, mit kaltem Wasser bedecken, salzen und zum Kochen bringen. Hitze reduzieren und 8–12 Minuten köcheln lassen, bis das Gemüse weich ist.

2. Wenn die Kartoffeln weich sind, gieße sie ab und gib sie in einen Mixer. Füge die eingeweichten Cashewnüsse (falls verwendet), das Olivenöl, Wasser, Zitronenschalenabrieb, Nährhefe, Asafoetida und Salz hinzu.

3. Mixe alles auf höchster Stufe, bis die Mischung vollständig glatt und cremig ist. Möglicherweise musst du zwischendurch den Mixer anhalten und die Seiten abkratzen, um sicherzustellen, dass alles gleichmäßig vermischt wird.

4. Die Käsesoße ist jetzt servierfertig! Sie eignet sich hervorragend als Dip oder zum Übergießen von Gerichten wie Nudeln oder gedünstetem Gemüse.

ANMERKUNG

- Wenn du keinen Hochleistungsmixer verwendest, weiche die Cashewnüsse vorher 2 Stunden in warmem Wasser ein. Abgießen und wie angegeben weiterverarbeiten. Bei einem Hochleistungsmixer ist das Einweichen nicht nötig.

VEGANER PARMESAN

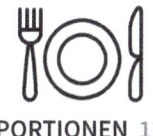 **PORTIONEN** 12

 **ZUBEREITUNGSZEIT** 10 Min

 **GARZEIT** 45 Min

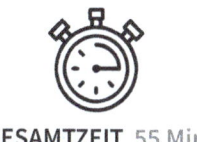 **GESAMTZEIT** 55 Min

ZUTATEN

1 Tasse Kartoffelstärke

¼ Tasse geschmolzenes raffiniertes Kokosnussöl

½ Tasse ungesüßte Mandelmilch (oder eine andere pflanzliche Milch)

⅓ Tasse Nährhefe

1 Esslöffel weiße Misopaste

1 Esslöffel frisch geriebene Zitronenschale

1 ½ Teelöffel Salz

ZUBEREITUNG

1. Alle Zutaten in einen Hochleistungsmixer geben und zu einer glatten, homogenen Masse verarbeiten. Bei Bedarf die Seiten des Behälters abkratzen.

2. Eine hitzebeständige Schüssel (mind. 500 ml), die in den Dampfgareinsatz passt, leicht einfetten. Die Mischung hineingeben und fest mit Alufolie abdecken.

3. Einen Dampfgarer vorbereiten: Einen großen Topf mit etwas Wasser füllen und zum Kochen bringen. Die abgedeckte Schüssel in den Dampfeinsatz stellen, den Topf mit Deckel verschließen und 35–45 Minuten dämpfen. Der Käse sollte fest, elastisch und leicht gebräunt sein.

4. Anschließend herausnehmen und abkühlen lassen. Kondenswasser auf der Oberfläche ggf. mit Küchenpapier abtupfen.

5. Über Nacht im Kühlschrank vollständig auskühlen und fest werden lassen. Zum Herausnehmen ggf. mit einem Messer am Rand entlangfahren.

6. Den Käse mit einem Messer rustikal in Keile brechen – für ein natürliches Aussehen.

7. Veganen Parmesan nach Belieben reiben oder in Scheiben schneiden. Im Kühlschrank bis zu 2 Wochen haltbar oder bis zu 3 Monate einfrierbar.

PRO PORTION (ca. 2 Esslöffel) Kalorien: 115; Fett: 5g; Eiweiß: 1g; Kohlenhydrate: 14g; Ballaststoffe: 1g

TOFU-FRISCHKÄSEE

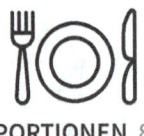 **PORTIONEN** 8

 **ZUBEREITUNGSZEIT** 10 Min

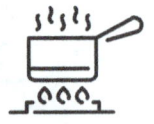 **GARZEIT** n.z.

 **GESAMTZEIT** 10 Min

ZUTATEN

2 EL Nährhefe

1 TL fein abgeriebene Zitronenschale

¼ TL Meersalz

1 EL fein gehackter frischer Dill (oder aufgetauter Tiefkühldill)

2–4 EL ungesüßte pflanzliche Milch

ZUBEREITUNG

1. Tofu zerkrümeln und überschüssige Flüssigkeit ausdrücken. Falls nicht vorgepresst, in ein Tuch wickeln und 10 Minuten beschweren.

2. Den Tofu in einen Mixer oder eine Küchenmaschine geben. Nährhefe, Zitronenschale, Salz, Dill und 2 EL pflanzliche Milch hinzufügen. Mixen, bis eine glatte, cremige Masse entsteht. Zwischendurch die Seitenwände abkratzen.

3. Nach Bedarf esslöffelweise mehr Milch hinzufügen. Abschmecken und bei Wunsch anpassen.

4. In einen Behälter füllen und mindestens 2 Stunden im Kühlschrank ruhen lassen, damit die Konsistenz fester wird und sich die Aromen entfalten.

5. In einem luftdicht verschlossenen Behälter im Kühlschrank bis zu 1 Woche haltbar. Vor dem Gebrauch ggf. umrühren.

ANMERKUNG

- Für eine festere und reichhaltigere Konsistenz können zusätzlich 2 EL Kokosöl mit den übrigen Zutaten gemixt werden. Dadurch wird die Masse nach dem Kühlen fester. Beachte jedoch, dass sich dadurch der Fettgehalt erhöht.

PRO PORTION (ca. 2 EL)
Kalorien: 32; Fett: 1,7g; Eiweiß: 3,9g;
Kohlenhydrate: 0,3g; Ballaststoffe: 0g

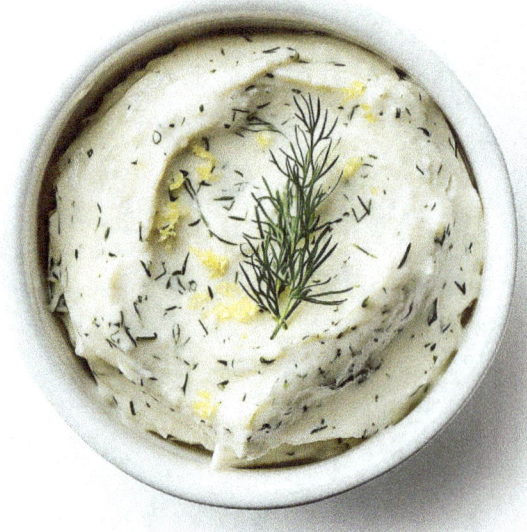

CASHEW-MAYONNAISE

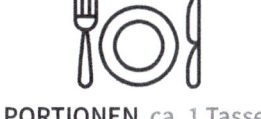

PORTIONEN ca. 1 Tasse

ZUBEREITUNGSZEIT 5 Min

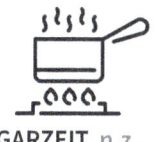

GARZEIT n.z.

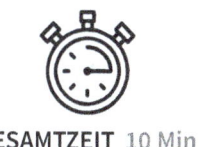

GESAMTZEIT 10 Min

INGREDIENTS

- 1 Tasse rohe Cashewkerne (2–4 Stunden eingeweicht, dann abgetropft)
- 1 Tasse Wasser
- ½ TL Salz
- ½ TL Honig (oder Ahornsirup für vegane Variante)
- 1 TL Chiasamen
- Optional: fein abgeriebene Schale von ½ Zitrone für zusätzliche Frische

DIRECTIONS

1. Alle Zutaten in einen Hochleistungsmixer oder eine Küchenmaschine geben. Auf hoher Stufe mixen, bis eine glatte, samtige Konsistenz entsteht. Dabei die Seitenwände nach Bedarf abkratzen. Nach Geschmack abschmecken – bei Bedarf mehr Salz, Zitronenschale oder Süßungsmittel hinzufügen.

2. Vor dem Servieren 30 Minuten im Kühlschrank ruhen lassen, damit die Chiasamen die Mayonnaise andicken und sich die Aromen entfalten können.

3. In einem luftdicht verschlossenen Behälter im Kühlschrank bis zu 5–6 Tage haltbar. Vor dem Gebrauch gut umrühren, da sich die Zutaten leicht absetzen können.

PRO PORTION (ca. 2 EL) Kalorien: 90; Fett: 6,4g; Eiweiß: 2,9g; Kohlenhydrate: 5,6g; Ballaststoffe: 0,8g

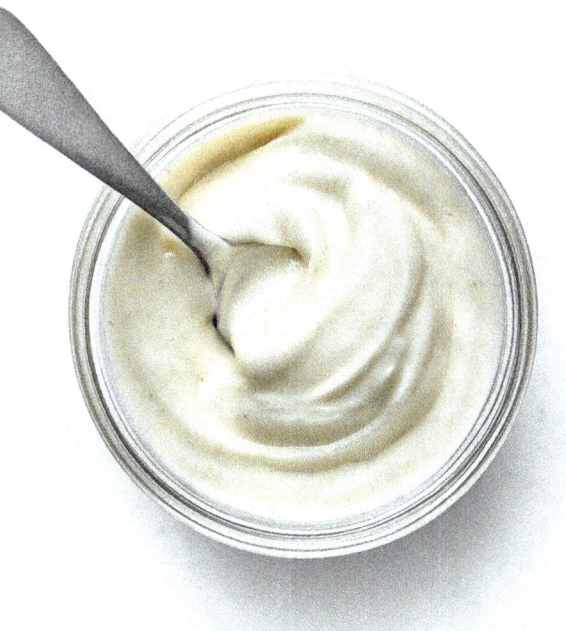

DATTELSIRUP

PORTIONEN 1½ bis 2 Tassen   **ZUBEREITUNGSZEIT** 15 Min   **GARZEIT** 45 Min   **GESAMTZEIT** 1 Std 15 Min

ZUTATEN

- 450 g Medjool-Datteln, entsteint (etwa 2½ bis 3 Tassen, gepresst)
- 3 Tassen kochendes Wasser (plus mehr bei Bedarf)

ZUBEREITUNG

1. Die Datteln in einen Topf geben und mit dem kochenden Wasser übergießen. 15 Minuten einweichen lassen.

2. Sobald die Datteln weich sind, die Mischung zum Kochen bringen, dann die Hitze reduzieren und 15 Minuten köcheln lassen. Dabei gelegentlich umrühren und die Datteln zerdrücken, damit sie nicht am Topfboden haften. Die Konsistenz sollte an lockeres Apfelmus erinnern.

3. Leicht abkühlen lassen, dann die Mischung in einen Nussmilchbeutel oder ein Käsetuch über eine Schüssel geben. Die Flüssigkeit gründlich auspressen, das Fruchtfleisch zurücklassen.

4. Die abgepresste Flüssigkeit zurück in den Topf geben und bei niedriger Hitze 20–30 Minuten einkochen, bis sie zu einem Sirup eindickt. Häufig umrühren. Falls der Sirup zu dick wird, etwas Wasser hinzufügen.

5. Vollständig abkühlen lassen und in ein verschlossenes Glas füllen. Im Kühlschrank bis zu 2 Wochen haltbar.

PRO PORTION (ca. 1 EL) Kalorien: 44; Fett: 0g; Eiweiß: 0,3g; Kohlenhydrate: 10,8g; Ballaststoffe: 1g

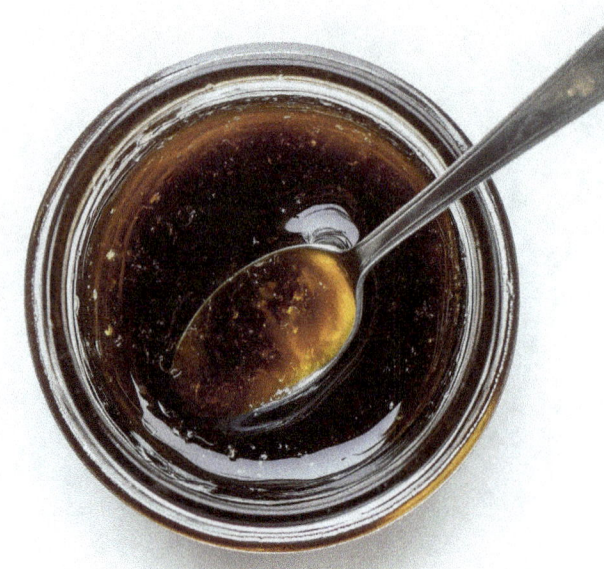

RANCH-DRESSING

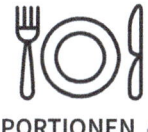
PORTIONEN 4

ZUBEREITUNGSZEIT 5 Min

GARZEIT n.z.

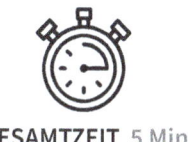
GESAMTZEIT 5 Min

ZUTATEN

60 ml ungesüßte pflanzliche Milch

60 ml ungesüßter pflanzlicher Joghurt (auf Mandel-, Kokos- oder Cashewbasis)

2 EL fein gehackter frischer Dill

Abgeriebene Schale von 1 Zitrone

½ TL Salz

ZUBEREITUNG

1. Alle Zutaten in einen Mixer oder eine Küchenmaschine geben. Mixen, bis die Mischung glatt und cremig ist, dabei die Seitenwände nach Bedarf abkratzen. Abschmecken und bei Bedarf mit zusätzlichem Salz oder Zitronenschale anpassen.
2. Sofort verwenden oder 30 Minuten im Kühlschrank ruhen lassen, damit sich das Aroma besser entfaltet. Reste in einem luftdicht verschlossenen Behälter im Kühlschrank bis zu 3 Tage aufbewahren.

PRO PORTION (ca. 2 EL) Kalorien: 16; Fett: 0,5g; Eiweiß: 0,2g; Kohlenhydrate: 2,7g; Ballaststoffe: 0,3g

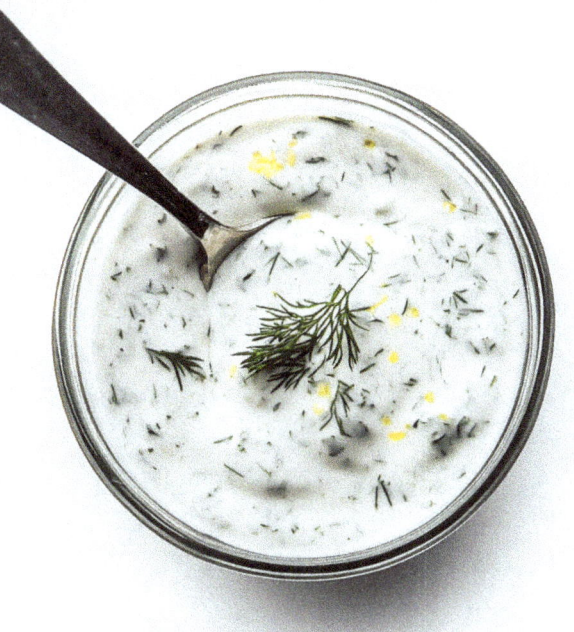

MASSE UND UMRECHNUNGEN

FLÜSSIGKEITSVOLUMEN-ENTSPRECHUNGEN

US-MASSEINHEITEN	US-MASSEINHEITEN (UNZEN)	METRISCH (CA.)
2 Esslöffel	1 Flüssigunze	30 mL
¼ Tasse	2 Flüssigunzen	60 mL
½ Tasse	4 Flüssigunzen	120 mL
1 Tasse	8 Flüssigunzen	240 mL
1 ½ Tassen	12 Flüssigunzen	355 mL
2 Tassen oder 1 Pint	16 Flüssigunzen	475 mL
4 Tassen oder 1 Quart	32 Flüssigunzen	1 L
1 Gallone	128 Flüssigunzen	4 L

VOLUMEN-ENTSPRECHUNGEN (TROCKEN)

US-MASSEINHEITEN	METRISCH (CA.)
⅛ Teelöffel	0.5 mL
¼ Teelöffel	1 mL
½ Teelöffel	2 mL
¾ Teelöffel	4 mL
1 Teelöffel	5 mL
1 Esslöffel	15 mL
¼ Tasse	59 mL
⅓ Tasse	79 mL
½ Tasse	118 mL

⅔ Tasse	156 mL
¾ Tasse	177 mL
1 Tasse	235 mL
2 Tassen oder 1 Pint	475 mL
3 Tassen	700 mL
4 Tassen oder 1 Quart	1 L

GEWICHTS-ENTSPRECHUNGEN

US-MASSEINHEITEN	METRISCH (CA.)
½ ounce	15 g
1 ounce	30 g
2 ounces	60 g
4 ounces	115 g
8 ounces	225 g
12 ounces	340 g
16 ounces or 1 pound	455 g

OVEN TEMPERATURES

FAHRENHEIT (F)	CELSIUS (C) (CA.)
250°F	120°C
300°F	150°C
325°F	165°C
350°F	180°C
375°F	190°C
400°F	200°C
425°F	220°C
450°F	230°C

LEBENSMITTELLISTEN NACH pH-WERT

FRÜCHTE	pH
Açai-Beeren	4,4 bis 4,6
Äpfel (Gala, Red Delicious)	4,3 bis 4,8
Aprikosen	3,5 bis 4,8
Avocado	6,3 bis 6,6
Banane, gelb	5,0 bis 5,7
Brombeeren	3,2 bis 3,6
Schwarze Johannisbeeren	2,8 bis 3,6
Heidelbeeren	3,5 bis 4,3
Boysenbeeren	3,2 bis 3,6
Cantaloupe-Melone	6,1 bis 6,6
Kirschen	3,2 bis 4,5
Clementinen	3,2 bis 4,0
Cranberrys	2,3 bis 2,5
Datteln (Medjool, Deglet Noor)	5,4 bis 5,7
Drachenfrucht (Pitahaya)	5,0 bis 5,4
Holunderbeeren	3,5 bis 4,5
Feige, Calimyrna	5,0 bis 5,9
Grapefruit	2,9 bis 3,3
Weintrauben	3,3 bis 4,2

Stachelbeeren	2,8 bis 3,3
Guave	2,9 bis 4,9
Grüner Apfel (Granny Smith)	3,3 bis 4,0
Jackfrucht	4,6 bis 5,2
Jujube	4,6 bis 5,2
Kiwi	3,1 bis 4,0
Kumquat	3,6 bis 4,8
Zitrone	2,2 bis 2,4
Zitronenschale	5,0 bis 5,7
Limette	2,0 bis 2,8
Limettenschale	5,0 bis 5,6
Litschis	4,4 bis 5,6
Mangos	3,4 bis 4,8
Melonen	5,4 bis 6,6
Maulbeeren	3,4 bis 4,4
Nektarinen	3,9 bis 4,1
Oliven, schwarze	5,4 bis 6,5
Oliven, grüne (fermentiert)	3,6 bis 4,2
Orangenschale	5,5 bis 6,0
Orangen	3,1 bis 4,1
Papaya	5,2 bis 5,7
Pfirsiche	3,3 bis 4,2
Birne (Bartlett, Forelle)	4,0 bis 4,6
Birne, asiatisch	5,3 bis 5,7
Birne, Bosc	5,1 bis 5,3
Maracuja (Passionsfrucht)	2,8 bis 3,2
Ananas	3,2 bis 4,0
Ananaserdbeeren	3,0 bis 4,0
Kochbanane	4,9 bis 5,5
Pflaumen	2,8 bis 4,4
Granatäpfel	2,9 bis 3,2
Backpflaumen	3,6 bis 3,9

Kürbis	5,0 bis 5,5
Quitte	3,3 bis 4,4
Rosinen	3,5 bis 4,5
Himbeeren	3,2 bis 3,7
Sauersack (Guanabana)	3,8 bis 4,3
Sternfrucht	2,5 bis 3,7
Erdbeeren	3,0 bis 3,8
Mandarinen	3,2 bis 4,4
Wassermelone	5,2 bis 5,8

GEMÜSE UND KRÄUTER	pH
Eichelkürbis	5,0 bis 6,0
Rucola	5,8 bis 6,0
Artischocke	5,5 bis 6,0
Spargel	6,0 bis 6,7
Bambussprossen	5,1 bis 6,2
Basilikum	5,5 bis 6,2
Rote Bete	5,3 bis 6,6
Paprikaschoten	4,6 bis 5,4
Pak Choi	6,0 bis 6,7
Brokkoli	6,3 bis 6,5
Rosenkohl	6,0 bis 6,3
Butternut-Kürbis	5,5 bis 5,9
Kohl	5,4 bis 6,2
Karotte	5,8 bis 6,4
Blumenkohl	5,5 bis 6,8
Knollensellerie	5,8 bis 6,5
Stangensellerie	5,7 bis 6,0
Mangold	6,1 bis 6,7
Chayote	6,0 bis 6,3
Schnittlauch	5,2 bis 6,1
Grünkohl	6,0 bis 6,8

Gurke	5,1 bis 5,7
Aubergine	4,5 bis 5,3
Endivie	5,7 bis 6,0
Fenchel	5,8 bis 6,0
Knoblauch	5,8 bis 6,5
Ingwer	5,6 bis 6,2
Palmherzen	5,0 bis 6,7
Meerrettich	5,5 bis 6,8
Topinambur	5,5 bis 6,2
Jicama	5,5 bis 6,5
Grünkohl	6,0 bis 6,2
Kohlrabi	5,5 bis 5,8
Lauch	5,5 bis 6,2
Zitronengras	5,4 bis 5,6
Salat	5,8 bis 6,3
Pilze	6,0 bis 6,7
Senfblätter	5,5 bis 6,3
Okra	5,5 bis 6,4
Zwiebel	5,3 bis 5,8
Petersilie	5,7 bis 6,0
Pastinake	5,3 bis 5,8
Paprika (scharfe Sorten)	4,6 bis 5,4
Kartoffel	5,4 bis 6,1
Radieschen	5,5 bis 6,0
Rhabarber	3,1 bis 3,4
Steckrübe	5,2 bis 5,7
Frühlingszwiebeln	5,3 bis 5,8
Sauerampfer	3,5 bis 4,5
Spinat	5,5 bis 6,8
Sommerkürbis	5,5 bis 6,2
Süßkartoffel	5,3 bis 5,6
Taro	5,0 bis 5,5

Tomate	4,2 bis 4,9
Weiße Rübe	5,2 bis 5,9
Brunnenkresse	6,5 bis 7,0
Zucchini	5,7 bis 6,1

GETREIDE UND HÜLSENFRÜCHTE	pH
Amaranth	6,5 bis 7,0
Gerste	5,1 bis 5,3
Bohnen	5,4 bis 6,5
Vollkornreis	6,2 bis 6,7
Buchweizen	6,0 bis 6,5
Kichererbsen	6,4 bis 6,8
Mais	5,9 bis 7,3
Edamame	6,0 bis 6,5
Farro	6,0 bis 6,5
Grüne Bohnen	5,7 bis 6,2
Kamut	6,0 bis 6,5
Linsen	6,3 bis 6,8
Hirse	6,2 bis 6,5
Hafer (gekocht)	6,2 bis 6,6
Hafer	5,3 bis 5,9
Erbsen	5,8 bis 6,8
Quinoa	6,2 bis 6,8
Roggen	5,8 bis 6,2
Sorghum	5,5 bis 6,5
Soja	6,0 bis 6,6
Dinkel	5,4 bis 6,1
Teff	5,9 bis 6,5
Weißer Reis	6,0 bis 6,7
Vollkornweizen	5,5 bis 6,5
Wildreis	6,0 bis 6,4

NÜSSE UND SAMEN	pH
Mandeln	6,0 bis 6,9
Paranüsse	6,4 bis 6,8
Cashewkerne	5,7 bis 6,2
Esskastanien	5,1 bis 6,0
Chiasamen	6,5 bis 7,2
Kokosnuss	6,5 bis 7,2
Leinsamen	6,4 bis 7,0
Haselnüsse	5,3 bis 6,0
Hanfsamen	6,0 bis 6,5
Macadamianüsse	5,2 bis 6,2
Pekannüsse (geröstet)	5,6 bis 6,4
Pinienkerne	6,5 bis 7,0
Pistazien	6,0 bis 6,4
Kürbiskerne	5,5 bis 6,5
Sesamsamen	6,6 bis 7,1
Sonnenblumenkerne	6,0 bis 6,5
Walnüsse, roh	5,8 bis 6,4
Erdnüsse	6,3 bis 6,8

FLEISCH, GEFLÜGEL, FISCH UND MEERESFRÜCHTE	pH
Sardellen	6,3 bis 6,8
Rinderhackfleisch	5,3 bis 5,7
Rindfleisch	5,8 bis 7,0
Bison	5,4 bis 5,8
Huhn	5,3 bis 6,5
Venusmuscheln	6,4 bis 6,8
Kabeljau	6,0 bis 6,7
Krabbenfleisch	6,5 bis 7,0
Ente	5,7 bis 6,4

Eiweiß	7,5 bis 9,2
Eigelb	6,3 bis 6,7
Flunder (gekocht)	6,1 bis 6,9
Heilbutt	5,7 bis 6,8
Lamm	5,4 bis 6,7
Hummer (gekocht)	7,0 bis 7,4
Schweinefleisch	5,4 bis 5,8
Lachs (frisch)	6,1 bis 6,3
Sardinen (frisch)	6,5 bis 7,1
Garnelen (gekocht)	6,8 bis 7,0
Tilapia (frisch)	6,0 bis 6,2
Forelle	6,3 bis 6,8
Thunfisch (frisch)	5,2 bis 6,1
Pute	5,7 bis 6,8
Kalbfleisch	5,5 bis 6,1
Wildfleisch	5,5 bis 6,0

MILCHPRODUKTE	pH
Blue Cheese	6.2 to 6.9
Butter (unsalted)	4.4 to 5.0
Buttermilk	4.4 to 4.8
Cheddar	5.1 to 5.9
Cream Cheese	4.5 to 4.9
Cottage Cheese	4.7 to 5.0
Gouda Cheese	5.0 to 5.6
Greek Yogurt	4.2 to 4.7
Heavy Cream	6.4 to 6.8
Ice Cream	5.8 to 6.6
Kefir	4.2 to 4.6
Milk	6.4 to 6.8
Mozzarella	5.1 to 5.4

Parmesan	5.2 to 5.9
Ricotta Cheese	5.1 to 5.4
Sour Cream	4.4 to 4.8
Whey	5.6 to 6.6
Yogurt	4.0 to 4.5

SONSTIGES	pH
Agavensirup	4,2 bis 4,8
Mandelbutter	6,0 bis 6,5
Mandelmilch (hausgemacht)	6,5 bis 7,5
Apfelwein	2,9 bis 3,3
Kokosmilch	6,1 bis 7,0
Manuka-Honig	3,9 bis 4,5
Ahornsirup	5,6 bis 7,5
Mayonnaise	3,8 bis 4,5
Misopaste	4,9 bis 5,3
Melasse	5,0 bis 5,5
Senf	3,5 bis 4,6
Hafermilch	6,0 bis 6,5
Erdnussbutter	6,0 bis 6,3
Roher Honig	3,4 bis 4,5
Reismilch	6,2 bis 7,2
Sauerkraut	3,5 bis 3,6
Sojamilch	6,4 bis 7,3
Sojasoße	4,4 bis 5,4
Sonnenblumenkernbutter	6,0 bis 6,5
Tahini	5,5 bis 6,0
Tamari	4,9 bis 5,2
Tofu	6,9 bis 7,2
Tomatenmark	3,5 bis 4,7
Essig	2,4 bis 3,4

Anmerkungen zu pH-Werten in Lebensmitteln

Bei der Behandlung von Gastritis ist das Verständnis der pH-Werte in Lebensmitteln entscheidend. Wie in diesem Buch erwähnt, können Lebensmittel mit einem pH-Wert unter 5 das Enzym Pepsin aktivieren und möglicherweise die Magenschleimhaut reizen. Wenn du weißt, welche Lebensmittel hohe oder niedrige pH-Werte haben, kannst du Ernährungsentscheidungen treffen, die deinen Heilungsprozess unterstützen.

Es ist jedoch wichtig zu beachten, dass die pH-Werte in Lebensmitteln aufgrund verschiedener Faktoren wie Sorte, Reifegrad, Anbaubedingungen, Verarbeitung und Zubereitung variieren können. Obwohl die Lebensmittel in dieser Liste analysiert wurden, sollten die hier angegebenen pH-Werte daher nur als Annäherungswerte betrachtet werden.

Die einzige Möglichkeit, den genauen pH-Wert der Lebensmittel zu kennen, die du im Supermarkt oder bei einem lokalen Bauern kaufst, besteht darin, ihren pH-Wert mit einem Lebensmittel-pH-Messgerät oder ähnlicher Ausrüstung zu messen. Das könnte bedeuten, dass du deinen Laborkittel anziehen und anfangen musst zu testen. Allerdings ist es vielleicht nicht notwendig, so weit zu gehen. Mit Hilfe der obigen Lebensmittellisten und unter Berücksichtigung von Faktoren wie Sorte, Reifegrad und Verarbeitung kannst du gute Ernährungsentscheidungen treffen. Achte beim Kauf von Obst zum Beispiel darauf, dass es vollständig reif ist, da unreifes Obst tendenziell saurer ist. Bedenke auch, dass verschiedene Sorten des gleichen Lebensmittels unterschiedliche pH-Werte haben können. Ein Granny-Smith-Apfel ist beispielsweise typischerweise saurer als ein Red Delicious.

Zudem kann die Art der Verarbeitung den pH-Wert eines Lebensmittels verändern. Dosengemüse könnte beispielsweise einen anderen pH-Wert haben als frisches Gemüse, was auch seine Wirkung auf den Magen beeinflussen kann. Wenn du diese Nuancen verstehst, kannst du deine Ernährung besser steuern, um Beschwerden zu minimieren und die Heilung während deiner Genesung von Gastritis zu fördern.

QUELLEN

1. Teyssen S, González-Calero G, Schimiczek M, S. M. Maleic acid and succinic acid in fermented alcoholic beverages are the stimulants of gastric acid secretion. J. Clin. Invest. 103, 707–13 (1999).

2. Liszt KI, Ley JP, Lieder B, Behrens M, Stöger 2, Reiner A, Hochkogler CM, Köck E, Marchiori A, Hans J, Widder S, Krammer G, Sanger GJ, Somoza MM, Meyerhof W, S. V. Caffeine induces gastric acid secretion via bitter taste signaling in gastric parietal cells. Proc. Natl. Acad. Sci. 114, E6260–E6269 (2017).

3. Harris, J. B., Nigon, K., & Alonso, D. Adenosine-3',5'-monophosphate: intracellular mediator for methyl xanthine stimulation of gastric secretion. Gastroenterology, 57(4), 377–384. (1969).

4. He M, Sun J, Jiang ZQ, Y. Y. Effects of cow's milk beta-casein variants on symptoms of milk intolerance in Chinese adults: a multicentre, randomized controlled study. Nutr. J. 16, 72 (2017).

5. Philip, A., & White, N. D. Gluten, Inflammation, and Neurodegeneration. American journal of lifestyle medicine, 16(1), 32–35. https://doi.org/10.1177/15598276211049345 (2022).

DANKSAGUNG

Ich bin wirklich dankbar für alle Menschen, die mich auf dieser Reise unterstützt haben.

An erster Stelle ein riesiges Dankeschön an meine Familie. Eure Geduld und euer Verständnis haben mir die Zeit und den Raum gegeben, die ich brauchte, um dieses Buch zu schreiben. Eure ständige Unterstützung war die Grundlage meiner Motivation.

Eine besondere Anerkennung gilt allen in der Gastritis-Heilungsgruppe. Eure Geschichten, Herausforderungen und Erfolge haben nicht nur dieses Buch inspiriert, sondern auch ein Gemeinschaftsgefühl geschaffen, das wir alle teilen. Dieses Buch gehört euch genauso wie mir.

Danke an mein Lektoratsteam für eure fachkundigen Ratschläge und kontinuierliche Unterstützung. Eure Begeisterung für dieses Projekt hat mich vorangetrieben.

Und an dich, liebe Leserin, lieber Leser, die/der du Trost und Heilung suchst: Ich bin sehr dankbar für dein Vertrauen. Ich hoffe, dass dieses Buch dir auf deinem Weg zu einer besseren Gesundheit hilft.

REZEPTREGISTER

SACHREGISTER

ÜBER DEN AUTOR

L.G. CAPELLAN ist ein ehemaliger Patient mit chronischer Gastritis und Gründer von TheGastritisBlog.com. 2013 wurde bei ihm chronische Gastritis und Gallereflux diagnostiziert, Erkrankungen, unter denen er jahrelang mit wenig oder gar keiner Linderung durch konventionelle Behandlungen litt. Frustriert und entschlossen, eine Lösung zu finden, nahm er die Sache selbst in die Hand und begann eine intensive Forschungsreise, um seine Krankheit zu verstehen und zu heilen.

Fünf Jahre lang verbrachte er unzählige Stunden damit, medizinische Texte, wissenschaftliche Studien und vertrauenswürdige medizinische Blogs und Websites gründlich zu lesen und zu analysieren. Seine rigorose Forschung und persönliche Erfahrungen verschafften ihm ein tiefes Verständnis der Gastritis und ermöglichten es ihm, ein umfassendes Heilungsprogramm zu entwickeln, das seine chronischen Magenprobleme erfolgreich löste.

Heute teilt er seine Weisheit und sein Wissen mit anderen Menschen, die vor ähnlichen Schwierigkeiten stehen. Durch seine Facebook-Unterstützungsgruppe, The Gastritis Healing Group, zusammen mit seinem informativen Blog und seinem unverzichtbaren Buch über Gastritis, bietet er Anleitung, Unterstützung und Inspiration für Menschen, die ihre Magenprobleme überwinden und ihre Gesundheit wiedererlangen möchten.

Weitere Informationen oder Kontaktdaten des Autors findest du auf der nächsten Seite.

KONTAKT UND VERNETZUNG

Wenn du Kontakt aufnehmen, Meinungen teilen oder Fragen stellen möchtest, ist der beste Weg, den Autor zu erreichen, die E-Mail-Adresse contact@lgcapellan.com. Du kannst auch:

SEINER COMMUNITY AUF FACEBOOK BEITRETEN:

The Gastritis Healing Group

IHM IN SOZIALEN MEDIEN FOLGEN:

Facebook - L.G. Capellan

Instagram - @lg_capellan

Twitter - @lg_capellan

MEHR AUF SEINEM BLOG UND SEINER WEBSITE ENTDECKEN:

TheGastritisBlog.com

LGCapellan.com

EBENFALLS VON L.G. CAPELLAN

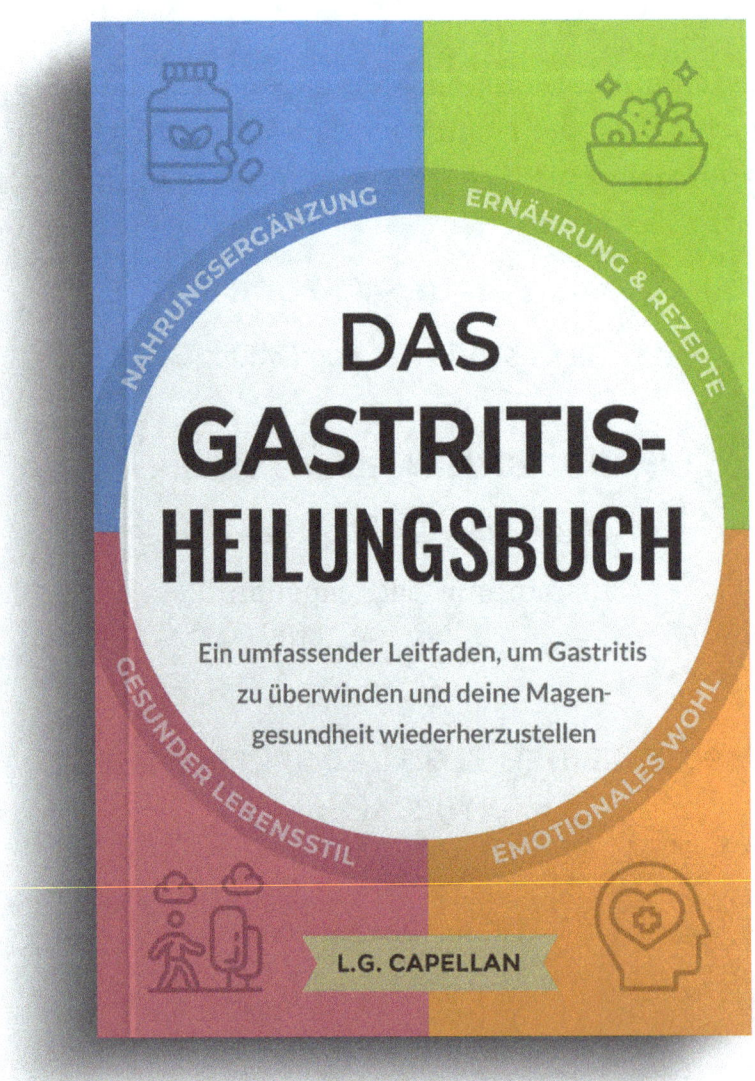

ENTDECKE ES HIER: